NOUVELLE MÉTHODE

DE GUÉRIR

LA MALADIE SYPHILITIQUE.

Cet ouvrage se trouve à Paris ;

Chez
{
MÉQUIGNON-MARVIS, libraire, rue de l'École de médecine, n° 9.
GABON, libraire, place de l'École de Médecine.

A Rochefort ,

Chez RIDORET , libraire.

NOUVELLE MÉTHODE

DE GUÉRIR

LA MALADIE SYPHILITIQUE,

PAR DES VÉGÉTAUX INDIGÈNES,

ÉPROUVÉE PAR VINGT ANS D'EXPÉRIENCES SUIVIES SUR UN GRAND NOMBRE DE MALADES;

PRÉCÉDÉE

D'un Recueil de recherches historiques et chronologiques sur l'ancienneté de cette maladie en Europe.

Des ravages qu'elle exerça dans le principe; de la consternation qu'elle répandit dans tous les esprits; de l'embarras où on était d'en counaitre la cause et d'en arrêter les progrès; de l'emploi du mercure pour en opérer la guérison, et enfin des accidents qui accompagnent ou suivent fréquemment l'usage de ce minéral. Avec des observations analogues aux différents sujets.

PAR GEOFFROY PAPIN, PHARMACIEN, A ROCHEFORT.

La science n'est que le souvenir ou
des faits ou des idées d'autrui.
HELVÉTIUS.

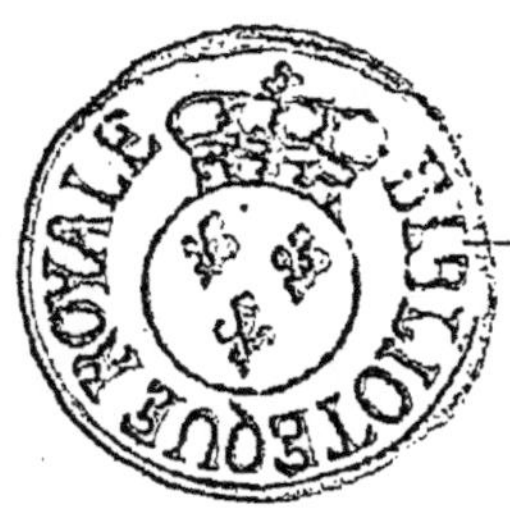

A PARIS,

DE L'IMPRIMERIE DE FIRMIN DIDOT,

IMPRIMEUR DU ROI, ET DE L'INSTITUT, RUE JACOB, N° 24.

1818.

PRÉFACE.

L'ouvrage que je présente au public a pour objet de faire jouir la société des avantages d'une découverte pour laquelle j'ai consacré la plus belle partie de ma vie. Les succès de mes recherches ne se sont réalisés qu'après plusieurs années de tâtonnements et d'observations minutieuses qui, loin de flatter mes espérances, ne semblaient m'offrir que des peines inutiles. Cependant le plan que je m'étais tracé (1) me paraissait le plus propre à abréger le pénible travail auquel je m'étais livré : en effet, malgré le grand découragement qui m'entraînait parfois, une persévérance plus grande encore me conduisit à un heureux hasard qui me dirigea vers un rayon lumineux et me fit sortir de l'obscurité dans laquelle j'étais plongé depuis long-temps.

Arrivé à ce premier succès, j'étais impatient de trouver l'occasion de répéter sur d'autres sujets l'expérience qui m'avait réussi. Elle se présenta, et j'en obtins le même avantage; mais les effets de ce nouveau moyen de guérir la ma-

______

(1) Au lieu de prendre les plantes indistinctement pour en essayer les vertus, je les prenais par classe.

ladie syphilitique ont été lents, jusqu'à ce que j'aie pu déterminer d'une manière positive les doses auxquelles il pouvait être administré avec succès.

Je trouvais assez souvent l'occasion de répéter mes expériences, et je ne manquais jamais de la saisir avec empressement, afin de m'assurer si les résultats de ma découverte se soutiendraient dans toutes les circonstances où les maladies offriraient des nuances différentes.

Après être parvenu par un assez grand nombre d'essais, 1° à concentrer la vertu du végétal qui me fournit le remède; 2° à déterminer la dose à laquelle je pouvais l'administrer pour obtenir tout l'avantage possible de ses effets; 3° enfin, à en varier les préparations pour en rendre l'usage facile à tous les tempéraments, et voulant avoir plus de moyens de répéter mes expériences; de me soustraire à une foule de questions que les gens de l'art et les curieux n'auraient pas manqué de me faire; et desirant garder un silence absolu sur les recherches dont j'étais occupé, je pris le parti de me charger du dépôt d'un remède contre la même maladie, ce qui remplit parfaitement mes intentions.

Une découverte dont les effets sont confirmés par dix ans d'expérience sur plus de trois cents malades, est bien faite pour fixer l'opinion de l'observateur; mais la défiance de moi-

même me donnait une crainte continuelle sur
ma manière de juger les faits, et je redoutais
toujours l'illusion qui entraîne souvent les esprits quand il s'agit de leur propre cause.
D'après cela je conçus le projet de faire vérifier
les propriétés de ce médicament, par un praticien éclairé, dépouillé de préventions et de
jalousie. J'y parvins en effet par la médiation
d'un de mes parents qui résidait à Versailles; il
communiqua les détails que je lui donnai sur
cet objet, à M. Voisin, chirurgien en chef de
l'hôpital, homme d'un mérite très-distingué,
dans lequel il avait la plus grande confiance.
M. Voisin s'offrit d'en faire l'application à quelques-uns de ses malades, si je voulais lui en
adresser quelques traitements.

Mon parent m'ayant donné avis des dispositions de M. Voisin, je m'empressai de lui en
expédier une certaine quantité, avec l'instruction nécessaire, pour qu'il pût l'administrer
conformément à la méthode que j'avais adoptée.

Ce fut au mois de mars 1806 que j'adressai
à M. Voisin le remède végétal dont je desirais
voir confirmer les effets que je lui avais reconnus, par un homme éclairé et impartial. Il at-
tendit une occasion favorable pour en faire
l'application, et au mois de juillet suivant, il
me fit un rapport circonstancié des cures qu'il

en avait obtenues (1). Les effets qu'il en obtint furent parfaitement conformes à ceux que j'avais constamment obtenus moi-même, ce qui me flatta beaucoup sans me surprendre.

M. Voisin me proposa par sa même lettre, de faire faire de nouveaux essais de ce médicament à l'hospice des vénériens de Paris, par M. Cullerier, à qui il ferait connaître les résultats qu'il venait d'en obtenir. Par un avis subséquent, il me proposa de m'adresser à la société de médecine pour lui demander de vouloir en faire faire des essais par une commission qu'elle choisirait parmi ses membres.

D'après ce conseil de M. Voisin, j'écrivis à la société de médecine, qui voulut bien adhérer à ma proposition, en nommant dans la même séance MM. Sédillot son secrétaire - général, et Cullerier membre de la même société, et chirurgien en chef de l'hospice des vénériens de Paris, pour faire à cet hospice les essais que j'avais sollicités.

M. Sédillot fut chargé par la société de médecine de m'instruire des dispositions qu'elle venait de prendre, et de m'observer néanmoins que ses membres ne pouvaient faire des essais de ce genre que comme particuliers; que l'école de médecine était le seul juge légal et compétent

____

(1) Voyez la lettre de M. Voisin, rapportée à la page 219.

dans cette circonstance. Il me prévint également qu'aussitôt que je lui aurais fait parvenir le remède, M. Cullerier et lui seraient disposés à commencer les essais. Le 26 août 1807, je lui en expédiai vingt traitements, et MM. Sédillot et Cullerier me donnèrent communication de leurs essais, sous la date du 29 octobre suivant, lesquels essais furent à l'avantage du médicament (1). Mais ils mirent dans leur lettre une réticence qui fut dictée par le desir, non équivoque, d'obtenir de moi la résolution d'un problême qui m'avait donné trop de peine à trouver, pour me déterminer à le transmettre à une distance aussi éloignée. Comme leur parole d'honneur était la garantie de leur discrétion, je ne me fusse sans doute pas refusé à leur demande, si j'avais pu leur en transmettre l'objet de vive voix.

Le motif que j'alléguai dans ma réponse, ne leur parut pas satisfaisant sans doute, puisqu'à partir de cette époque ils renoncèrent de correspondre avec moi; cependant je leur offris de leur fournir les moyens de faire des essais en grand, ainsi qu'ils me l'avaient proposé. Je leur faisais également la promesse de les satisfaire au printemps suivant, sur la confidence qu'ils

---

(1) Voyez la lettre de MM. Sédillot et Cullerier, rapportée à la page 222.

me demandaient; mais ils ont bien démontré
que leur demande était *sine quâ non*, puisque
tout ce que je pus leur dire ne changea rien à
leur résolution (1).

Voyant que les essais demandés à la société
de médecine étaient entièrement terminés, je
crus devoir soumettre au ministre de l'intérieur,
dans un mémoire que je lui adressai au mois
de janvier 1808, 1° les résultats que douze ans
d'expériences suivies m'avaient constamment
donnés; 2° les bons effets qu'en avait obtenus
M. Voisin, chirurgien en chef de l'hôpital de
Versailles, dans les essais qu'il en a faits, et
dont il m'a rendu compte par sa lettre précitée,
soumise à S. Exc.; 3° enfin les témoignages qui
me furent rendus par MM. Sédillot et Cullerier,
sur les effets avantageux qu'ils en obtinrent dans
les expériences qu'ils en firent à l'hospice des
vénériens. Je pensai que toutes ces preuves réunies devaient assez militer en faveur de ma découverte pour qu'elle pût mériter l'attention
des hommes de l'art que l'autorité chargerait
de son examen.

Le ministre après avoir pris connaissance

---

(1) Lorsque je fus à Paris au mois d'avril 1808, ma démarche auprès de M. Cullerier dut le convaincre que ma
promesse avait été dictée par la bonne foi; je suis fâché de
ne pouvoir lui rendre la même justice, ainsi que j'aurai occasion de le démontrer dans le cours de cet ouvrage.

de mon mémoire, en ordonna le renvoi à l'école de médecine, en lui demandant d'examiner si les faits qui y étaient annoncés se trouveraient justifiés par l'expérience, et de lui en faire un rapport.

Je renvoie pour les détails de ces expériences au *Journal des essais ordonnés par S. Exc. le ministre de l'intérieur*, rapporté au chapitre XI de cet ouvrage.

Jamais je ne me serais hasardé d'écrire sur la maladie syphilitique, si une longue expérience ne m'avait prouvé que je possédais les moyens de la guérir par les végétaux.

Depuis que cette maladie est venue s'établir parmi nous, et troubler le repos du genre humain, des hommes du premier mérite se sont livrés à la recherche d'un spécifique de cette classe, d'après la conviction qu'ils avaient que le règne végétal était le seul qui pût offrir à l'humanité un remède antisyphilitique exempt de dangers. Ces grands hommes ne furent pas satisfaits de leurs travaux, puisque des expériences infructueuses en furent le résultat. Mais constamment pénétrés de la possibilité des succès qu'une persévérance soutenue pouvait obtenir, ils n'ont cessé dans leurs écrits de manifester leurs vœux pour que leurs successeurs pussent parvenir à cette heureuse découverte, afin que l'humanité pût s'affranchir des accidents inséparables de l'usage du mercure., dont elle est depuis si long-temps victime.

En publiant une découverte long-temps desirée, je crois devoir commencer par un abrégé historique de la maladie pour laquelle je présente un moyen de guérison fourni par le règne végétal, aussi nouvellement connu qu'il est avantageux à l'humanité.

Mes recherches sur l'histoire de cette maladie remontent à l'époque où elle s'est introduite sur notre continent, et d'après les observations qui nous ont été transmises par une grande quantité d'écrivains contemporains, cette production exotique a fait partie des conquêtes de Christophe Colomb , lors de sa découverte du Nouveau-Monde.

En présentant à l'humanité un moyen de se débarrasser d'une maladie aussi dangereuse que la syphilis, je crois qu'il convient de la lui faire connaître avec assez de développements, ainsi que les moyens qui ont été employés jusqu'à nos jours pour sa guérison, afin qu'elle puisse à l'avenir bien connaître ses deux ennemis, et en cas d'événements, chercher à s'affranchir de l'un, sans recourir à l'autre; c'est à quoi elle parviendra sans dangers, si elle peut se garantir de la prévention et de la superstition.

Comme ce livre est de nature à être lu par

tous les membres de la société, et que chacun pourra y puiser selon ses besoins présents ou futurs, je cherche à parler un langage qui puisse me faire entendre de tous mes lecteurs. J'éviterai avec soin les expressions capables de blesser les oreilles chastes, et les mots obscènes susceptibles d'offenser la pudeur, ainsi qu'il s'en trouve dans tous les ouvrages qui traitent de cette matière.

Malgré toutes mes attentions à ne pas m'écarter des convenances, je suis éloigné d'avoir la prétention de me croire à l'abri de la critique; mais on sait que chacun a ses *zoïles* et chacun a ses *aristarques*; si j'ai des détracteurs, ainsi que je dois m'y attendre, j'aurai aussi mes partisans, et ces derniers seront toujours ceux qui sauront ou qui voudront interpréter mes intentions.

Je fais connaître la manière dont cette maladie est venue s'établir parmi les Européens et chez les différents peuples du monde où elle était inconnue; les ravages qu'elle a exercés dans les premiers temps de son apparition; les différentes conjectures qui ont eu lieu sur sa nature et sur les causes qui l'avaient produite; l'embarras où on se trouvait pour en arrêter les progrès, et les premiers moyens qui ont été mis en usage pour sa guérison; l'emploi du mercure et les nombreux accidents qu'il a occasionnés, malgré les innombrables préparations qui ont été inventées pour parvenir à corriger les effets pernicieux qui n'ont cessé d'accompagner son usage depuis la fin du XIVe siècle jusqu'à nos jours.

Je répète également, d'après une foule d'autorités respectables, les accidents qui accompagnent ou suivent l'emploi de ce minéral et de ses nombreuses préparations : notamment de ses *combinaisons salines*, telles que celles du *muriate sur-oxigéné de mercure (sublimé corrosif)*. *Les dragées de Keyser*, *le syrop de Belet*, *le remède de Pressawin*, etc. Toutes ces préparations sont justement accusées par tous les praticiens de bonne foi qui en ont suivi l'emploi, d'avoir fait à l'humanité un mal incalculable.

Quant aux autres préparations du même minéral, telles que les oxides, les sulfures, ses extinctions gommeuses, savoneuses, adipeuses, les pilules, les opiats, les poudres, les cérats, les onguents, les emplâtres, les fumigations, etc. toutes ces substances, tous ces produits, tous ces mélanges présentent plus d'équivoque dans leurs vertus antisyphilitiques que dans leurs effets malfaisants et dangereux.

A l'époque où on tenta l'application du mercure pour la guérison de la maladie syphili-

tique, on ne connaissait que les ravages que
ce fléau exerçait avec une vigueur effrayante ;
on ignorait même la manière dont il s'inoculait.
Ne sachant quels moyens employer pour arrêter ou ralentir ses effets, on essaya l'application
de ce minéral dont les propriétés étaient également
inconnues.

Dans ces circonstances difficiles personne
n'osait aborder les infortunés qui se trouvaient
affectés de cette contagion, pas même les médecins en qui les malades fondaient leurs plus
grandes espérances. D'après les récits de beaucoup d'écrivains, on poussa même la cruauté
jusqu'à chasser ces malheureux de leurs habi-
tations, d'où ils étaient contraints de sortir
pour aller errer dans les champs, dans les bois,
où la plupart périssaient misérablement.

La médecine ne connaissait aucuns moyens
de remédier à ce mal, puisqu'il lui était inconnu ; les malades étaient forcés de périr sans les
moindres secours. Ce fut dans cet état de choses
qu'un nommé Jacques Bérenger de Carpy, fameux anatomiste de ce temps-là, plus hardi ou
plus téméraire que les autres, tenta l'application du mercure, qui par hasard lui réussit sur
quelques-uns, ce qui l'encouragea à en répéter
l'emploi sur beaucoup d'autres. Ses succès éphé-
mères relevèrent un peu l'espérance, et le pe-

tit nombre qui avait le bonheur de franchir le danger, encourageait ses compagnons d'infortune à recourir aux mêmes moyens.

Après une grande quantité d'épreuves, on ne manqua pas de s'apercevoir d'un déficit considérable dans le nombre des individus qui avaient osé courir la chance; d'après cela la méthode mercurielle ne tarda pas à perdre son crédit, par les mauvais effets qu'elle avait souvent produits. Les malades redoutaient autant le remède que la maladie, et on finit par renoncer à ce moyen.

Le *bois de gaïac*, indigène du pays d'où la maladie nous était venue, nous fut apporté par des bâtiments espagnols; il arriva fort à-propos pour relever l'espérance des malheureux qui se livraient au désespoir; on se hâta de le mettre en pratique. Il produisit long-temps de bons effets, on en obtint beaucoup de cures; mais après un certain temps on lui découvrit quelques inconvénients que quelques-uns attribuent à l'infidélité des marchands qui en faisaient commerce, et d'autres à l'inattention des médecins qui en faisaient l'application; quel qu'en fût le motif, on finit par l'abandonner.

On eut ensuite recours successivement à la *squine*, au *sassafras*, et à la *salsepareille*; mais tous ces sudorifiques ne purent se soutenir comme spécifiques de la maladie syphilitique, et on finit par les abandonner.

Ce fut donc d'après toutes ces tentatives infructueuses qu'on en revint à l'usage du mercure, dont on croyait pouvoir corriger les qualités vénéneuses en multipliant à l'infini ses préparations, dont plusieurs portent au plus haut degré son action délétère.

Après un certain temps la maladie parut adoucir ses rigueurs, et à mesure qu'elle s'humanisa, les médecins s'accoutumèrent au spectacle hideux des accidents qui les avaient intimidés dans le principe. Ils se familiarisèrent avec l'emploi du mercure, et tout en déplorant dans leurs écrits les funestes effets qu'il produit fréquemment, n'ayant d'autres moyens à lui substituer, ils en ont continué l'usage exclusif jusqu'à ce jour. Ils soutiennent même aujourd'hui, avec toute la force de leur éloquence, que le mercure est l'unique spécifique que la nature ait fourni contre la maladie syphilitique.

Maintenant, pour renverser un système si accrédité, une opinion qui s'étend sur la plus grande partie de notre globe, il faudrait nécessairement qu'il s'opérât une révolution dans cette partie de l'art de guérir ; mais comme les malades (partie intéressée) ne pourraient être passifs dans une pareille lutte, il est probable que leur opinion prévaudrait sur celle du parti opposé.

Quant à moi qui ne pourrais garder aucune neutralité dans cette grande question, je tiendrai mes défenseurs toujours à ma disposition; ils m'ont servi fidèlement pendant *vingt ans*, et je dois compter sur leur persévérance; ils appartiennent à la *pentandrie digynie* du célèbre Linné, ils sont irrécusables; ils opposeront des faits à tous les arguments théologiques et métaphysiques qu'on pourrait articuler contre eux et contre celui qui les présentera toujours avec confiance et sécurité. C'est ainsi que devrait se terminer cette discussion si elle venait à s'entamer.

Je rapporte dans le cours de cet ouvrage l'opinion de beaucoup d'auteurs très-révérés en médecine, qui tous ont observé dans leur pratique, les accidents qu'occasionne fréquemment l'usage du mercure et la nombreuse collection de maladies auxquelles il donne lieu; on les a nommées *maladies mercurielles*, parce qu'elles sont en effet produites par l'usage de ce minéral. La plupart de ces maladies sont mortelles, et les autres sont en grande partie incurables.

Afin qu'on ne puisse pas supposer que je cherche à déprimer la méthode mercurielle pour donner plus de mérite à celle que je publie, j'ai le soin de citer les auteurs et les ouvrages qui m'ont fourni ces renseignements , et qui ont développé le mérite de l'une et de l'autre.

J'établis dans quelques passages de mon livre certains parallèles qui, en exprimant la vérité, font ressortir les avantages de la méthode végétale ; ils sont d'autant plus précieux qu'ils n'entraînent aucune espèce d'inconvénients. Ce moyen peut être administré indistinctement aux deux sexes, quel que soit l'âge ou le tempérament; on peut sans crainte d'accidents l'administrer aux femmes enceintes, aux nourrices et aux enfants d'un âge tendre, sans avoir à en redouter les effets. S'il y a complication avec une autre maladie, on peut les traiter ensemble ou séparément, suivant l'avis du médecin.

Si une femme grosse se trouve infectée de la maladie syphilitique, en lui faisant subir un traitement végétal, elle peut espérer qu'au bout de son terme elle accouchera d'un enfant qui n'apportera en naissant aucun des signes de la maladie dont la mère a été guérie, et il vivra comme si l'accident n'eût pas eu lieu.

Si au contraire la mère a été traitée par le mercure, ce serait extraordinaire si l'enfant arrivait à son terme, et encore s'il y arrivait quelle serait l'espérance qu'il pourrait offrir ?

Si elle n'a pas été traitée pendant sa grossesse, l'enfant vient au monde avec la maladie de la mère, et si on le donne à nourrir à une autre femme, il introduit le virus dont il est infecté à sa nourrice, qui le communique à son mari et aux enfants qu'elle peut avoir par la suite.

Combien n'y a-t-il pas de jeunes gens qui, au moment de contracter une alliance légitime, portent encore les restes impurs d'un virus mal éteint, après avoir subi un traitement mercuriel?... Ils sont tourmentés par la cruelle alternative, ou de recommencer un traitement dont ils redoutent les effets, ou de s'exposer aux reproches sanglants d'une vertueuse épouse dont ils flétrissent les charmes et empoisonnent la vie en lui prodiguant les premieres marques de leur tendresse.

Combien ne se trouve-t-il pas de femmes veuves qui passent à un nouveau mariage, et qui portent encore en elles les fruits amers de l'amour de leur premier mari?

Que l'on calcule maintenant le préjudice que le mercure a occasionné à l'espèce humaine; les torts qu'il a faits à la population et les désordres qu'il a apportés dans les familles.

Des femmes empoisonnées par leurs maris, des maris par leurs femmes, des enfants qui apportent en naissant le germe de la mort où d'une vie languissante, et qui n'atteignent presque jamais l'âge de puberté.

Je pourrais citer encore des quantités innombrables d'individus qui vivent misérablement avec des infirmités qui troublent sans cesse leur repos, et qui ont pris leur source dans des reliquats de la maladie syphilitique mal guérie par le mercure; infirmités qu'ils préfèrent garder toute leur vie, que de s'exposer de nouveau à un traitement dont ils redoutent les effets.

Si la méthode pratiquée depuis plus de trois siècles eût été plus douce, plus sûre et moins dangereuse, chacun des individus qui aurait eu des craintes sur l'état de sa santé, lorsqu'il aurait voulu s'associer un second lui-même, ou même sans cette circonstance, les aurait dissipées sans répugnance, sitôt qu'il n'aurait fallu faire qu'un léger sacrifice.

J'ai vu dans quelques ouvrages de médecine que les médecins avaient observé une grande analogie entre les maladies de poitrine, telles que les rhumes, les catarrhes, les phthisies, etc., avec la blénorrhagie. Il est plus que probable, je pense, que s'il existe de l'analogie entre ces deux genres de maladies, la même similitude n'existe pas entre les remèdes employés pour l'une et pour l'autre, ce qui a dû nécessairement empêcher qu'on n'ait fait des tentatives pour guérir les affections de poitrine par l'administration du mercure, qui je crois à n'en pas douter serait un fort mauvais béchique.

Si cependant cette analogie existe, et que les affections de poitrine puissent être efficacement traitées par les remèdes propres à guérir la syphilis, le remède que je publie aujourd'hui pourrait être tenté par des médecins capables d'en observer les effets. Au surplus, c'est aux hommes plus instruits que moi, à apprécier le mérite de cette réflexion ; dans le cas où ils la trouveraient erronée, je les prie de m'accorder leur indulgence.

J'avoue cependant que, si j'avais l'honneur d'être médecin (je n'entends pas parler de ces grands dignitaires de la médecine, des premiers ministres d'Hippocrate; car ce serait ici le cas de s'exprimer dans le langage de Molière : *non sum dignus intrare in vestro docto corpore*). J'entends seulement parler des médecins du second ordre, qui jugent modestement sans prévention comme sans prétention ce qui leur est bien connu; qui ne sont pas toujours en opposition avec ce qui leur paraît contraire à leur intérêt particulier ou à leur amour-propre; qui seraient désespérés de blesser les principes de la saine physique, en niant l'existence d'un phénomène, par la simplicité de la cause qui le produit; enfin de ces hommes qui savent se concilier la confiance , l'estime et la vénération de tous ceux qui les connaissent.

Si j'avais l'honneur, dis-je, de faire partie de cette intéressante société , je tenterais quelques essais du remède antisyphilitique végétal contre les affections de poitrine, dans lesquelles on a cru trouver de l'analogie avec la blénorrhagie.

La maladie syphilitique si répandue a encore la funeste propriété de s'associer avec beaucoup d'autres qui deviennent par cette cruelle complication très-difficiles et souvent même impossibles à guérir, puisqu'il est constant que les moyens que l'art indique pour l'une peuvent être contraires à l'autre. Il résulte de là que celui qui a été mal guéri de la syphilis, et qui se trouve par la suite atteint d'une autre maladie moins grave en elle-même, est presque toujours en danger de périr, malgré les soins et la sagacité du médecin.

On a souvent comparé ce fléau de l'humanité au caméléon , dont la nature est de changer de couleur, suivant les impressions qu'il reçoit, ou à un protée qui se montre sous toutes les formes. La syphilis s'annonce par tous les genres de douleurs ; elle varie , elle change une foule d'accidents dont souvent la cause ne peut être soupçonnée , puisque fréquemment il arrive qu'un individu qui a subi un traitement mercuriel plusieurs années auparavant ne s'est pas exposé à de nouveaux dangers; le mal qui n'avait été que pallié se montre brusquement sous des formes trompeuses, qui ne permettent pas au médecin d'en connaître la cause.

Aussi les praticiens éclairés par une longue expérience soupçonnent-ils toujours un reste de vice syphilitique, ou une dégénérescence de cette maladie, dans les affections opiniâtres de la peau, soit locales, soit universelles, comme les dartres, la gale, etc.

Ils soupçonnent également la même cause dans certaines gouttes, dans quelques sciatiques, dans les rhumes opiniâtres; dans des ophthalmies; dans des maux de gorge, de bouche, d'oreilles; dans la toux continuelle; dans les oppressions de poitrine, les douleurs de reins chroniques, etc. etc.

C'est d'après cette manière de juger les causes qui paraissent changer les symptômes d'une grande quantité de maladies, que beaucoup de grands médecins ont adopté cette épigraphe : *in pertinacibus morbis semper suspicanda est lues venerea.* Dans les maladies rebelles on soupçonne toujours un vice vénérien.

FIN DE LA PRÉFACE.

TABLE DES CHAPITRES,

Contenus dans la Nouvelle Méthode de guérir la Maladie Syphilitique par les végétaux indigènes.

RECUEIL

DE RECHERCHES HISTORIQUES

ET CHRONOLOGIQUES

SUR L'ANCIENNETÉ

DE LA MALADIE SYPHILITIQUE

EN EUROPE.

H

⬥⬥⬥

CHAPITRE PREMIER.

De la Maladie Syphilitique, et des différents systémes qui existent sur son origine.

L'HOMME, depuis sa création jusqu'à son extinction, se trouve continuellement en proie à une quantité innombrable de maux; chacun d'eux cherche non-seulement à troubler son repos, mais encore à persécuter et détruire sa frêle existence. L'habitude que nous avons contractée depuis notre enfance, de les voir et de les supporter, nous les rend moins sensibles peut-être; mais la sensibilité s'accroît à proportion du

danger qui nous menace, ou des douleurs que
nous éprouvons, lorsque nous nous en trouvons directement frappés.

La nature, cette mère commune, en nous
assujétissant à tant de vicissitudes, n'a rien négligé pour nous convaincre de la diversité de
ses moyens, en multipliant à l'infini les infirmités de toute espèce dont nous nous trouvons
accablés pendant toute la durée de notre misé-
rable existence.

Elle nous a, à la vérité, donné en dédom-
magement quelques plaisirs; mais il en est
qu'elle nous fait payer trop cher, par les dangers qu'il y a de les savourer. Ces dangers ne
sont pas la punition du moment, ils sont comme
les réflexions tardives, qui nous font apercevoir de nos fautes quand il n'est plus à notre
pouvoir de nous en préserver.

La nature, selon toute apparence, a voulu
proportionner les choses, en attachant la plus
grande des punitions au plus grand de tous
les plaisirs; mais ce qui paraît un peu en contradiction avec sa justice, c'est que la punition n'est pas toujours proportionnée au délit
qui l'a occasionnée, puisque nous voyons tous
les jours de ses enfants, qui n'ont fait que tremper leurs lèvres dans la coupe amère qui les a
séduits, éprouver le châtiment le plus rigou-

reux, tandis que d'autres qui se sont livrés sans ménagement à tous les excès, n'éprouvent pas une punition plus forte, et encore quelquefois s'en trouvent-ils préservés.

D'après cette sévérité qu'elle exerce envers les uns plutôt qu'envers les autres, il est à croire que la question intentionnelle fait un des articles de son code.

L'humanité, assaillie par tant de maux, a dû nécessairement prendre tous les moyens possibles, soit pour les prévenir, soit pour les combattre, et quelquefois pour entrer en conciliation avec eux. Des hommes de mérite se sont livrés à l'étude de cette noble tactique, et ont employé toutes leurs méditations pour prendre une connaissance particulière des ennemis qu'ils avaient à repousser et des moyens d'y parvenir.

A la vérité si la nature est prodigue dans la distribution des maux qu'elle nous envoie, on doit croire qu'elle ne l'est pas moins dans les productions qu'elle nous offre pour les détruire ; mais l'intelligence qu'elle nous a donnée ne nous dirige pas toujours de manière à nous les indiquer à temps pour satisfaire à nos besoins. Elle nous présente donc des moyens comme des problêmes à résoudre, comme des énigmes à deviner ; et avant d'avoir pénétré ses secrets les plus intéressants et les plus précieux pour la conservation de notre espèce, combien de siècles ne s'écoulent-ils pas, et combien ne périt-il pas de myriades d'individus victimes des lenteurs de ces précieuses découvertes ?

Parmi le nombre de maladies qui assiégent l'humanité, il n'en est point qui ait autant fixé l'attention de la médecine que la maladie syphilitique, dont je vais décrire l'histoire en abrégé avant de parler d'un nouveau moyen de la guérir. Ce fléau de l'humanité a fait seul plus de victimes dans le monde entier, depuis son origine, que toutes les guerres qui ont existé entre les différents peuples de l'univers, et la peste qui par intervalle a ravagé la terre.

La maladie syphilitique a été reconnue, par tous les auteurs qui en ont observé les caractères, pour une contagion qui se propage et s'inocule par copulation. Depuis plus de trois siècles, elle ne cesse d'exercer ses ravages sur notre continent, en dégradant l'espèce humaine dans la source même de sa reproduction.

Cette maladie épouvantable dans le principe, par les accidents affreux qui l'accompagnaient, est donc celle qui a le plus particulièrement mérité l'attention des gens de l'art. Depuis son apparition en Europe, plus de douze cents médecins ont donné leurs observations sur cette matière difficile et abstraite, et chacun de ces écrivains s'est créé ou a adopté une doctrine d'après laquelle il a basé ses raisonnements; mais comme il est une foule de circonstances où ils n'ont pu réunir les matériaux nécessaires pour justifier ce qu'ils ont avancé, ils ont été obligés de recourir aux probabilités à défaut de renseignements certains.

C'est donc d'après cette conséquence qu'il existe une diversité d'opinions sur l'ancienneté de la maladie syphilitique. Les uns prétendent qu'elle ne s'est introduite en Europe qu'à l'époque où *Christophe Colomb* fit la conquête du Nouveau-Monde, en 1493; d'autres soutiennent qu'elle a pris naissance dans une épidémie qui se manifesta en Italie vers la fin du quatorzième siècle. Le docteur *Sancher*, médecin de S. M. I. de Russie, fit imprimer, en 1777, une dissertation sur l'origine de la maladie vénérienne par laquelle il assure prouver que cette maladie s'est manifestée en Europe antérieurement au retour de Christophe Colomb de sa conquête des Antilles. Ce savant cite, à l'appui de son raisonnement, un ouvrage de *Pintor*, médecin d'Alexandre VI, imprimé à Rome en 1499, où il est dit que cette maladie a été causée dans le principe par *l'influence des astres* ou *des météores*. Il cite également plusieurs autres écrivains contemporains de Pintor, qui s'accordent à dire que depuis l'an 1490, jusqu'en 1494, toute l'Italie fut désolée par les inondations, les tremblements de terre, et la famine. Que les irrégularités, les variations fréquentes dans la température de l'atmosphère, les excès du froid et du chaud, et l'extrême humidité suivie des grandes sécheresses, firent naître des épidémies, des fièvres pestilentielles, et une foule d'autres maladies dont la syphilis faisait probablement partie.

Le même Pintor dit *(très-discrétement)* dans le même ouvrage, qu'il a guéri de la maladie vénérienne, par les frictions mercurielles, trois malades d'un rang distingué; *le cardinal de Ségovie, le chanoine Centez*, et *le pape Alexandre VI*.

Il n'est point de classe privilégiée pour une épidémie qui commence à exercer ses ravages, la prévoyance la mieux raisonnée ne peut s'en garantir; c'est un ennemi qui commence les hostilités sans déclaration de guerre préalable, les premiers qu'il rencontre sont ses premières victimes.

D'autres auteurs assurent que l'origine de la maladie syphilitique date de l'aurore des siècles, et chacun cherche à étayer son opinion, par des raisonnements plus ou moins fondés.

Les partisans de son ancienneté ont prétendu

que l'ulcère malin dont *Job* fut couvert depuis la plante des pieds jusqu'au sommet de la tête, n'était autre chose que la maladie vénérienne; et, pour confirmer leur assertion, ils allèguent quelques passages des commentaires de son livre, ainsi que la dissertation sur sa maladie donnée par le savant *P. don Augustin Calmet*, bénédictin de la congrégation de Saint-Vanne et de Saint-Hidulfe. On ne se serait peut-être pas avisé d'aller chercher dans des commentaires sur l'écriture sainte, la généalogie d'une maladie dont le nom seul semblait, autrefois, scandaliser les ames timorées. Mais, puisque le disciple de S. Benoît la fait descendre presqu'en ligne directe du vertueux Job, il est bien permis, ainsi qu'un de nos historiens l'exprime, de nous en entretenir dans un ouvrage de la nature de celui-ci, qui est moins fait pour édifier les hommes, que pour soulager les maux auxquels ils sont sujets.

C'est donc à ce savant bénédictin que le vertueux Job doit, sans s'en être douté, la reconnaissance de se trouver un des premiers ancêtres de la vérole : mais, comme les hommes en général sont sujets à erreur, était-ce bien cette maladie dont Job était attaqué?... C'est ce que le célèbre *Astruc* nie formellement en s'étayant des raisonnements les plus péremptoires.

Il est vrai que ce patriarche dit lui-même, dans quelques passages de son livre, « que sa chair est couverte *d'ulcères*; que *sa peau s'est noircie et desséchée sur lui*; que ses *os* sont également desséchés à cause de la *brûlure*; que sa femme a eu horreur de son haleine; que son sang s'est coagulé comme du fromage, etc. » Si tous ces symptômes ont quelques rapports avec ceux qui caractérisent la maladie vénérienne, il n'est pas douteux qu'ils ont aussi beaucoup d'analogie avec les accidents qui accompagnaient la lèpre, qui était alors une maladie très-commune en Arabie, lieu de la résidence de Job; et de plus, l'histoire n'a nullement fait mention du siége ou des principaux endroits où le mal l'avait attaqué dans le principe.

L'histoire rapporte qu'*Éliphas*, un des consolateurs de Job, reproche à son bon ami de s'être livré à l'iniquité, et d'avoir semé la douleur dont il recueille le fruit. Il lui reproche encore de s'être glissé dans des maisons malpropres, et d'y avoir attrapé quelque chose d'assez semblable à la *teigne*; mais tout cela ne prouve pas que la maladie dont il était attaqué fût la maladie vénérienne; et chacun sait, à n'en pas douter, que, lorsque l'homme s'abandonne indiscrètement à ses passions, il a plus d'un genre de moisson à recueillir.

Il est en outre probable que si c'eût été la maladie vénérienne qui eût mis Job dans l'état déplorable où il était, cette maladie n'aurait pas resté près de 4000 ans à se rendre des bords de l'Euphrate sur notre continent; et la chose est d'autant plus vraisemblable, qu'elle nous a démontré, depuis qu'elle a pris possession de notre territoire, avec quelle vigilance elle s'est transportée d'un endroit à un autre sans s'effrayer des distances.

Les partisans de ce systéme ont encore cru trouver des preuves de leur assertion dans l'invocation de la protection de ce saint homme, faite par les malheureux qui sont accablés par ce vilain mal ; et ils conjecturent de-là qu'il est bien reconnu pour être le patron des vénériens ; mais ne semblerait-il pas bien plus naturel de croire que les malades, qui éprouvent de grandes souffrances, invoquent la patience de Job comme une chose inappréciable pour eux lorsqu'ils sont tourmentés par les douleurs et par les angoisses.

Les ordonnances de Moïse, consignées dans son livre intitulé *le Lévitique*, ont encore fourni des points d'appui à ce systéme. Ce prévoyant législateur s'est particulièrement occupé de conserver la santé à ses sujets, en forçant, par des lois sévères, les hommes attaqués de certaines maladies, à s'isoler des personnes saines. Pour que ses volontés fussent plus rigoureusement observées, il en a fait des articles de religion, et on ne pouvait les enfreindre sans courir les risques d'être déclaré *immonde*, ce qui était une tache déshonorante parmi les gens de sa secte.

Comme la *gonorrhée simple ou bénigne*, qui est aujourd'hui nommée blennorrhée, est une incommodité aussi ancienne que le genre humain, et qu'elle paraissait être commune dans ces temps reculés, tous ceux qui en étaient atteints étaient déclarés *impurs*, et ne pouvaient rentrer en société que sept jours après leur guérison et après s'être bien lavés et avoir blanchi leurs vêtements. Les siéges dont ils se servaient et les lits sur lesquels ils dormaient étaient également déclarés immondes.

Ceux qui touchaient à leurs lits étaient obligés de laver tous leurs vêtements, et encore restaient-ils immondes jusqu'au soir.

Toutes les cérémonies ordonnées par la loi de Moïse avaient pour but de purifier les hommes sujets à un écoulement qu'on supposait ne pouvoir être gagné que par un commerce de prostitution; et encore cet écoulement, d'après plusieurs auteurs dignes de foi, ne doit-il être considéré que comme un simple relâchement.

D'après la manière dont les plus célèbres écrivains jugent cette question, il paraît constant que cet écoulement, autrefois très-commun chez les Hébreux, n'avait aucun des caractères de la gonorrhée vénérienne, et qu'il ne paraissait avoir d'autres causes que le mauvais régime de vivre qui était en usage chez ce peuple, et à l'extrême incontinence à laquelle il était enclin.

Les auteurs les plus éclairés pensent que Moïse n'a rendu ses ordonnances que pour rendre les Hébreux plus attentifs à la propreté du corps; et c'était toujours au nom de Dieu qu'il leur transmettait ses volontés, afin qu'ils en devinssent plus esclaves.

On ne peut se dispenser de convenir que les Hébreux avaient besoin d'être forcés à la propreté par les ordonnances de Moïse pour s'en faire une habitude. Car il n'y avait qu'eux à qui la religion en fît un devoir, et il n'est point de peuple qui l'ait autant négligée.

Les sectateurs de l'ancienneté de la maladie vénérienne lui ont aussi attribué une alliance très-intime avec le saint roi *David*, et cette généalogie respectable se trouverait en faveur de leur opinion, si elle était étayée de toute l'authenticité nécessaire.

C'est en analysant différents versets de ses

psaumes que l'on a cherché à en démontrer les preuves; mais les plaintes que David adresse à l'Éternel, et les maux qu'il exprime, ne sont pas assez caractérisés pour que les nosologistes aient pu les classer parmi les symptômes de la maladie dont il s'agit.

Astruc rapporte dans son Traité des maladies vénériennes, tome 1, page 6, qu'*Hérodote* cite dans son histoire que les Scythes, dans une irruption qu'ils firent dans la *Palestine*, pillèrent le temple de *Vénus-Uranie*, situé dans la ville d'*Ascalon*; et que cette déesse irritée, pour se venger, envoya aux violateurs de son temple et à leurs descendants, la maladie des femmes... Et depuis cette époque les Scythes ont donné le nom de *maudits* à ceux qui sont atteints de cette maladie.

On a également interprété, en faveur de l'ancienneté de la maladie vénérienne, la citation faite par *Suétone* sur les différentes démangeaisons, taches et cicatrices dont l'*empereur Auguste* avait le corps en partie couvert; mais il a été reconnu que les taches étaient naturelles, et qu'il les avait apportées en naissant; que les cicatrices avaient été occasionnées par l'*étrille* qui lui servait de *frottoir* pour calmer ses démangeaisons, ce qui lève toute espèce de doute à ce sujet.

Un de nos historiens dit avec infiniment de sagacité, « que l'on s'est beaucoup fatigué pour chercher l'époque précise où cette ennemie irréconciliable de l'amour avait fait son entrée en Europe. Cette grande question, dit-il, a exercé la patience des commentateurs en plus d'un sens. Il y en a qui attribuent aux Grecs, aux Romains, l'honneur de nous l'avoir transmise; ils la voient passer par des lignes droites d'Asie en Europe, d'Athène à Rome, d'Italie en France.

« Ils lui supposent différents masques dont elle s'est servie successivement, jusqu'à celui qu'elle montre de nos jours, et malgré qu'elle le porte depuis plus de trois siècles, il ne paraît pas encore trop usé.

« On voit que les anciens plus heureux, plus sages et peut-être plus fidèles aux vues de la nature, n'ont jamais essuyé le châtiment que nous souffrons.

« *Homère*, dont l'exactitude va quelquefois jusqu'à la minutie, a placé dans son poëme tout ce qu'il savait de médecine et autres connaissances utiles. Il parle souvent de Vénus; il raconte comment Diomède la perça d'un grand coup de lance. S'il avait connu à cette déesse le secret qu'elle a possédé depuis en Amérique, il lui en aurait sans doute fait faire usage pour se venger du héros. Il aurait placé sur la scène le dieu Mercure s'empressant d'apporter le remède. Cette allégorie eût été d'autant plus frappante, que Mercure était du parti opposé à celui de Vénus.

« Il est certain qu'Homère n'aurait pas manqué de parler de cette production coloniale, si de son temps les dieux ou les hommes avaient eu occasion de la connaître. Son silence est une preuve constante qu'au siége de Troie, et long-temps après, Vénus était encore innocente; elle se laissait blesser, mais elle ne blessait pas.

« Dans les siècles postérieurs, Hippocrate et Galien ont vécu dans la même ignorance ; ils ne considéraient le vif-argent que par sa pesanteur spécifique et sa fluidité constante. Les héros dont ils gouvernaient la santé n'étaient pas plus sages que les nôtres; on nous a conservé le détail de leurs exploits en tout genre; on sait comment ils faisaient l'amour, comment ils maniaient leur lance de fer ; mais nous ne voyons pas qu'ils employassent l'autre métal auquel nos guerriers ont si souvent recours.

« *César* était sans contredit un grand homme; on l'appellait le mari de toutes les femmes et la femme de tous les maris. Si ces noces passagères avaient été alors sujettes à quelque accident, peut-on croire qu'après en avoir tant célébré il se serait trouvé n'avoir gagné que l'épilepsie?

« Ni *Tibère*, ni *Caligula*, ni *Néron*, ni tous ces prodiges d'impudicité auxquels la maîtresse des nations a été si long-temps soumise, n'ont jamais fait usage du vif-argent et de ses mille et une préparations; on ne voit point de poëte grec ou romain célébrer ses vertus. Ceux-mêmes qui se sont immortalisés par le libertinage, ne nomment aucune punition attachée à ses excès.

« *Ovide*, dans son *Art d'aimer*, indique tout ce que l'on peut craindre de la part d'une maîtresse; il parle des dangers attachés au commerce d'une beauté volage. C'était là sans doute le moment de parler du fléau de l'amour, s'il fût parvenu jusqu'à lui. Cependant il n'en dit pas un mot.

« *Horace* se fâche contre un ail qui lui avait piqué la langue; aurait-il manqué de faire quelques imprécations en beau style contre le mercure, s'il en avait tâté? Mais il paraît constant que le fléau qui nécessite si fréquemment son emploi parmi nous n'était pas de son temps en usage dans la bonne compagnie.

« Tous ceux qui chantaient et fréquentaient les mauvais lieux, en auraient sans doute déploré les périls, s'il y en avait eu. Ils partageaient paisiblement avec le public les faveurs de leurs maîtresses; s'ils se plaignaient quelquefois de leur inconstance, ce n'était pas qu'elle eût jamais pour eux des suites désagréables. Semblables à nos courtisannes modernes, il ne fallait pas plus de peine pour les subjuguer, mais il en fallait moins pour les oublier. Quand on se rappellait leurs faveurs on ne songeait qu'au plaisir de les avoir reçues ; on ne cherchait point de spécifiques pour s'aider à en perdre la mémoire.

G. *Becket*, chirurgien anglais, et très-partisan de l'ancienneté de la maladie syphilitique, a fait beaucoup de recherches pour appuyer son système; il a compulsé pour cet objet une foule d'ouvrages tant imprimés que manuscrits, d'où il rapporte des choses instructives, mais reconnues insuffisantes par beaucoup d'auteurs qui ont approfondi cette question. Il a avancé que d'après ses recherches la gonorrhée vénérienne, ou blennorrhagie, était connue en Angleterre dès les XIIe et XVe siècles, sous les dénominations d'*arsûre*, d'*ardeur*, de *brûlure*, d'*incendie*. Il a cherché à confirmer cette opinion par la citation de différentes autorités antérieures à l'époque que l'on croit être celle de l'introduction de la maladie syphilitique en Europe.

Dans les *transactions philosophiques*, Becket rapporte plusieurs citations à l'appui de son opinion, et qui se trouvent consignées dans la plus grande partie des ouvrages qui traitent de cette matière. Entre autres faits remarquables, il rapporte deux passages des statuts anglais qui concernent les lieux de débauche de la ville de Londres. Le premier daté de 1163, défend à tout concierge de garder chez lui aucune femme qui soit attaquée de la maladie dangereuse de la *brûlure*.

Le second en 1430, et qui est conservé dans les archives de l'*évêque de Winchester* dit que, pour conserver la vie des hommes, pour prévenir les malheurs auxquels l'insouciance peut les exposer, il est défendu à tout concierge d'avoir dans sa maison aucune femme attaquée de la maladie abominable de la brûlure (*malum nefandum*) sous peine d'être condamné à une amende de cent schellings.

D'après les hommes célèbres qui ont traité cette importante question, notamment M. Astruc, il paraît que l'arsûre était une maladie très-différente de la blennorrhagie à laquelle Becket l'avait assimilée. Comme cette dernière, elle s'inoculait par l'acte vénérien, mais c'était d'un lépreux à une femme saine, et ensuite celle-ci transmettait de la même manière cette infection à l'homme sain qui s'y exposait.

Quoique l'arsûre eût quelques-uns des symptômes de la blennorrhagie, elle en différait néanmoins beaucoup par la manière facile avec laquelle on la guérissait, puisque de simples fomentations, quelques injections anodines suffisaient pour en faire disparaître les accidents. Ce qui paraît encore évidemment contraire au système de Becket, c'est que, d'après le témoignage unanime de beaucoup de médecins qui ont écrit sur la maladie vénérienne, il paraît constant et avéré que la blennorrhagie n'a été connue en Europe, que vers le milieu du XVIe siècle, c'est-à-dire environ cinquante ans après l'apparition de la maladie vénérienne sur notre continent, ainsi que j'aurai occasion d'en parler en citant les divers périodes qu'elle a montrés à différentes époques.

La lèpre était, dès ces temps-là, très-commune en Angleterre, quoiqu'elle ne fût pas encore très-ancienne en Europe. Le gouvernement voyant ses dispositions à se propager, chercha à opposer des digues à son ambition, en prenant les mesures qu'il crut les plus convenables pour la séquestrer et empêcher sa communication avec ceux qui n'étaient pas jaloux de se familiariser avec elle. L'expérience ne nous démontre-t-elle pas l'impossibilité qu'on a éprouvée de tous les temps à empêcher la circulation des choses prohibées, et la facilité qu'ont les contrebandiers de soustraire la fraude à la surveillance de ceux qui cherchent à l'empêcher ? D'après cela il n'est pas étonnant que les lépreux aient trouvé le moyen de sortir des limites qui leur étaient prescrites, et de transporter leur contrebande dans les maisons de débauche qui, de tous les temps, ont officieusement servi d'asyle aux productions de cette espèce. De-là est éclose la maladie appelée arsûre, qui a été gratuitement confondue, quelques siècles après, avec la maladie syphilitique.

Parmi les différentes opinions qui se sont manifestées pour et contre l'ancienneté de cette maladie, chaque écrivain a donné ses idées en faisant connaître les bases, plus ou moins solides, sur lesquelles elles se trouvaient appuyées. Je dois donc rapporter avec impartialité toutes les preuves que j'ai puisées dans les différents auteurs qui ont émis leur système, afin de mettre les lecteurs à portée de juger, s'il est possible, une question qui depuis trois siècles n'a cessé d'être agitée par les savants.

Ceux qui soutiennent l'ancienneté de la maladie syphilitique, citent à l'appui de leur système les statuts suivants rapportés par *Astruc* dans son Traité des maladies vénériennes, tome . page 205. Ce réglement paraît avoir été fait par Jeanne Ire, reine des Deux-Siciles, et com- de Provence. Il avait pour objet de fixer l'établissement et la discipline d'une maison de charité, que cette princesse daigna fonder à Avignon, en 1347.

L'auteur qui nous a transmis cette pièce édifiante l'a rédigée en provençal et en français, mais je me contenterai de la transcrire en cette dernière langue, sans rien changer à sa diction. Elle est ainsi conçue.

Anciens statuts du lieu public de débauche établi à Avignon, par Jeanne Ire, reine des Deux-Siciles et comtesse de Provence.

Art. Ier « L'an mil trois cent quarante-sept, et le huitième du mois d'août, notre bonne reine Jeanne a permis un lieu public de dé-bauche dans Avignon; et elle défend à toutes les femmes débauchées de se tenir dans la ville: ordonnant qu'elles soient renfermées dans le lieu destiné pour cela et que, pour être con-nues, elles portent une aiguillette rouge sur l'épaule gauche. (1)

____

(1) Pasquier, dans ses Recherches de la France, rapporte, liv. 8., chap. 35, qu'il existait une loi qui ordonnait aux

Art. II. « *Item.* Si quelque fille qui a déja fait faute, veut continuer de se prostituer, le porte-clefs, ou capitaine des sergents, l'ayant prise par le bras, la menera par la ville, au son du tambour, et avec l'aiguillette rouge sur l'épaule, et la placera dans la maison avec les autres; lui défendant de se trouver dehors dans la ville, à peine du fouet en particulier pour la première fois, et du fouet en public, et du bannissement si elle y retourne.

Art. III. « Notre bonne reine ordonne que la maison de débauche soit établie dans la rue du *Pont-troué*, près du couvent des Augustins, jusqu'à la porte *Peiré* (de pierre), et que du même côté il y ait une porte par où tous les gens pourront entrer, mais qui sera fermée à clef, pour empêcher qu'aucun jeune homme ne puisse aller voir les femmes, sans la permission de l'abbesse ou baillive, qui tous les ans sera élue

____

courtisannes du lieu de débauche de Toulouse, de porter toujours pour marque distinctive, une aiguillette pendante sur l'épaule.

Saint-Louis, ainsi que douze de nos rois ses successeurs, ordonnèrent que toutes les filles publiques porteraient pour marque de cet infâme métier, soit une jarretière au bras, soit une aiguillette sur l'épaule. Il leur était expressément défendu de paraître en public sans cette livrée, qu'il ne leur était pas permis de cacher.

par les consuls. La baillive gardera la clef, et avertira la jeunesse de ne causer aucun trouble, et de ne faire aucun mauvais traitement ni peur aux filles de joie; autrement s'il y a la moindre plainte, ils n'en sortiront que pour être conduits en prison par les sergents.

ART. IV. «La reine veut que, tous les samedis, la baillive, et un chirurgien préposé par les consuls, visitent chaque courtisanne; et s'il s'en trouve quelqu'une qui ait contracté du mal provenant de paillardise, qu'elle soit séparée des autres pour demeurer à part, afin qu'elle ne puisse point s'abandonner, et qu'on évite le mal que la jeunesse pourrait prendre.

ART. V. «*Item.* Si quelqu'une des filles devient grosse, la baillive prendra garde qu'il n'arrive à l'enfant aucun mal, et elle avertira les consuls afin qu'ils pourvoient à ce qui sera nécessaire pour l'enfant.

ART. VI. « *Item.* La baillive ne permettra absolument à aucun homme d'entrer dans la maison le vendredi saint, ni le samedi saint (1), ni le bienheureux jour de pâques; et cela à peine d'être cassée, et d'avoir le fouet.

---

(1) Ces jours d'exception sont des jours d'abstinence, qui doivent être consacrés à des actes de piété.... Il y a temps pour tout.

Art. VII. « *Item*. La reine défend aux filles de joie d'avoir aucune dispute ni jalousie entre elles, de se rien dérober, ni de se battre. Elle ordonne, au contraire , qu'elles vivent ensemble comme sœurs: que s'il arrive quelque querelle, la baillive les accordera, et chacune s'en tiendra à ce que la baillive en aura décidé.

Art. VIII. « *Item*. Que si quelqu'une a dérobé, la baillive fasse rendre à l'amiable le larcin; et si celle qui en est coupable refuse de le rendre, qu'elle soit fouettée dans une chambre par un sergent ; mais si elle retombe dans la même faute, qu'elle ait le fouet par les mains du bourreau de la ville.

Art. IX. « *Item*. Que la baillive ne permette à aucun juif d'entrer dans la maison : et s'il arrive que quelque juif, s'y étant introduit en secret et par finesse, ait eu affaire à quelqu'une des courtisannes, qu'il soit mis en prison, pour avoir ensuite le fouet (1) par tous les carrefours de la ville.

D'après le quatrième article des statuts qui viennent d'être rapportés , il semble à n'en

---

(1) Astruc rapporte qu'un certain juif de Carpentras, appelé *Donpédo*, fut fouetté publiquement à Avignon, en 1408, pour s'être introduit en secret dans la maison de débauche, et y avoir couché avec une des courtisannes.

pas douter que dès l'an 1347, la prostitution entraînait certains accidents qu'on a soupçonnés depuis appartenir à la maladie syphilitique. Néanmoins plusieurs autorités respectables telles que celles d'*Astruc* , de *Girtanner*, etc., etc. , semblent applanir toutes difficultés à cet égard , par des raisonnements spécieux et sans replique. Astruc dit (Traité des maladies vénériennes , tome 1 , page 217) que « de tout temps plusieurs maladies ont été le fruit de la prostitution dans les femmes qui s'y abandonnaient : que ces femmes ont pu communiquer ces maladies aux hommes à qui elles avaient affaire , et que c'est par conséquent de ces maladies qu'il faut entendre l'article en question. » Il ajoute , à la page 221 du même livre, que « Pendant le temps que la lèpre régna sur notre continent, la prostitution entraînait une foule d'accidents. » Qu'on se rappelle ceux dont j'ai déja parlé en citant les mesures prises par le gouvernement anglais pour arrêter les progrès de la maladie que l'on nommait, dans le pays , *arsûre* ou *incendie* : alors il paraîtrait probable que ce fût de ces mêmes infirmités que la complaisante Jeanne eût entendu préserver ses sujets, par sa sage prévoyance.

Lorsque la reine Jeanne devint législatrice de cet établissement, elle était âgée d'environ vingt-trois ans. Si l'histoire ne nous transmettait pas fidèlement les faits des siècles antérieurs, on aurait peut-être peine à croire qu'une princesse de cet âge eût pu s'occuper d'une pareille fondation ; mais on s'en étonnera moins quand on saura que dès-lors cette belle reine avait fait pendre un mari qu'elle n'aimait pas, et qu'elle procura le même sort à trois autres dont elle se lassa successivement.

A la suite de ces beaux exploits elle fut chassée de son royaume de Naples, par Louis roi de Hongrie, qui voulut venger la mort forcée que Jeanne avait fait éprouver à son frère *André*, mari et victime de cette princesse. Par suite elle fut obligée de se réfugier dans la Provence, lieu de sa domination, pour implorer l'assistance du pape Clément VI, dont le siége était à Avignon.

D'après ce court exposé on peut juger du cœur de cette princesse et de la sévérité de ses vertus ; et elle n'eut jamais d'égale dans le grand art de se défaire des maris ennuyeux, que *Marie Stuard*, qui dans les derniers moments de sa vie, édifia toutes les belles ames qui se trouvaient réunies autour d'elle lorsqu'elle ferma les paupières !

A la vérité Jeanne s'est occupée de bonne heure du plaisir de ses sujets, et les lois auxquelles elle les soumettait , étaient on ne peut plus sages ; mais il paraît par la rédaction du dernier article, que les circoncis s'étaient montrés indignes de sa bienveillance, puisqu'il leur était défendu de partager les faveurs qu'elle destinait au public.

Les établissements de cette espèce remontaient à des époques beaucoup plus anciennes, puisque j'ai déja cité les réglements qui avaient été faits à Londres, dont un date de 1163 et un autre de 1430. Il y avait également des maisons de débauche dans toutes les principales villes d'Italie , notamment à Rome tout près du palais du s.-père , dont le maréchal de la cour de Rome retirait un tribut, qui ne laissait pas de scandaliser les ames timorées.

Vers l'an 1200, il y avait un pareil établissement à Toulouse , qui fut confirmé par Charles VI , en 1389. Ce prince prit sous sa protection spéciale les prostituées de cette ville, et voici ce que son ordonnance porte :

« Savoir faisons à tous présents et à venir, que ouïe la supplication qui nous a été faite par les filles de joye du b..... de notre grande cité de Toulouse, pour qu'elles ne soient nullement inquiétées par nos officiers de notre ville, etc. etc. » Cette ordonnance fut confirmée par Charles VII, en 1424.

Ces sortes de corporations remontent à des époques très-reculées, puisque *du Tillet* et *Pasquier* rapportent que Charlemagne avait essayé de bannir absolument les femmes publiques. Il avait ordonné qu'elles seraient condamnées au fouet, et que ceux qui les auraient logées, ou chez qui on les aurait trouvées, les porteraient sur leur cou jusqu'au lieu de l'exécution.

L'expérience démontra bientôt que ces sortes de femmes ont toujours été un *mal nécessaire* dans les grandes villes ; et on a pris le parti de les tolérer : dès-lors elles commencèrent à faire corps, et furent imposées aux taxes ; elles avaient leurs *juges et leurs statuts* : on les appelait *femmes amoureuses*, *filles folles de leur corps*. Tous les ans elles faisaient une procession solennelle le jour de la Madeleine. On leur désigna pour leur commerce différentes rues de Paris, où elles étaient obligées de se rendre à dix heures du matin, et d'en sortir dès qu'on sonnait la cloche nommée *couvre-feu* : c'était en été à neuf heures du soir, et en hiver à six heures. Il leur était absolument défendu d'exercer ailleurs, même dans leur domicile ordinaire.

Il y avait de ces femmes qui suivaient la cour, et pendant tout le mois de mai, elles étaient tenues de faire le lit du *roi des ribauds*. D'après le rapport du *P. Daniel*, la charge du roi des ribauds était considérable, et il avait juridiction pour certains points de police, dans la maison du roi et dans tout le royaume.

S. Louis voulut aussi détruire la *prostitution*. Son ordonnance de 1254 porte, que toutes les femmes et filles qui se prostitueront seront chassées tant des villes que des villages; que leurs biens seront saisis ; qu'elles seront même dépouillées de leurs habits; que les maisons de ceux qui les auront logées seront confisquées.

D. Vincent Bacalar, dans ses mémoires pour servir à l'histoire d'Espagne, sous le règne de Philippe V, dit que les Portugais s'étant déclarés pour l'archiduc, et étant venus camper dans les environs de Madrid, les courtisannes de cette ville résolurent entre elles de marquer leur zèle pour Philippe V, et qu'en conséquence celles qui étaient les plus sûres de leur mauvaise santé se parfumaient, allaient de nuit au camp des Portugais, et qu'en moins de trois semaines il y eut plus de six mille hommes de cette armée dans les hôpitaux, où la plupart moururent.

Saint-Foix rapporte avoir ouï discuter le cas de conscience sur la conduite de ces filles pour savoir si elles avaient péché en se prostituant aux Portugais, et si leur action n'était pas corrigée par l'intention de servir la patrie. Le docteur qui soutenait qu'elles n'avaient pas péché,

disait que puisqu'il est *permis de massacrer l'ennemi, de brûler, de saccager les villes et d'employer toutes sortes de moyens pour affaiblir ses
forces, à plus forte raison est-il permis de lui
donner la v.....*

Le couvent des Filles-Dieu fut fondé à Paris en
l'an 1226, pour *retirer des pécheresses qui toute
leur vie avaient abusé de leur corps.* Les filles pé-
nitentes furent instituées en 1497 : Jean-Simon
de Champagny, évêque de Paris, se chargea
lui-même de dresser leurs statuts, et voici comment il s'est exprimé.

« On ne recevra aucune religieuse malgré elle,
aucune qui n'ait mené au moins pendant quelque temps une vie dissolue ; et pour que celles
qui se présenteront ne puissent pas tromper à
cet égard, elles seront visitées en présence des
mères, sous-mères et discrètes, par de matrones
nommées exprès, et qui feront serment sur les
saints évangiles, de faire bon et loyal rapport.

« Afin d'empêcher les filles de se prostituer
pour être reçues, celles qu'on aura une fois
visitées et refusées seront exclues pour toujours.

« En outre, les postulantes seront obligées de
jurer, sous peine *de leur damnation éternelle,*
entre les mains de leur confesseur et de six re-
ligieuses, qu'elles ne s'étaient pas prostituées à
dessein d'entrer un jour dans cette *congréga-*

tion. Pour que les femmes de mauvaise vie n'attendent pas trop long-temps à se convertir, dans l'espérance que la porte leur sera toujours ouverte, on n'en recevra aucune au-dessus de l'âge de trente ans. »

Lorsque, dans les premiers siècles de l'église, quelqu'un épousait une fille dont la conduite avait été déréglée, cela s'appelait faire *œuvre de miséricorde.*

Toutes les maisons de débauche furent abolies en 1566, et on attribue moins ces changements à la réforme des mœurs, qu'à l'apparition de la maladie syphilitique, qui se montra d'abord d'une manière si effrayante, qu'on crut devoir prendre toutes les mesures possibles pour en arrêter les progrès. On se persuada qu'on y parviendrait plus facilement en détruisant toutes les *pépinières* qui s'étaient formées et qu'on avait été obligé de tolérer jusqu'alors. On insista sur le maintien de cette suppression, jusqu'à ce que l'on se fût familiarisé avec cette nouvelle débarquée; mais après un certain temps on a jugé que l'union n'ajoutait rien à sa force, et qu'elle terrassait aussi efficacement ceux qui en venaient aux prises avec elle dans une position isolée, que si elle se fût trouvée soutenue par une nombreuse réunion. Et par suite l'expérience démontra qu'il était plus convenable pour la sûreté publique de tolérer ces sortes d'établissements que d'exposer les femmes honnêtes aux insultes des hommes sans mœurs et sans retenue.

On a encore donné pour preuve de l'ancienneté de la maladie syphilitique la *lèpre*, à laquelle les Arabes ont été sujets de temps immémorial; et ce qui démontre son ancienneté en Judée, en Syrie, et en Égypte, c'est que les preuves que l'on allègue ont été puisées dans les expressions de la Bible et dans les écrits de Moïse. Les partisans de ce système soutiennent que la lèpre des Arabes, ou *éléphantiasis*, si commune autrefois chez les Hébreux, n'était autre chose que la maladie vénérienne, qui depuis est venue se familiariser parmi nous.

L'identité qu'on a voulu établir entre ces deux maladies est loin d'être démontrée par les descriptions qui nous ont été faites par divers auteurs; ces dispositions paraissent au contraire fournir les plus grandes preuves de leur différence; car en comparant les symptômes décrits par Moïse, avec ceux que nous présente la maladie syphilitique, il ne paraît exister entre elles aucune similitude.

Parmi les anciens auteurs qui, depuis Moïse, ont traité de la lèpre et des symptômes qui la caractérisaient, on peut citer *Celse*, comme un de ceux qui ont le plus de développement sur cette maladie. Dans son Traité de Médecine, livre 5, cet auteur donne la description de trois sortes de taches qui surviennent à la peau , et qui sont fort analogues aux symptômes décrits par Moïse.

Guy de Chauliac donne également les signes *univoques* de la lèpre, et il les compte au nombre de six, qui sont : « 1° la rondeur des yeux « et des oreilles ; la dépilation grossesse ou tu-« bérosité des sourcils ; 3° dilatation et toursure « des nazilles par dehors, avec étroitesse inté-« rieure ; 4° laideur des lèvres , voix rauque, « comme s'il parlait du nez ; 5° puanteur d'ha-« leine et de toute la personne ; 6° regard fixe « et horrible. »

Cet auteur ajoute encore plusieurs autres signes, tels que la dureté de la peau et sa couleur sombre ; la chûte des cheveux et leur remplacement par une espèce de poil follet ; la consomption des muscles ; la stupeur, la crampe, les rognes, les dartres, les ulcères au corps, les grains sous la langue, sous les paupières et derrière les oreilles, picotement par tout le corps ; la peau ridée et grenue comme celle d'une oie plumée , et onctueuse au point que l'eau ne la mouille pas ; l'insensibilité qui est particulière aux individus attaqués de la lèpre, est la cause

que l'on nomme *ladres* toutes les personnes insensibles.

D'après cette description et toutes celles qui
ont été données par plusieurs médecins, il paraît constant que cette maladie n'annonçait aucune analogie avec le vice vénérien.

Indépendamment des descriptions qui en ont
été données par les médecins grecs et arabes,
nous pouvons ajouter foi à celles qui nous ont
été transmises par plusieurs médecins européens, qui ont également été à portée de faire
des observations sur cette maladie, puisqu'elle
a habité notre continent à deux époques différentes. Sa première apparition en Europe date
d'environ cinquante ans avant la naissance de
J. C. Elle fut introduite en Italie par l'armée de
Pompée-le-Grand, lorsqu'il revint de subjuguer
la Syrie et l'Égypte, d'où elle est endémique.
Se trouvant tout-à-coup dépaysée du climat
brûlant où elle avait pris naissance, et transportée dans une région plus tempérée, elle ne
put s'y acclimater; et elle finit par s'y éteindre
après y avoir langui un certain nombre d'années.

Dans les onzième et douzième siècles, les
princes chrétiens résolurent de déclarer une
guerre de religion aux *Mahométans*, afin de les
chasser de *la Terre-Sainte*, et de délivrer ce pays
de leur tyrannie. Ils formèrent à cet effet de

nombreuses armées dont ils firent des expéditions connues sous le nom de *croisades*. Ces redoutables guerriers , arrivés dans la *Palestine*, s'empressèrent de faire connaissance avec les filles sarrasines qui ne manquèrent pas de leur faire part d'une des principales productions de leur pays , qui était la *lèpre*. Cette première conquête excitait des démangeaisons aux conquérants, qu'ils ne pouvaient calmer ni en se baignant *dans les eaux du Jourdain*, ni en se frottant contre *la montagne des Oliviers;* ils apportèrent dans leur patrie ce cuisant souvenir de cette pieuse campagne; et, d'après tous les récits de l'histoire , il paraît constant que ce fut le principal résultat de cette grande expédition.

Les militaires qui ne sont pas ordinairement avares des choses qui ne leur coûtent que la peine de les recevoir, tout en faisant les récits des pays qu'ils avaient parcourus , des objets curieux que leur avaient présentés les ruines de Jérusalem , ne manquèrent pas de faire quelques distributions des présents qu'ils avaient reçus des filles sarrasines: Alors cette production asiatique étendit son empire, et on ne tarda pas à voir l'Europe infectée de lépreux.

Les gouvernements, alarmés des progrès rapides de ce fléau destructeur, prirent le parti de reléguer tous les malades qui en étaient attaqués dans des hôpitaux particuliers, que l'on nommait *léproseries* ou *ladreries*; le nombre de ces hôpitaux était si considérable, que l'on en comptait dix-neuf mille dans les pays habités par les chrétiens.

Comme la lèpre était une maladie qui se communiquait avec la plus grande facilité, non-seulement par l'acte vénérien, mais encore par un usage commun des ustensiles de ménage, à toutes les étoffes, au linge, aux meubles, et même aux murailles intérieures des maisons habitées par les lépreux, les gouvernements affligés de cet événement rendirent des ordonnances par lesquelles il était expressément défendu aux lépreux de communiquer, sous aucun prétexte, avec les autres citoyens, et leur ordonnaient de se tenir renfermés dans leurs ladreries. Avec ces sages précautions on parvint à empêcher que cette maladie ne devînt universelle; elle restait concentrée dans les familles qui la possédaient, et celles-ci la transmettaient à leur postérité qui en a joui paisiblement jusqu'à la fin du seizième siècle, époque heureuse où elle disparut. Ce qui ajoutait beaucoup au malheur de ce fléau, c'est qu'on ne connaissait aucuns moyens efficaces de s'en débarrasser.

La cause la plus vraisemblable de la disparition de la lèpre paraît être la propreté dont nos ancêtres n'étaient pas esclaves. Ils portaient sur la peau des espèces de robes de gros drap , et souvent l'indigence , l'habitude de la malpropreté ou la paresse les empêchait d'en changer et même de les nettoyer. Qu'on juge d'après cela des effets que devait produire sur le corps des individus une laine *imprégnée de transpiration, de crasse et de l'humeur lépreuse dont ils étaient atteints.*

Le linge remplaça la laine sur la peau ; l'usage en devint universel , et il est possible que l'on doive à ce moyen de propreté la disparition de la lèpre , qui s'était montrée une maladie incurable pendant près de cinq cents ans.

En continuant de chercher l'origine de la maladie syphilitique , on rencontre tant d'opinions différentes , qu'il est difficile à l'observateur de pouvoir fixer la sienne. L'effet de ce fléau nous est parfaitement connu , mais nous en ignorons complètement la cause , et rien ne nous annonce que nous puissions jamais parvenir à la connaître. Nous connaissons la manière dont cette maladie s'inocule; nous savons que nous n'en apportons point le germe en naissant , et que la nature nous a seulement donné la funeste propriété de le recevoir. Les conjectures sur la manière dont il s'est produit dans le premier homme sont à l'infini, et rien ne nous prouve encore que nous puissions un jour prétendre à pénétrer la vérité sur ce point.

Tavernier, dans son voyage des Indes, rapporte que « sur la côte de *Mélinde* dans le *Zanguebar*, les femmes ont quelque chose de si venimeux une fois par mois, que si des Européens se tiennent quelque temps trop près de leur *urine* quand elle est encore récente, ils sont attaqués non-seulement de la fièvre et du mal de tête, mais quelquefois de la peste. »

Astruc et plusieurs autres écrivains sont bien d'accord que dans les climats brûlants de l'Afrique, l'évacuation périodique à laquelle les femmes sont sujettes est beaucoup plus âcre, plus virulente, qu'elle ne l'est dans les pays moins chauds. Il rapporte à ce sujet un passage de Pline, ainsi conçu : « Les effets, dit-il, que produit le flux chez les femmes, sont des plus étonnants ; une femme dans cet état fait aigrir le vin nouveau dont elle approche, rend stériles les grains qu'elle touche, fait mourir les entes, sécher les herbes des jardins, et tomber les fruits des arbres sous lesquels elle s'arrête. Sa présence ternit l'éclat des miroirs, émousse le tranchant du fer, gâte la beauté de l'ivoire, tue les essaims d'abeilles, rouille le fer et le cuivre, infecte l'air d'une mauvaise odeur. Les chiens deviennent enragés si on leur fait avaler quelques gouttes de ce sang, et leurs morsures sont incurables. Le bitume qui, dans un certain temps de l'année, flotte sur le *lac Asphaltite en Judée*, quoique naturellement gluant et visqueux, ne peut être coupé et enlevé que par le moyen d'un fil imbibé de cette espèce de sang. Il n'est pas jusqu'aux fourmis qui ne sentent l'impression de ce poison : on prétend qu'elles jettent les grains qui en sont infectés, et qu'elles n'y touchent plus de nouveau. »

Si les faits rapportés par ces historiens sont constants , que le flux périodique des femmes qui habitent ces climats brûlants soit d'une nature aussi virulente et aussi contagieuse , que ne doit-il pas résulter de la copulation dans ces temps critiques?

Comme tout nous démontre que la maladie syphilitique a pris naissance dans les régions brûlantes de l'Afrique et de l'Asie , ne serions-nous pas plus fondés à en attribuer la cause à l'incontinence des peuples de ces pays-là, ainsi que quelques auteurs l'ont avancé , et d'après les citations que je viens de rapporter , que de la chercher dans les astres, où d'autres ont prétendu la découvrir par le moyen du télescope ?

En effet *l'astrologie* ne manqua pas de mettre au jour, aussitôt l'apparition de cette maladie, une foule de prédictions aussi absurdes les unes que les autres; prédictions qu'elle avait tirées du mouvement des planètes, d'après les observations faites peu de temps auparavant. Je me bornerai à rapporter quelques-unes de ces *rêveries*, qui ne serviront qu'à justifier la superstition qui dirigeait les têtes de nos bons aïeux.

Coradin-Gilini, dans son *Opusculum de morbo Gallico*, a prétendu « qu'il fallait attribuer la naissance de la maladie syphilitique à la *conjonction* de *Saturne* et de *Mars*, arrivée le 16 Janvier 1496, environ midi, qui présageait une mortalité sur les hommes, ou bien à la *conjonction* de *Jupiter* et de *Mars*, qui s'était faite le 17 novembre 1494, dans un signe chaud et humide qui avait élevé des vapeurs de la terre et de l'eau, que Mars, qui est chaud et sec, avait enflammées et mises en feu; ce qui ensuite changea et corrompit l'air, et engendra des humeurs corrompues et adustes qui ont été la cause de cette maladie. »

Une autre prédiction du même genre, tirée de *Gaspard Torella*, annonçait la conjonction de *Mars*, de *Vénus*, de *Jupiter* et de *Mercure* dans le signe de la balance et dans la maison de la maladie; ce qui dénotait un mal causé par la corruption du sang et de la bile.

Toutes ces chimères, tous ces prestiges étaient bien peu dignes de fixer des hommes qui semblaient par état devoir consacrer leur temps et leurs méditations à des recherches moins équivoques.

Ce fléau de l'espèce humaine donna lieu à une immensité de fables qui, malgré qu'elles fussent enfantées par des hommes instruits, n'en étaient pas moins aussi absurdes les unes que les autres. Mais comme cette maladie était alors absolument inconnue à l'Europe; que les médecins de ce temps-là ne pouvaient ni la classer, ni lui assigner aucun rang, puisque sa description ne leur avait été transmise par aucun des nosologistes des siècles antérieurs; ne connaissant non plus ni son origine, ni sa nature, ni la manière dont elle se propageait, par une fausse application de principes, suite de l'ignorance où ils étaient, ils se crurent en droit de tout hasarder, et d'après cela chacun des médecins s'empressa d'établir ses conjectures, et le chaos devint universel.

Fallope dit que, pendant le siége de Naples, les Espagnols, pour suppléer à l'infériorité du nombre contre les Français, employèrent la ruse pour affaiblir leur armée; cette ruse consistait à profiter de la nuit pour abandonner leurs retranchements, après avoir empoisonné les puits;

et que le poison dont ils s'étaient servis avait engendré cette maladie. Il ajoute en outre qu'ils étaient parvenus à corrompre les boulangers pour faire ajouter du plâtre dans le pain (1), ce qui produisit le plus mauvais effet sur la santé des soldats.

Cæsalpin rapporte que les Français ayant assiégé une ville près du Mont-Vésuve, les Espagnols profitèrent de la nuit pour abandonner la place ; mais que préalablement ils avaient infecté le vin qu'ils laissèrent, avec le sang des lépreux qui se trouvaient à l'hôpital de Saint-Lazare.

Lorsqu'on connut positivement la manière dont cette maladie se communiquait, on ne manqua pas de former d'autres conjectures sur les causes qui l'avaient produite. *Monard*, médecin italien, a prétendu que cette maladie avait pris naissance à Valence, en Espagne. Il rapporte qu'une courtisanne fameuse avait vendu ses faveurs à un chevalier qui était lé-

---

(1) En l'an 1148, *Manuel*, empereur de Constantinople, fit mêler du plâtre dans la farine que l'on fournissait aux croisés ; par cette perfidie, il fit périr misérablement presque toute l'armée allemande, commandée par l'empereur *Conrad III*, pendant qu'elle assiégeait la ville de Cogni. (V. Mézeray, *Abrégé chronologique*.)

preux ; que cette femme ayant été infectée par l'impureté de ce favori passager, communiqua cette infection à quelques centaines de jeunes gens, qui, ayant suivi l'armée de Charles en Italie, la propagèrent à l'infini.

Une quantité d'écrivains ont fourni des assertions de l'espèce de celles que je viens de rapporter, et qui ne paraissent pas plus fondées les unes que les autres. Je me dispenserai de citer ici quelques paradoxes enfantés par plusieurs auteurs, dont la lecture inspire une espèce d'*horreur*, et qui semblent en quelque sorte dégrader l'espèce humaine. On peut voir ce qu'en disent divers traités de maladies vénériennes, tels que ceux de Decizan, d'Astruc, Swédiaur, etc. etc.

Un auteur célèbre a dit : « La nature a annexé le fléau de Cythère à des plaisirs dont elle fait dépendre la continuation de notre espèce, et à côté du plus grand de tous les attraits, elle a placé le plus grand de tous les dangers ; c'est ainsi qu'elle nous met dans l'alternative, ou de ne point remplir ses vues, ou de craindre toujours d'être punis pour les avoir remplies.

« Dans les autres sensations agréables, elle n'a du moins attaché le châtiment qu'aux excès. Le vin ne porte à la tête que lorsqu'on en boit trop ; on n'a point d'indigestion quand on ne mange que sobrement et par besoin ; la vue n'est blessée que quand on la fixe sur des objets qui l'éblouissent. Mais l'organe le plus nécessaire et le plus précieux , celui qui donne à l'homme un des droits de la divinité , est aussi précisément celui dont l'usage, même modéré, peut amener le plus de regrets et de remords. Il ne faut qu'un instant pour empoisonner la vie la plus réglée.

« Les poëtes nous disent que l'Être suprême a près de lui le bien et le mal renfermés séparément dans deux tonneaux , et que c'est là qu'il puise alternativement selon son gré des présents qu'il distribue à notre petite fourmilière. Il n'y a nul doute que le fléau dont nous gémissons ne fût la lie du mauvais tonneau.

« Nous allons jeter un coup-d'œil sur l'histoire, avant que d'accuser la nature d'injustice. Si cette mère tendre avait eu dessein de nous épargner le fléau dont nous nous plaignons ; si elle s'était appliquée à le cacher dans un petit coin de terre inconnue ; si elle avait mis entre nous et cette terre funeste quinze cents lieues de mers orageuses ; si elle s'était appliquée à nous ôter tous les moyens imaginables d'y arriver , nous lui devrions de la reconnaissance pour des précautions si sages et si affectueuses.

« Si ensuite notre inquiétude seule avait rendu

ces précautions inutiles; si à travers des obstacles presque invincibles, nous étions parvenus à la coupe amère qui enfermait le poison dont elle nous écartait; s'il était vrai que nous nous fussions hâtés d'y tremper les lèvres, malgré les objets effrayants qui devaient nous en éloigner : la nature ne mériterait sans doute aucun reproche de notre part. Nous serions seuls coupables d'avoir violé ses ordres ; nous serions justement punis pour avoir découvert un secret que son indulgence voulait nous cacher. Or c'est ce que l'histoire nous apprendra : nous y verrons peut-être la justification de la providence.

» Le récit des événements passés nous montrera combien elle avait craint pour nous les infortunes qui nous accablent. Nous serons obligés de convenir que pour nous rendre aussi malheureux que nous le sommes, il a fallu la forcer dans ses derniers retranchements. Nous avouerons que ses soins auraient suffi pour établir notre repos, si notre audace en tout genre n'allait pas plus loin que sa bonté. »

CHAPITRE II.

Découverte des îles Antilles par Christophe Colomb ; si c'est à cette découverte que nous devons l'introduction de la maladie syphilitique en Europe. Opinions diverses à ce sujet.

L'HISTOIRE rapporte que sur la fin du XVe siècle, Christophe Colomb, génois, fit la découverte d'un nouveau monde, sous les auspices d'*Isabelle*, reine de Castille et de Léon. Il partit de *Palos*, port d'Andalousie, le 3 août 1492, avec trois vaisseaux et un équipage proportionné(1), tant matelots que soldats. Après avoir bien parcouru les mers, et après bien des fatigues, il aborda le 6 décembre de la même année, à une île nommée *Quizqueia* et *Haïti*, que Colomb nomma l'île Espagnole, et qui est ap-

____

(1) Toutes les relations historiques que j'ai consultées ne sont pas d'accord sur le nombre d'hommes dont cette expédition était composée : les unes le portent à 120 seulement, et d'autres prétendent que Colomb avait laissé au fort de la Nativité, sous le commandement de *Pierre Margarit*, une garnison de 374 hommes, ce qui parait plus vraisemblable.

pelée aujourd'hui Saint - Domingue. Il s'empressa d'y bâtir un fort, qui fut nommé le fort de la Nativité, dans lequel il laissa une garnison de 374 hommes sous le commandement de Pierre *Margarit*.

Colomb sortit de l'île Espagnole, pour retourner en Espagne le 16 février 1493. Les mauvais temps l'obligèrent de relâcher à l'île d'*Azores*, ensuite à *Lisbonne*, où il arriva le 4 mars de la même année : le roi Jean, second, l'y reçut favorablement, et fit donner des habits d'écarlate aux neuf Indiens qu'il transportait en Espagne. Le 13 mars il mit à la voile, et il mouilla à Séville le 15 du même mois ; sept mois et quatre jours après son départ du port de Palos, il se rendit par terre à Barcelonne, où étaient alors L. M. Ferdinand et Isabelle, afin de leur rendre compte de la belle découverte qu'il avait faite dans le cours de sa navigation.

Le 25 septembre de la même année 1493, Colomb repartit de Cadix avec dix - sept vaisseaux pour se rendre dans l'île Espagnole ; cette flotte était armée de quinze cents soldats ou volontaires, avec un grand nombre de matelots et d'artisans. Il alla mouiller le 27 novembre suivant à *Puerto Real*, ou *Port Royal*, près du fort de la Nativité. Les Espagnols qu'il avait laissés dans cette île à son premier voyage, s'étant dispersés au loin pour chercher de l'*or*, chacun d'eux voulait avoir quatre ou cinq femmes. Cette mauvaise conduite avait scandalisé les Indiens ; ils s'indignèrent au point de prendre le parti d'attaquer le fort que Colomb avait fait construire. L'entreprise leur réussit ; ils le brûlèrent et tuèrent un assez grand nombre d'Espagnols.

Colomb ayant trouvé l'île en cet état, fit tout ce qui dépendait de lui, pour y rétablir l'ordre et la tranquillité ; ensuite il se remit en mer avec l'intention de faire de nouvelles découvertes. En effet il y parvint, car il découvrit les îles de *Cuba* et de *Jamaïque* : mais il éprouva beaucoup de malheurs ; les vivres lui manquèrent, et il tomba malade en mer avec presque tout son monde : c'est dans cette circonstance critique qu'il retourna à l'île Espagnole, où il arriva le 23 septembre 1494.

Il trouva dans cette île la plus grande désolation, la *famine* avait réduit les Espagnols à manger toutes sortes d'animaux, jusqu'aux serpents, lézards et autres reptiles et insectes. L'histoire rapporte que cette famine avait été causée par la tyrannie que les Espagnols exerçaient sur les malheureux Indiens ; elle les avait jetés dans un tel désespoir, qu'ils renoncèrent à ensemencer et à cultiver les terres, disant qu'ils préféraient la mort au *traitement barbare* qu'on leur faisait éprouver. En effet plusieurs se tuèrent eux-mêmes, et la plupart périrent par la famine; de sorte que le nombre des habitants de l'île d'Haïti, qui s'élevait à un million à l'époque où elle fut découverte , se trouva réduit à environ cinq cents.

La même année Colomb expédia quatorze vaisseaux pour l'Espagne, sous le commandemeut d'*Antoine de Torrez*.

Au mois d'avril suivant, *Barthélemi*, *frère de C. Colomb*, passa à l'*île Espagnole* avec trois vaisseaux ; et sur la fin de la même année , *le Père Boyl*, *catalan, religieux bénédictin, et Pierre Margarit* , gentilhomme catalan , revinrent en Espagne sur les mêmes vaisseaux : le dernier était dès-lors fort maltraité *de la maladie syphilitique.*

Au mois d'août de la même année, le gouvernement espagnol expédia quatre autres vaisseaux pour la même colonie, sous le commandement d'Antoine de Torrez, et qui arrivèrent heureusement à leur destination. Ces vaisseaux ne tardèrent pas à repasser en Espagne ; et ce fut alors qu'on établit une communication réglée entre les deux pays , en ordonnant que chaque mois il partirait de l'ile Espagnole un vaisseau pour l'Espagne , et un autre de l'Espagne pour Saint-Domingue.

Au mois d'octobre 1495, *Jean Agnado*, commissaire de L. M. catholiques, passa dans l'île
Espagnole avec quatre vaisseaux, pour informer
au nom de la reine, *des crimes* dont on accusait
Christophe Colomb; et ce conquérant repartit
avec Agnado pour tourrener en Espagne, le 10
mars 1496. Ils laissèrent l'île dans le plus déplorable état. Ils ramenèrent avec eux deux cent
vingt-cinq soldats, la plupart attaqués de la maladie syphilitique. La famine les suivit dans ce
voyage, et les réduisit à une telle extrémité, que
les Espagnols voulaient manger les Indiens, ou
au moins les jeter à la mer; ce qu'ils n'auraient
pas manqué de faire, s'ils n'avaient été retenus
par l'amiral, qui avait horreur d'un projet aussi
barbare. Enfin ils arrivèrent à Cadix, le 8 juin
1496, et se rendirent à *Burgos*, où étaient alors
les rois catholiques avec leur cour. On y *célé-
brait les noces du prince don Juan, avec Mar-
guerite d'Autriche.*

D'après tous ces détails il est facile de juger
que les Espagnols avaient pour objet de tirer
tout l'avantage possible de leur nouvelle conquête; mais ils ne comptaient sans doute pas
que la première production qu'ils obtiendraient
de cette colonie fût la source d'une calamité
aussi durable; calamité qui depuis plus de trois
siècles a semé la douleur et la mort, sans qu'on

puisse encore prévoir le terme de son extinction!.. Si les Indiens ont innocemment gratifié leurs conquérants d'une production de cette espèce, les Espagnols en échange n'ont pas manqué de leur donner l'équivalent par toutes les cruautés qu'ils ont exercées envers ce malheureux peuple. Le commerce qu'on s'empressa d'établir entre l'Espagne et Saint-Domingue ne tarda pas à devenir funeste au peuple conquérant et au peuple conquis ; mais ce dernier était encore plus à plaindre puisqu'il n'avait aucun espoir d'échapper à la barbarie de ses vainqueurs, tandis que celui qui se trouvait inopinément frappé d'un fléau qu'il attribuait aux effets de la nature, conservait constamment l'espoir qu'elle viendrait à son secours.

Cette maladie, d'après une foule d'autorités respectables, paraît donc évidemment avoir été importée de l'île de Haïti en Espagne, par la voie des flottes qui en avaient fait la découverte et qui étaient constamment en communication avec ce pays. La plupart des écrivains assurent qu'elle est endémique dans cette île, ainsi que dans toutes celles qui l'avoisinent.

Voici comment un historien rapporte le retour de Christophe Colomb en Espagne.

« Le premier vaisseau, dit-il, qui aborda en Espagne, chargé des productions du Nouveau-

Monde, excita un ravissement général : on ne
se lassait point d'admirer les héros qui avaient
été chercher si loin et à travers tant de périls,
de nouvelles ressources pour la félicité du genre
humain ; on s'extasiait à la vue du fruit de leurs
travaux.

« On apercevait sur le tillac et dans l'ordre
le plus satisfaisant pour la vue, de petites mantes
de plumes incarnates, teintes avec le sang des
Indiens ; des boucles d'oreille auxquelles pen-
daient les bouts des oreilles d'où on les avait ar-
rachées ; des anneaux transportés avec les doigts
de leurs anciens possesseurs ; des plaques d'or
avec les nez qui s'en étaient long-temps enor-
gueillis.

« Les *Argonautes* du quinzième siècle se pi-
quaient de courage plus que de patience. Afin
de s'approprier plus vîte les joyaux des Caraïbes,
ils enlevaient à-la-fois les joyaux et ce qui servait
à les soutenir. Tout ce qui avait l'honneur d'être
couvert d'or restait entre les mains des vainqueurs avec son ornement. C'était épargner le
temps dont ces conquérants étaient fortement
avares, et cette économie produisit assez promptement la charge abondante d'un vaisseau, qui
ensuite vint étaler en Espagne les dépouilles
d'un autre hémisphère.

« Tandis que ce spectacle attirait tous les regards, on n'apercevait pas cette princesse du Nouveau-Monde, cachée derrière tant de ballots précieux. Elle s'apprêtait à prendre terre, et choisissait déja ses logements au milieu de la foule qui l'entourait. Son débarquement fut bientôt fait, elle suivit Christophe et Martin Colomb jusqu'à la cour, où une vertueuse reine, nommée Isabelle, remplissait le trône dont elle venait de chasser son frère.

« Cette sage princesse, avec son mari le sincère, le généreux Ferdinand-le-Catholique, avait juré au roi de Naples, son parent, de le défendre. Ils avaient trouvé depuis qu'il était plus noble, plus décent et plus juste de le dépouiller. Ils faisaient donc embarquer des troupes à Barcelone pour cette expédition.

« Les troupes se mirent en mer avec des provisions d'un genre tout nouveau. Cette illustre américaine en faisait un des principaux articles, quoiqu'elle ne fût pas couchée sur les registres des munitionnaires. Elle partit en même temps que l'armée; elle fit d'abord peu de progrès en Italie, dont les coutumes ne lui étaient pas favorables. Heureusement pour elle que Charles VIII se mit en tête d'aller à Rome rendre visite au saint père Alexandre VI.

« Personne n'ignore combien cette expédition fut inutile et brillante; nos chevaliers français

y développèrent l'héroïsme le plus admirable
et le plus infructueux. Ils prirent avec rapidité
Milan, Florence, Rome, Naples, et la v....;
mais de toutes leurs conquêtes, cette dernière,
dont ils se seraient défaits plus volontiers, fut
la seule qui leur resta. A leur retour, ils la
transplantèrent dans leur patrie, où la galanterie française l'accueillit honorablement ; et
ce fut à-peu-près l'unique fruit qui revint à nos
ancêtres d'une campagne si glorieuse. »

En effet tous les historiens sont d'accord que,
vers la fin du quinzième siècle, Ferdinand et
Isabelle gouvernaient l'Espagne; qu'Isabelle était
reine de Castille et de Léon ; que Ferdinand
possédait les royaumes d'Arragon et de Valence,
ainsi que celui de Sicile, dont Pierre III, roi
d'Arragon, s'était emparé après l'horrible mas-
sacre qui opéra la destruction totale des Français en Italie : événement connu dans l'histoire
sous le nom de *Vépres siciliennes.*

Il est encore prouvé qu'après la mort de
Louis XI, la guerre se déclara entre Ferdinand,
roi d'Arragon, et Charles VIII, roi de France,
et qu'elle avait pour objet les comtés de Rous-
sillon et de Cerdagne; que Charles VIII, pré-
tendant au royaume de Naples, comme héritier
du *duc du Maine,* résolut de faire la paix pour
porter avec plus de sécurité ses armes en Italie,

et le traité en fut signé à *Narbonne*, en janvier 1493. Malgré que Ferdinand se fût engagé par ce traité à soutenir Charles dans toutes les occasions possibles, et qu'il eût reçu pour cet engagement les deux comtés qui avaient été le sujet de la guerre, il ne tarda pas à montrer sa perfidie et sa mauvaise foi envers le roi de France, en favorisant le roi de Naples, contre qui Charles s'était déclaré.

La conduite peu loyale de Ferdinand était moins dirigée par le desir de protéger le roi de Naples, son parent, que par la crainte que, si Charles VIII se rendait maître du royaume de Naples, il ne s'emparât de la Sicile sur laquelle il avait de justes prétentions ; et cette appréhension lui suggéra toutes les ruses de la politique, soit en aidant de ses conseils et de ses forces le roi de Naples, soit en cherchant, par tous les moyens possibles, à arrêter les progrès de la France, en détournant ses alliés, ou en lui suscitant de nouveaux ennemis.

Malgré tout le machiavélisme de Ferdinand, Charles VIII fit également préparer son expédition pour l'Italie en 1493 ; il fit disposer une flotte à Gênes, et il partit de Vienne, en Provence, le 23 août 1494. Il tomba malade à *Asti*, où il fut forcé de séjourner un mois pour se rétablir. Ensuite il se remit en marche pour se rendre au lieu de sa destination, et ce fut alors que Ferdinand se démasqua : il ordonna à son *ambassadeur de s'opposer à l'entrée des Français*; ce que l'ambassadeur exécuta, le 29 janvier 1494, dans la ville de *Vellétri*, près de Rome. Il mit dans sa conduite une si grande impertinence, qu'il se permit de déchirer publiquement le traité de Narbonne qui lui fut présenté par Charles VIII; et cet outrage fut un puissant motif de guerre entre les deux états.

Charles VIII continua également sa route, et après avoir traversé *le Milanais*, *la Toscane* et *l'état de l'Église*, il arriva à Rome le dernier décembre. Il fit son entrée à Naples le 21 février 1495, et il se fit couronner le 21 mai suivant. Il sortit de ce royaume sur la fin du même mois; et, après avoir défait l'armée vénitienne liguée contre lui à la bataille de *Fornoue*, il repassa en France couvert de gloire, où il arriva au mois d'octobre 1495. Il avait laissé six mille hommes dans le royaume de Naples, sous le commandement du prince *Gilbert, duc de Montpensier*.

Avant le départ de Charles, Ferdinand avait déja envoyé des troupes en Sicile sous le commandement de *Gonsalve-Hernandez de Cordoue*. Le jeune Ferdinand II, dépouillé du royaume de Naples, passa en Sicile peu de temps avant le départ de Charles, pour se concerter avec Gonsalve. A la fin de mai 1495, ils abordèrent avec six mille hommes à Reggio, dont ils s'emparèrent, et par suite des villes et provinces voisines. La ville de Naples fut livrée par trahison ; la garnison qui occupait la citadelle se rendit par famine, et la mort du duc de Montpensier fut la cause de tous ces revers ; ce qui obligea les Français d'en venir à un accommodement très-peu favorable, et d'abandonner le royaume de Naples à la fin de 1496.

Comme Ferdinand avait envoyé des troupes espagnoles pour soutenir le roi de Naples contre les Français ; que parmi ces troupes il se trouvait une certaine quantité de soldats qui étaient revenus de Saint-Domingue, soit avec Christophe Colomb en 1493, ou avec Torrez au commencement de 1494, les militaires qui avaient fait campagne avec le conquérant du Nouveau-Monde en avaient presque tous apporté la maladie du pays, qu'ils ne manquèrent pas de propager par-tout où ils passèrent. L'Italie offrait d'autant plus de ressource pour sa propagation, que le climat était très-favorable à sa culture ; que le nombre des courtisannes y a été de tous les temps très-considérable ; et que ces personnes officieuses, en épousant tout le monde, n'épousent aucun parti ; elles font in-

distinctement leur état avec le premier qui se
présente sans aucune prédilection ; et d'après
cela , l'armée française et l'armée napolitaine se
trouvèrent promptement approvisionnées de
cette production du Nouveau-Monde, sans en
connaître la source.

Ce fut ainsi que cette contagion parut prendre
naissance en Italie, quoiqu'en abordant en Europe elle eût pris l'Espagne pour son pied à
terre. Mais la circonstance la plus favorable à
sa propagation, fut la réunion de deux gandes
armées, leur séjour pendant deux ans dans un
pays qui servait de théâtre à la guerre ; l'occupa-
tion de plusieurs villes prises et reprises alternativement par les deux armées, l'incontinence des
militaires excitée par la température du climat,
et l'abondance des femmes vulgivagues ; toutes
ces particularités devaient nécessairement multiplier à l'infini le germe d'une maladie qui
venait d'y étre introduite par des colporteurs
qui la tenaient directement de son pays natal.
Elle devait d'autant plus se multiplier, que la
prudence même ne pouvait s'en garantir, puisqu'on en ignorait complétement la cause.

Lorsque l'on s'aperçut des effets meurtriers
de cette contagion, de la promptitude avec
laquelle elle s'était propagée dans toute l'Italie,
et des symptômes effrayants qui la caractéri-

saient, chacun s'occupa d'une manière particulière à en connaître la cause, et ce problême ne fut résolu que long-temps après; car il semble que ce soit un sort réservé à l'espèce humaine de ne pouvoir découvrir la vérité qu'après avoir épuisé toutes les erreurs. Dans le principe, les Français la considérant comme naturelle au pays qu'ils occupaient, la nommèrent le *mal napolitain*. Les Napolitains se persuadant qu'elle avait été introduite chez eux par l'armée de Charles VIII, la nommèrent le *mal français*. Ces deux peuples furent donc les premiers *copartageants* du fruit de la conquête de Christophe Colomb, et les Espagnols furent reconnus par la suite pour en avoir été les premiers possesseurs par droit de conquête.

Je rapporterai à ce sujet quelques preuves qui ne paraissent pas plus équivoques que l'existence de la maladie, et on pourrait faire des volumes si on voulait rapporter toutes celles qui ont été données par les divers écrivains, anciens et modernes, qui ont transmis leurs observations sur cette matière.

Voici un passage d'un traité intitulé, *de Morbo Gallico*, par *Laurent Phrisius*, médecin allemand, imprimé en 1532; et à l'instar d'un grand nombre d'auteurs, je crois devoir le transcrire; il est ainsi conçu:

« L'an de J. C. notre Sauveur, 1496, une ma-
« ladie des plus affreuses se fit sentir avec vio-
« lence ; elle causait des ulcères malins, des
« gonflements de glandes , et de très-cruelles
« douleurs ; les tourments et les maux qu'elle
« faisait souffrir étaient si grands , que tout le
« monde en était surpris : car cette pernicieuse
« maladie était *inconnue ;* et n'avait point en-
« core été *vue* , non-seulement du peuple , mais
« même des savants et de ceux qui étaient versés
« dans la médecine..... Les pauvres qui se trou-
« vaient attaqués de ce mal étaient chassés de
« la société comme de puants cadavres : ces mi-
« sérables , abandonnés des médecins (qui ne
« voulaient point se mêler du traitement de cette
« maladie, et qui refusaient de voir les malades
« et de leur donner même leurs conseils),
« étaient obligés de demeurer dans les champs
« et dans les bois. Mais ces objets infortunés de
« l'horreur publique touchèrent la compassion
« de celui qui les avait rachetés par son précieux
« sang et par sa mort ; c'est pourquoi, ne vou-
« lant pas les abandonner , il leur envoya de
« France et de Naples certains empiriques ou
« médecins qui , conduits par une téméraire
« audace plutôt que par une habileté effective ,
« commencèrent à traiter les personnes atta-
« quées de ce mal. »

En effet, à l'aspect de cette nouvelle débarquée, il est prouvé, par le témoignage de plusieurs auteurs, que les médecins avaient perdu la tête, et qu'aucun n'eut assez de courage pour chercher à la détruire ou à arrêter ses progrès. Voici la manière dont Fallope s'exprime à ce sujet.

« Les médecins de ce temps-là, dit-il, déses-
« péraient de réussir, voyant qu'ils ne pouvaient
« découvrir de méthode certaine; que par-là ils
« se rendirent si méprisables à tout le monde,
« que si quelques chirurgiens très-hardis n'eus-
« sent trouvé par hasard l'usage du mercure,
« et s'il n'était survenu des Espagnols qui sa-
« vaient comment la maladie se traitait dans les
« Indes, la vérole aurait été et serait encore
« incurable. »

Bracknaw, médecin de Bologne, dans son ouvrage, intitulé *de Morbo Gallico*, imprimé en 1502, s'exprime en ces termes : « Il arrive
« de même en médecine qu'à force d'examiner
« une maladie qui nous est inconnue, nous
« pouvons parvenir à la connaître. C'est ce qu'on
« a vu de nos jours ; savoir depuis l'an 1494,
« jusqu'à la présente année 1502, pendant le-
« quel temps une certaine maladie contagieuse,
« qu'on nomme le *mal français*, a fait assez de
« ravage.... Quant à cette maladie, ni les an-

« ciens ni les modernes ne nous en ont point
« donné une connaissance assurée, non plus
« que de sa cause efficiente, formelle et maté-
« rielle, et ils n'ont rien dit ni écrit de vrai tou-
« chant son nom et sa nature...... et c'est
« aussi avec raison que les savants (comme les
« médecins nous en donnent souvent l'exemple
« en ce temps-ci) évitent de traiter un mal si
« cruel, persuadés qu'ils n'y connaissent rien :
« ce qui est cause que les vendeurs de drogues,
« les herboristes et autres gens de métier, de
« même que les coureurs et les imposteurs, se
« font passer pour ceux qui guérissent vérita-
« blement et parfaitement cette maladie. »

Les écrivains qui ont cherché l'origine de
la maladie syphilitique, citent encore, comme
preuve incontestable, le témoignage de *Gon-
salve-Fernandez d'Oviedo*, et les preuves qu'ils
en retirent paraissent d'autant plus authentiques, que cet historien se trouvait à la cour
d'Espagne à l'époque où Christophe Colomb revint de son voyage des îles espagnoles, en 1493 ;
qu'il a connu d'une manière assez particulière
plusieurs des compagnons de Colomb, de qui
il a retiré plusieurs éclaircissements relatifs à
cette maladie, dans le pays d'où elle est endémique ; que ce même historien a servi contre
les Français dans la guerre d'Italie, et qu'il a

été témoin des premiers ravages que cette contagion exerça sur les deux armées belligérantes.

D'Oviédo fut ensuite envoyé par le gouvernement espagnol, en 1513, pour être directeur des mines à Saint-Domingue, où un séjour de douze ans le mit amplement à portée de juger tout ce qui pouvait donner des éclaircissements sur la nature de cette maladie.

Et 1525, il repassa en Europe, où par ordre de l'empereur Charles-Quint, roi d'Espagne, il publia l'*Histoire naturelle et générale des Indes occidentales*. Voici comment cet écrivain s'exprime dans un passage de son ouvrage :

« Votre Majesté impériale peut tenir comme
« une chose sûre, que cette maladie, qui est ré-
« cente en Europe, a été de temps immémorial
« familière dans les îles Antilles nouvellement
« découvertes, et qu'elle y est encore aujour-
« d'hui si commune que presque tous les Es-
« pagnols qui ont eu affaire avec les femmes
« Indiennes, l'y ont contractée. De ce pays-là
« elle fut d'abord apportée en Espagne par les
« compagnons de CRISTOPHE COLOMB, qui re-
« vinrent dans le premier ou second voyage.
« Enfin en 1495, *Gonçalez Fernandez de Cor-*
« *doue*, connu ensuite sous le nom de *Grand*
« *Capitaine*, ayant transporté des troupes en
« Italie, par ordre de leurs majestés catholiques

« FERDINAND ET ISABELLE , pour seconder FER-
« DINAND II, roi de Naples, contre CHARLES VIII,
« roi de France ; plusieurs Espagnols déja in-
« fectés de la vérole, servirent dans cette guerre,
« et s'adonnant à des femmes débauchées, qui
« eurent commerce ensuite avec des Napolitains
« et des Français, ils communiquèrent bientôt
« la même maladie aux Napolitains et aux Fran-
« çais. »

D'après toutes ces preuves en faveur de la
nouveauté de la maladie syphilitique en Europe,
il faudrait être animé d'un vrai scepticisme pour
douter des faits qui nous sont si clairement dé-
montrés par une foule d'autorités respectables.
Le témoignage des différents auteurs que je viens
de citer, et ceux d'une immensité d'autres que
je n'ai pas cru devoir rapporter, malgré qu'ils
méritent la même confiance, semble ne laisser
aucun doute sur l'époque de son apparition.

Lorsqu'on a consulté les ouvrages de plusieurs
écrivains qui se trouvent en contradiction sur
le point dont il s'agit, ce n'est qu'en méditant
les preuves qui sont alléguées par les différents
partis , que l'on peut disposer son opinion en
faveur de l'un ou de l'autre. Sans avoir la prétention de vouloir résoudre une question aussi
difficile; une question qui a été agitée et dis-
cutée depuis trois siècles par des hommes du

premier mérite, je ne puis qu'adopter celui des divers partis, qui, par les preuves qu'il fournit au soutien de sa cause, semble à mes yeux lever toute espèce de doute.

Je me bornerai donc à ce que j'ai rapporté précédemment sur l'origine, l'ancienneté ou la nouveauté de la maladie syphilitique en Europe, pour passer à la description de ses effets et de ses divers périodes.

CHAPITRE III.

De la consternation répandue dans tous les es-
prits lors de l'apparition de la maladie syphi-
litique en Europe, et de ses voyages sur diffé-
rentes parties de notre globe.

LES rapports des écrivains des quinzième et
seizième siècles, c'est-à-dire peu de temps après
que cette maladie eut pris possession de notre
continent, s'accordent unanimement à faire connaître la manière effrayante avec laquelle elle se
montra dans le principe; la consternation qu'elle
jeta dans tous les esprits était générale, et particulièrement parmi les médecins, qui n'osèrent
ni envisager ses traits, ni même aborder les personnes qui s'en trouvaient attaquées , quelque
instance , quelques sollicitations qu'elles pussent mettre en usage pour obtenir d'eux quelques consolations. Voici comment un historien
s'exprime à ce sujet.

« Avant l'époque où cette étrangère vint se
montrer parmi nous , les docteurs étaient familiarisés avec les citoyennes de nos climats, ils
traitaient sans répugnance les indigestions , la

fièvre, les fluxions de poitrine et autres infirmités qui affermissent leurs fortunes en exci-
tant nos alarmes. Mais leur confiance tomba à
l'aspect d'un visage dont Hippocrate n'avait pas
anatomisé les traits. On les vit fuir à l'approche
de cet ennemi redoutable et inconnu.

« Il est vrai que sa présence s'annonçait par
des signes un peu effrayants : on se voyait peu-
à-peu dépouillé, soit du nez, soit d'un œil, d'un
bras, d'une jambe, etc., et on se trouvait en
moins de rien réduit à l'état de ces gardiens de
serrails, à qui la prévoyance des Turcs ne laisse
pas de quoi exciter même l'ombre du soupçon.
On crut qu'une nouveauté si terrible était la
dernière ressource de la mort. On se persuada
que le genre humain allait périr par cette nouvelle façon de l'attaquer.

« Pour complèter l'effroi , on s'imaginait
qu'elle était contagieuse comme la peste. On ne
savait pas qu'il n'y eût qu'une façon de s'y exposer, et qu'on fût toujours libre de s'en défendre. La défiance était répandue dans toute
la société ; chacun tremblait pour soi ; on s'é-
cartait impitoyablement des malheureux qui paraissaient frappés. Des auteurs contemporains
avouent qu'il en périt un grand nombre au milieu des bois, où la terreur publique les faisait
abandonner.

« Dans cette consternation générale la faculté perdit la tête. Esculape dérouté cessa de rendre des oracles. Ce n'était plus le moment où avec de l'eau tiède et de l'éloquence, un docteur parvenait à se faire honneur des efforts de la nature. Ici elle restait dans l'inaction ; elle était accablée sur-le-champ ; elle implorait à grands cris les secours de l'art ; et l'art interdit, humilié, ne lui prodiguait qu'une compassion inutile. Il était loin de songer à poursuivre une antagoniste qu'il n'osait pas même envisager.

« Cependant, avec le temps, l'habitude du spectacle en diminua l'impression. Des hommes sans titres, des charlatans plus hardis ou plus avides que les docteurs, se présentèrent pour un combat où la victoire devait être fort lucrative ; ne pouvant assurer le succès, ils vendaient au moins l'espérance.

« On fit des épreuves : on risqua des infusions de végétaux ; on hasarda des préparations chimiques ; on mit à contribution toutes les matières médicales connues ; on cita Hippocrate : on n'avait aucunes lumières, et déja on disputait avec aigreur sur les moyens d'en acquérir. Enfin, dans cette occasion comme dans beaucoup d'autres, le hasard vint au secours de la science. On avait sous la main un fluide métallique dont les propriétés les plus connues étaient sa pesanteur spécifique et son affinité avec la plupart des autres métaux. Personne ne pouvait imaginer qu'en le broyant avec de la graisse, et l'appliquant ensuite sur la peau, ou en le faisant prendre intérieurement avec quelques autres ingrédients capables de tempérer son activité, on réussirait à mettre en fuite cette étrangère, dont le séjour devenait si funeste à ses hôtes.

« A la vérité on prétend que plusieurs Arabes très-experts s'en étaient déja servis dans quelques circonstances. Ils l'employaient, dit-on, pour tuer les poux, pour guérir les dartres, et autres maladies de la peau ; mais leur méthode n'était point connue en Europe. Quand *Avicenne* ou *Sérapion* en auraient parlé, il n'en était pas plus facile à nos ancêtres de deviner que ce qui était bon contre les poux, devait l'être pour chasser la princesse de l'Amérique; ce qu'il y a de sûr pourtant, c'est que la découverte en fut faite, qu'on l'adopta, et qu'elle réussit mieux que tous les moyens employés jusqu'alors.

« Le bruit ne tarda pas à s'en répandre; on en profita de tous côtés, et ce qu'il y eut de singulier, c'est que la faculté s'y opposa de toutes ses forces. Elle n'avait point voulu chercher de ressources, elle ne parut s'animer que pour combattre, suivant son usage, celle qu'on venait de trouver. Elle fit retentir l'Europe de ses déclamations contre ce fluide, qu'elle prétendait reléguer dans les baromètres. Il ne tint pas à elle que l'autorité civile ne s'interposât pour en interdire l'usage.

« On aurait peut-être peine à citer des exemples frappants des inconséquences où la passion, la jalousie et l'entêtement peuvent porter, même les gens instruits ; cet exemple n'est pas nouveau ; mais il est loin d'être usé ! La mode et l'opinion sont en tout les reines du monde ; mais tout ce qui porte l'empreinte de l'utilité et de la conservation de l'espèce humaine, ne mériterait pas d'être soumis à leur caprice.

« On ne combattit pas long-temps ce nouveau moyen ; il fallut bien s'en servir, après avoir mis tout en œuvre pour le faire condamner. La faculté, rassurée par ce secours, voulut se rapprocher des infortunés dont elle avait trahi la confiance en les abandonnant. Mais la place était prise : une rivale long-temps méprisée par elle avait saisi le moment de son effroi pour s'en emparer.

« Comme les signes du désastre auquel il fallait remédier étaient extérieurs, et que la faculté-régente avait paru les craindre, une autre faculté moins timide et plus active se les était attribués. Celle-ci hasarda la première avec quelque méthode, l'usage du nouveau remède qui, dans les mains des empiriques, produisait peut-être plus de mauvais effets que de bons (1). Elle s'empara de la confiance du public ; et quand les autres, revenus de leur effroi, voulurent reprendre un poste dont ils croyaient pouvoir disposer, leurs efforts furent inutiles.

« C'était une mine plus riche que celle du Pérou, qui s'ouvrait. Les usurpateurs ont conservé jusqu'aujourd'hui le droit d'y travailler presque seuls. Les docteurs régents se sont vus avec regret exclus de la source de tant de richesses. Ils essayaient souvent de s'y glisser ; mais on ne leur permettait point de manier la composition précieuse qui détrône l'étrangère et attire l'argent des malades. On leur permettait

---

(1) *Ulrich* de *Hutten*, dit dans son livre intitulé *de Morbi Gallici curatione per administrationem ligni guaiaci*, que sur cent malades à peine en guérissait-il un, encore retombait-il le plus souvent. Que lorsque le mercure était administré avec témérité, il en résultait des accidents terribles, et souvent la mort en très-peu de temps. Au rapport de *Gaspard Torella*, le cardinal Ségorbe, Alphonse Borgia, son frère, et une infinité d'autres malades périrent misérablement par les effets du mercure.

Ces faits sont consignés dans le Traité des maladies vénériennes, par Astruc, livre II, chap. 6, page 85 et suiv.

seulement de raisonner sur la théorie qui ne rend rien; on les laissait aborder à l'entrée de la mine; on souffrait qu'ils éclairassent les ouvriers s'ils le pouvaient; mais la fouille qui seule est lucrative, leur était totalement interdite. »

Dans le résumé fidèle que donne cet historien, on s'aperçoit que les principaux traits du tableau n'ont point échappé à sa sagacité; on peut à cet égard consulter les auteurs modernes qui ont écrit sur le même sujet. En relatant tout ce qui a été dit par leurs prédécesseurs, on y trouvera, d'une manière plus étendue, tous les faits qui sont rapportés par cet auteur. On verra également avec quelle rapidité cette étrangère se propagea dans presque toutes les parties du monde, aussitôt après sa communication avec les Espagnols, et de ceux-ci, aux Napolitains et aux Français.

Par l'extrême facilité que cette princesse avait de voyager commodément, tant par terre que par mer, elle ne tarda pas à se déterminer à parcourir le monde : elle portait la joie par-tout où elle s'introduisait, elle était toujours reçue à bras ouverts : on lui souriait au premier abord: on lui faisait accueil, on la caressait par-tout où elle se présentait sous quelque costume qu'elle fût, sans qu'elle montrât jamais d'indifférence aux personnes qui la recevaient.

Mais sa douceur n'était qu'apparente, elle ne répondait point aux charmes de son abord; ses faveurs avaient toujours des suites cuisantes, et devenaient constamment funestes à ceux qui les avaient reçues; le repentir surpassait de beaucoup le plaisir de l'avoir approchée de trop près, et ceux ou celles qui avaient couru après sans avoir réussi à l'attraper, ne devaient jamais se plaindre de l'inutilité de leurs démarches.

Le même historien rapporte les différentes conquêtes que cette illustre américaine s'empressa de faire par le moyen de sa nouvelle escorte, et voici comment il fait l'histoire de ses voyages.

« Tandis que l'ancienne habitante de l'Amérique, dit-il, s'ouvrait ainsi une entrée en France à la suite de tant de braves guerriers, elle s'échappait de temps en temps pour former des colonies dans le reste de la terre. Elle descendait la Garonne pour aller jeter l'ancre dans la Tamise; elle repassait les Pyrénées pour courir à travers l'Espagne se rendre en Portugal; elle s'embarquait à Lisbonne pour aller prendre possession de Goa, dont elle jouit encore par indivis avec la sainte inquisition.

« Elle partait de Cadix pour Fez en Mauritanie, avec quelques juifs ou mahométans, que le religieux Ferdinand-le-Catholique ne vou-

lait pas souffrir dans son royaume (1). Elle pé-
nétrait dans la zône torride au milieu des sables
de l'Afrique; elle abordait sans crainte ces terribles femmes de la côte de Mélinde; elle s'éten-
dait depuis les sources du Sénégal jusqu'à la
Cafrerie, depuis le Monomotapa jusqu'à l'em-
bouchure du Nil; elle pullulait par-tout avec les
J........ qui cependant n'étaient pas ses plus
zélés missionnaires. Infatigable comme eux,
mais dans un autre genre, elle s'établissait plu-

---

(1) Ce fut quelques temps après que les compagnons de
Christophe Colomb eurent abondamment distribué le fruit
de leur campagne d'outre-mer, que le roi Ferdinand -le-
Catholique, et Isabelle, apres leur conquête du royaume
de Grenade, chassèrent de leurs états tous les juifs et mahométans; et par suite de cette proscription, ces malheureux
se retirèrent en Afrique, où ils ne manquèrent pas d'introduire la nouveauté américaine. Au rapport de Jean Léon,
traduit par Florianus, les femmes juives s'abandonnèrent
aux nègres du pays, à qui elles distribuèrent avec tant de
prodigalité cette nouvelle production, que toutes les familles
en furent pourvues en très-peu de temps. Comme les Africains connaissaient le pays d'où elle venait en ligne directe,
ils ne manquèrent pas de lui donner le nom d'*espagnole*.

Si en 1516 le religieux Ferdinand-le-Catholique eût été
capable de la recevoir et de la transmettre, il eût sans
doute vécu quelques années de plus, attendu que sa seconde
femme n'aurait pas pensé à lui donner un remède aphrodi-
siaque, qui, au lieu de rehausser ses forces, lui coûta la vie.

tôt qu'eux dans les comptoirs les plus favorables. Elle y laissait des facteurs intelligents
qui travaillaient à multiplier le nombre de ses
débouchés.

« Elle se rendait plus commodément de Marseille en Syrie et en Égypte; elle visitait les
Échelles du Levant. Les grilles du serrail la faisaient frémir: elle rougissait de colère à la vue
d'une foule d'hommes qui, loin de pouvoir la
donner, n'étaient pas même en état de la prendre. Cependant au moyen des Circassiennes de
louage qui ne sont pas là plus rares qu'ailleurs,
et dont la loi de Mahomet permet le commerce
aux incirconcis comme aux croyants, elle trouvait une entrée jusques chez les fiers Musul-
mans de la secte d'Omar.

« Ceux-ci la transmettaient charitablement
aux hérétiques, sectateurs d'Aly, qui la voitu-
raient aux habitants du Mogol, admirateurs de
Brama et Vistchnou, qui s'empressaient de lui
donner des jonques pour la transporter à Ma-
cao et à Nangazaqui, aux théologiens de Foé
ou de Kaka.

« Elle touchait en passant à la côte de Ma-
labar; elle se rafraîchissait aux Philippines, aux
Moluques, à l'ombre des bananiers et des cocos.
Elle s'y nourrissait de muscades, de girofles et
de cannelle. Parvenue ainsi aux extrémités du

monde, elle contemplait avec admiration l'étendue de sa puissance.

« Il y a , disait-elle avec transport, des hommes
rouges et bronzés ; il y en a de couleur de
lait et de couleur d'orange; il y en a de gris
cendré et de noir de jais, et tout cela est à
moi.

« On en trouve qui s'enivrent avec du jus
de raisin, ou de pommes, ou d'orge, aigri par
la fermentation ; d'autres qui s'empoisonnent
délicieusement avec le même jus distillé par le
feu ; d'autres qui se réjouissent avec de la salive
de vieille femme infusée dans du suc de maïs ;
d'autres qui mettent dans leur nez une poudre
brune et mal saine; d'autres qui mâchent de
la chaux avec des feuilles d'arbre ; d'autres qui
fouettent ou égorgent leurs voisins; d'autres qui
se laissent fouetter ou égorger, et tout cela est
à moi.

« On voit des femmes qui s'étendent du plomb
calciné sur le visage; d'autres qui se colorent
les joues ou les bras avec de l'indigo ; d'autres
qui montrent leur gorge; d'autres qui ne dé-
couvrent que leur derrière; d'autres qui se par-
fument et se frisent pour attirer les amants;
d'autres qui leur donnent la peste en s'arrêtant
dans certains temps auprès d'eux, et tout cela
est à moi.

« O vaillant et célèbre Christophe Colomb!

O vous mes fidèles et bien-aimés Castillans !
Bénis soyez-vous à jamais, vous qui avez multiplié ma race comme le sable de la mer, et
ma postérité comme les étoiles du ciel. Puissent
les trésors du Potosi devenir pour vous inépui-
sables comme les miens ! Puissiez-vous être éternellement les soutiens de mon empire, comme
vous en avez été les premiers prédicateurs.

« Après s'être ainsi rendu compte de sa reconnaissance et de ses conquêtes, cette illustre
voyageuse se mettait en route pour en entre-
prendre de nouvelles, ou pour affermir les anciennes. La voiture dont elle se servait était
douce; il n'est pas étonnant qu'après des voyages
si longs et si rapides elle se trouvât encore en
état de revenir en France, dont elle paraissait
avoir fait le centre de son empire.

« Il ne faut pas oublier qu'elle prenait, dans
chacun de ses passages, la livrée et le nom de
la nation dont elle sortait. Elle était napolitaine
en France, française à Naples et à Madrid, cas-
tillanne à Lisbonne, portugaise à Nangazaqui,
turque à Ispahan, et française encore à Constantinople. Il n'y a rien de si beau peut-être
que de lui voir franchir les mers et les monta-
gnes, s'élancer du pic Adam sur les pointes de
l'Imaüs, et voler des rivages de la Californie à
Madagascar. »

CHAPITRE IV.

Des accidents qui accompagnaient la maladie syphilitique à l'époque de son apparition, et des divers périodes qu'elle a parcourus en différents temps. Mesures prises par les gouvernements pour arrêter ses ravages.

Lorsque ce cruel fléau fut ainsi répandu sur la surface de notre globe, les peuples qui habitaient les différentes contrées où il avait fait ses incursions, cherchaient à pénétrer les causes qui l'avaient produit; on crut sans peine qu'il était épidémique, et chacun faisait ses commentaires sur un événement aussi funeste qu'inattendu, et qui semblait menacer indistinctement tous les individus de notre espèce. Ses effets, dans le principe, étaient si terribles et si épouvantables, qu'une grande partie des malheureux qui s'en trouvaient atteints perdaient la vie en fort peu de jours, ou restaient estropiés ou défigurés de manière à inspirer une horreur invincible à tous ceux qui fixaient leurs regards sur eux.

Tous les auteurs contemporains s'accordent unanimement à dire qu'à l'époque où la maladie syphilitique se montra en Europe, vers la fin du XVe siècle, ses symptômes caractéristiques se manifestaient d'une manière effrayante; on voyait, 1° un corps couvert d'une éruption générale de pustules sèches. 2° Des excroissances hideuses de la grosseur et de la forme d'un gland, sur toute la peau et principalement au visage, lesquelles se changeaient souvent en ulcères rongeurs, avec un écoulement de matière ichoreuse et fétide, qui finissaient fréquemment par occasionner la perte des yeux, du nez, des mains et des pieds. 3° Des tumeurs et des douleurs violentes aux os, qui ne laissaient aux malades aucun repos pendant le jour, et encore moins pendant la nuit. 4° Une torpeur, une apathie générale, une faiblesse ou affaissement universel de tout le corps.

Il est prouvé que ce virus agit principalement sur la partie gélatineuse du sang; des glandes muqueuses des parties génitales, des aînes, de la gorge, des aisselles, des bras, et la bulbe de tous les poils; d'où il s'ensuit l'*alopécie* ou la chûte des cheveux. Les exostoses et les caries des os sont la suite non équivoque de ses effets.

Ce mal affreux, dans presque toutes les constitutions, semble miner et détruire le principe vital, et par ses terribles ravages il produit des érosions épouvantables, et enfin la mort.

Comme tout ce qui existe dans la nature est susceptible d'éprouver des révolutions, la maladie syphilitique a également éprouvé les siennes, ce qui devait être, d'après l'ordre invariable des choses ; et il est constant et reconnu qu'elle a éprouvé différents périodes depuis qu'elle a pris possession de l'Europe.

Depuis 1494, époque de son arrivée parmi nous, jusqu'en 1514, ses accidents furent à-peu-près les mêmes, d'après le rapport de plusieurs auteurs contemporains ; et voici les symptômes qui nous ont été décrits par Jérôme Fracastor.

La tristesse, la mauvaise humeur, la lassitude, l'abattement, la pâleur du visage ; des chancres opiniâtres aux organes de la génération, des pustules sur tout le corps, notamment au visage ; elles étaient petites au commencement, puis elles augmentaient jusqu'à prendre la grosseur et la figure du calice d'un gland : chez les uns elles étaient petites et sèches, chez d'autres elles étaient grosses et humides, de couleur livide, ou blanchâtre, ou pâle, ou rougeâtre ; et quelquefois dures. Elles s'ouvraient au bout de quelques jours, et rendaient continuellement une humeur puante et vilaine. Elles devenaient des ulcères phagédéniques qui consumaient les chairs et les os. Quand c'était les parties supérieures qui en étaient affectées, elles occasionnaient des fluxions malignes, qui rongeaient tantôt le palais, tantôt la trachée-artère, tantôt le gosier, tantôt les amygdales ; quelques - uns perdaient les lèvres, d'autres le nez, d'autres les yeux, d'autres les mains ou les pieds, d'autres les organes générateurs. A un grand nombre il survenait des tumeurs gommeuses de la grosseur d'un petit pain, qui s'ouvraient quelquefois et s'ulcéraient ; d'autrefois elles restaient calleuses jusqu'à la mort. De grandes douleurs dans les membres accompagnaient souvent les pustules, et ces vives douleurs se faisaient sur-tout sentir pendant la nuit ; leur siége était dans le corps des membres, et dans les nerfs ; une maigreur extrême dans tous les membres ; les malades étaient défigurés, sans appétit et sans sommeil, voulant toujours rester couchés. Le visage et les jambes leur enflaient ; les douleurs de tête qui existaient quelquefois, ne cédaient à aucun remède ; une petite fièvre complétait par-fois cet assortiment effroyable d'infirmités.

Le second période, au rapport de *Jean de Vigo* et de *Pierre Maynard*, cité par Astruc, date depuis 1514, jusqu'en 1526 ; pendant lequel intervalle, deux autres symptômes vinrent augmenter le nombre de ceux qui avaient été décrits par plusieurs médecins de ce temps-là, et notamment par Jérôme Fracastor.

Le premier de ces symptômes était des *exostoses*, qui occasionnaient ou qui accompagnaient le plus souvent la carie des os. Cet accident nouveau se manifestait principalement aux omoplates, aux épaules, aux bras, aux jambes, aux cuisses et aux hanches. Il occasionnait des douleurs si vives, que les malades jetaient les hauts cris ; ce qui continuait pendant quelquefois plus d'un an, et se terminait souvent par des *skirrhes osseux* qui ne donnaient que quelques légers repos aux malades pendant le jour, et que la nuit changeait en des tourments affreux.

Le second symptôme était *des verrues* et *des poireaux*, qui croissaient aux organes générateurs.

Le troisième période date depuis 1526 jusqu'à 1540 ; ce fut dans cet intervalle que la maladie commença à s'humaniser et à devenir moins cruelle. Quelques-uns de ses symptômes étaient plus rares, tels que les pustules et les tumeurs gommeuses ; mais il en parut deux autres qui ne laissèrent pas de remplir le vide que les deux premiers avaient laissé.

Les deux nouveaux symptômes qui parurent à cette époque, étaient la tumeur des glandes inguinales, à laquelle on a donné le nom de *bubon ;*

et le second, *l'alopecie*, ou la chûte des poils.

Le quatrième période est compté dans l'espace qui s'est écoulé depuis 1540 jusqu'à 1550. Dans cet intervalle plusieurs des accidents de cette maladie, qui dans le principe étaient très-graves, parurent s'adoucir d'une manière sensible; mais l'humanité a-t-elle beaucoup gagné par les changements qui ont eu lieu à cette époque?... Ce problême est d'autant plus difficile à résoudre, que dans le même temps il parut, en compensation sans doute, une nouveauté dépendante et descendante de la même famille; c'était la *gonorrhée virulente*, qui a été nommée depuis *blennorrhagie*. Cette production de l'impudicité ou du malheur, s'est tellement multipliée, tellement propagée, qu'elle s'est répandue dans tous les pays, dans toutes les contrées, sur tous les points; et ce ne serait peut-être pas exagérer, que de dire dans toutes les familles.

Jusques vers le milieu du XVIIe siècle, on comptait encore deux périodes, l'un de 1550 à 1610, et l'autre de 1610 à 1660; mais la nouveauté des symptômes qu'ils ont ajoutés à ceux qui étaient connus par les descriptions précédentes, est trop équivoque pour être rapportée.

Parmi les symptômes cruels qui accompagnaient la maladie syphilitique, il est extrêmement rare qu'il se soit rencontré quelques individus de guéris par les seuls efforts de la nature; lorsque le virus est bien confirmé, elle semble être entièrement passive, et ne faire aucun effort pour s'en débarrasser.

On voit dans des Mémoires académiques, qu'un officier français ayant fait la conquête d'une courtisanne espagnole, et n'ayant passé qu'une seule nuit avec elle, cette ingrate Vénus le rendit tellement victime de ses faveurs, que vingt-quatre heures après, ce malheureux chevalier vit tomber ses membres en gangrène.

J. Le Maire, poëte français, natif de Bavay, dans le Haynaut, fit en 1520, un poëme intitulé de *Cupido et d'Atropos*, dans lequel il a donné une description succincte de la maladie syphilitique. Voici un passage de ce poëme.

« Mais en la fin, quand le venin fut meur,
« Il leur naissait de gros boutons sans fleur,
« Si très-hideux, si laids, et si énormes,
« Qu'on ne vit onc visages si difformes.
« Ne onc ne reçut si très-mortelle injure,
« Nature humaine en sa belle figure.
« Au front, au col, au menton, et au nez,
« Onc ne vit-on tant de gens boutonnez.

. . . .

« Mais le commun, quand il la rencontra,
« La nommait *gorre*, ou la vérole grosse,

« Qui n'épargnait ni couronne ni crosse.

« Pocques l'ont dit les Flamands et Picards,

« Le *mal français* la nomment les Lombards.

« Si a encore d'autres noms plus de quatre.

« Les Allemands l'appellent *grosse blattre*,

« Les Espagnols l'*as buas* l'ont nommée. »

Fracastor, l'un des plus grands médecins de son siècle, a donné un tableau fidèle des accidents qui accompagnaient cette maladie, dans un poëme intitulé *Syphilis*, imprimé à *Vérone*, en 1530. Cette description paraît d'autant plus vraie, qu'elle est d'accord avec toutes celles qui nous ont été transmises dans l'histoire de la médecine.

Je vais rapporter ici quelques fragments de la traduction du premier chant de ce poëme, afin de donner une idée exacte des symptômes affreux de cette maladie, dans les premiers temps de son apparition sur notre continent.

« Quand ce poison subtil s'est glissé dans les veines, il y reste caché....... jusqu'à ce que, plus fort, il se développe et se montre. Le jeune homme languit, il tombe par degré dans la torpeur, dans l'inertie. Ses yeux moins vifs, perdent le feu qui les anime encore. Les roses de son teint se flétrissent bientôt; et l'organe générateur est dévoré par la gangrène. Le mal invétéré, couvre d'un ulcère rongeur tout ce qui l'environne.

« Les signes du danger sont devenus moins équivoques. A peine aux ombres de la nuit l'astre brillant du jour à cédé son empire, que la chaleur vitale, interne, concentrée, semble fuir les extrémités. Une vive douleur se manifeste aux bras, aux jambes, aux épaules..... Le poison gêné dans son cours, s'arrête aux articulations, où , circulant plus aisément, monte et va se porter à la surface de la peau; et bientôt tout le corps paraît criblé par le virus. La poitrine, le front, les traits, par degré se déforment ; par-tout on voit germer des pustules remplies d'une matière âcre et visqueuse, qui, en s'ouvrant, laissent couler un pus livide, et même un sang tout prêt à se corrompre.

« Négligé trop long-temps, le mal pénètre davantage et désorganise le corps. J'ai vu des malheureux dont les membres rongés n'offraient que les os d'un squelette : leur bouche entr'ouverte, ne montrait que des ulcères nombreux ; leur gosier sec ne rendait plus que des sons inarticulés.

« La hideuse victime de cette affreuse maladie, regrettant vainement ses beaux jours écoulés, pousse de longs soupirs en voyant les membres difformes d'un corps privé de sa vigueur ; et pleure en regardant son visage défiguré. Bientôt le malheureux blasphème ; il accuse les dieux..... Ni le jour, ni la nuit, pour lui, plus de repos ; tout le fatigue et lui déplaît ; et les doux rayons de l'aurore, et les feux du soleil, et la fraîcheur des ombres. Les plaisirs enchanteurs de la société l'importunent, l'ennuient. Lui-même ajoute à ses tourments par les prières inquiètes qu'il adresse à l'Être suprême, et les vaines offrandes dont il surcharge ses autels.

« J'ai connu dans la Gaule, appelée Transpadane, un jeune homme dont l'Ausonie enviait, et la gloire et la félicité : il avait commencé l'aurore de sa vie. La beauté, la richesse, une illustre origine, tout le rendait l'objet de l'admiration. L'Éridan n'a point vu de nymphe qui n'arrêtât sur lui ses regards les plus tendres, qui ne desirât que l'hymen vint l'unir au mortel charmant qui ferait son bonheur. Sans doute une beauté trop long-temps dédaignée appela sur lui la vengeance : fier des faveurs de la nature et de celles de la fortune, au sein des voluptés, il se croyait heureux ; mais un fléau terrible tout-à-coup vint fondre sur lui. Son front décoloré déja ne brille plus des roses du printemps ; ses yeux ont perdu leur éclat ; ses narines rongées sont le foyer d'une humeur âcre ; les ulcères suivent les ulcères, et dévorent ses chairs livides. La carie s'attache à ses os..... Il semblait un squelette échappé à la tombe, lorsque la mort qu'il appelait, vint le délivrer de la vie. »

D'après une peinture aussi épouvantable, peut-on douter de l'amertume des fruits de l'amour, lorsqu'ils sont offerts par une divinité infernale, dont la coupe semble avoir été empoisonnée exprès pour opérer la destruction du genre humain ?..... Cette infâme production de l'Amérique est, à n'en pas douter, plus dangereuse que la peste qui n'attaque que la génération présente; elle dégrade et abâtardit les générations futures; la peste a l'abord effrayant, mais avec certaines précautions on peut s'en préserver. L'autre au contraire ne marche qu'avec le plaisir: elle commence par aveugler la vertu, et finit par la terrasser. De-là naît la grande facilité qu'elle a de se propager et de multiplier à l'infini le nombre de ses victimes.

L'humanité épouvantée de voir la rapidité de cette contagion, faisait sans cesse des vœux pour que l'on pût découvrir des moyens salutaires pour en arrêter les progrès. Les gouvernements prenaient dans leur sagesse des mesures extrêmement vigoureuses pour opposer des digues à ce fléau destructeur, et pour empêcher que l'épidémie ne devînt universelle.

L'histoire d'Édimbourg, par Maitland, rapporte que Jacques IV, roi d'Écosse, fit publier, le 27 septembre 1497, une proclamation conçue ainsi qu'il suit :

« C'est la volonté de notre souverain seigneur, et des lords de son conseil, signifiée aux prévôts et baillis de cette ville, que la déclaration suivante soit mise à exécution, pour prévenir les progrès de la maladie contagieuse, appelée le *grand-gore*, et le dommage qui en arriverait aux sujets de sa majesté, et aux habitants de cette capitale. À cette fin, nous enjoignons à toutes personnes de la ville et banlieue d'Édimbourg, qui sont actuellement ou qui ont été affectées du grand-gore, et ne se seront pas fait guérir, de sortir de ladite ville et banlieue, et de comparaître sur les sables de Leith, à dix heures du matin, où ils trouveront des bateaux chargés de provisions, que les officiers de cette ville auront soin de tenir tout prêts pour les passer à *Juche* (petite île de la rade d'Édimbourg, vis-à-vis Leith), et les y laisser jusqu'à ce que Dieu ait pourvu à leur guérison.

« Il est pareillement enjoint à toutes personnes qui prétendent remédier à cette contagion, de sortir de la ville et banlieue d'Édimbourg, de sorte qu'aucune desdites personnes n'entreprenne la guérison du grand-gore, dans toute l'étendue de cette juridiction. Et, pour prévenir les contraventions, nous condamnons quiconque se trouvera infecté de cette maladie, et qui n'aura pas passé à Juche, de même que ceux qui entreprendraient de la guérir, dans toute l'étendue de ladite juridiction, à être marqués sur la joue avec un fer chaud, afin qu'ils soient reconnus; et ensuite, si quelqu'un d'eux s'obstine à rester, il sera banni à perpétuité. »

La même année, le parlement de Paris avait rendu un arrêt, dont les dispositions étaient plus sévères encore. L'ignorance où on était sur la vraie cause de ce fléau, et la dissimulation des malades à faire connaître la manière dont ils l'avaient contractée, étaient de puissantes raisons pour répandre l'alarme dans tous les esprits. On le considérait comme une peste, qui pouvait se communiquer par l'atmosphère, par le plus léger attouchement, soit du linge, des vêtemens des individus (1), ou des ustensiles; et enfin que la société ne pouvait en être préservée qu'en

---

(1) L'idée que cette maladie pouvait se communiquer par le souffle s'est soutenue long-temps, puisque dans l'an 1529, le cardinal *Wolsey*, premier ministre de Henri VIII, fut accusé à la chambre haute d'Angleterre d'avoir parlé bas à l'oreille du roi, sachant bien qu'il exposait ce prince aux dangers de la maladie syphilitique dont il était affecté.

isolant les malades, et en leur interceptant toute espèce de communication avec les personnes saines.

Une consternation générale et universelle était dans tous les cœurs; personne ne croyait pouvoir éviter le danger qui menaçait l'espèce humaine : et souvent c'était en cherchant à oublier le péril que l'on se plongeait dans l'abyme. Cet état de choses occupait toutes les têtes, et notamment les magistrats chargés de veiller à la sûreté du peuple; chacun proposait des mesures pour remédier à un événement aussi malheureux qu'imprévu; mais il était difficile d'agir efficacement, sitôt que la cause du mal qui se propageait avec tant de célérité était inconnue.

Le parlement de Paris, pour arrêter les progrès de ce désastre, rendit un arrêt conçu en ces termes :

« Arresté du parlement de Paris, portant régle-
« ment sur le fait des malades de la *grosse vérole*.

« Aujourd'hui sixième mars, pour ce que en
« cette ville de Paris y avoit plusieurs malades
« de certaine maladie contagieuse, nommée la
« *grosse vérole*, qui depuis deux ans en-çà a eu
« grant cours en ce royaume, tant de ceste ville
« de Paris, que d'autres lieux, à l'occâsion de
« quoi estoit à craindre que sur ce printemps

« elle multipliast, a esté advisé qu'il estoit expé-
« dient y pourveoir.

« Pourquoi ont esté mandez les officiers en
Chastelet, lesquels venus en la court ont remonstré, qu'ils avoient esté en la maison de
l'évesque de Paris, pour mettre provision, mais
n'y estoit encore advisé parmi le tout, pour les
difficultez qui se trouvoient.

« Si leur a ordonné la court y pourveoir, et
pour assister avec ledit évesque, a esté commis
M. *Martin* de *Bellefaye*, et moi greffier (*Pierre
de Cerisay*) en sa compagnie.

« Et aprez ce que en la maison dudit évesque
avont communiqué ensemble me a esté enjoint
en faire l'ordonnance, ce que ai fait selon les
articles cy aprez enregistrez, laquelle ordonnance par moi portée en Chastelet, et délivrée
au prévost de Paris, a été mise à exécution,
et jusques ci bien gardée.

« Pour pourveoir aux inconvénients, qui ad-
viennent chacun jour par la fréquentation
et communication des malades, qui sont de
présent en grant nombre en ceste ville de Paris,
de certaine maladie contagieuse, nommée la
grosse vérole, ont esté advisez, concluds et dé-
libérez par révérend pere en Dieu, monsieur
l'évesque de Paris, les officiers du roi, prévost
des marchands, et eschevins de Paris, et de

conseil et avis de plusieurs grants et notables personnages de tous estats, les points et articles qui s'en suivent :

« Art. I. Premièrement sera fait cry publique de par le roi, que tous malades de ceste maladie de *grosse vérole* estrangiers tant hommes que femmes, qui estoient demourants et résidents en ceste ville de Paris, alors que ladite maladie les a prins, vingt et quatre heures aprez ledit cry fait, s'envoisent et partent hors de cestedite ville de Paris ès pays et lieux dont ils sont natifs, ou là où ils faisoient leur résidence, quand ceste maladie les a prins, ou ailleurs où bon leur semblera, sur peine de la *hart* (1), et à ce que plus facilement ils puissent partir, se retirent ès portes de Saint-Denys et Saint-Jacques, où ils trouveront gens deputez, lesquels leur délivreront à chacun quatre sols parisis (2), en prenant leur nom par escript, et leur faisant défenses sur la peine que dessus, de non rentrer en ceste ville, jusques à ce qu'ils soient entièrement garis de ceste maladie.

« II. *Item.* Que tous les malades de ceste ma-

---

(1) Sous peine de la corde.

(2) La valeur du sou parisis était d'un quart en sus du nôtre, c'est-à-dire qu'il valait cinq liards, ou quinze deniers de notre monnaie.

ladie, estant de ceste ville, ou qui estoient résidents et demourants en ceste ville, alors que
ladite maladie leur a prins, tant hommes que
femmes, et qui avont puissance de eulx retirer
en maisons, se retirent dedans lesdits vingt et
quatre heures, sans plus aller par la ville, de
jour ou de nuit, sur ladite peine de la hart :
et lesquels ainsi retirez en leursdites maisons,
s'ils sont povres et indigents, pourront se re-
commander aux curez et marregliers des pa-
roisses dont ils seront, pour estre recomman-
dez, et sans ce qu'ils partent de leursdites maisons, leur sera pourveu de vivres convenables.

«III. *Item.* Tous autres povres malades de ceste dite ville, hommes qui avont prins icelle maladie, eulx résidents, demourants ou servants
en ceste ville, qui ne avont puissance de eulx
retirer en maison dedans les vingt et quatre
heures après le cry fait, sur ladite peine de la
hart, se retirant à Saint-Germain-des-Prez, pour
estre et demourer ès maisons et lieux qui leur
seront baillez et délivrez par les gens et députez à ce faire, ausquels lieux durant ladite
maladie, leur sera pourveu de vivres et autres
choses à eulx nécessaires, et ausquels l'on défend sur ladite peine de la hart de non rentrer
en cestedite ville de Paris, jusques à ce qu'ils
soient entièrement garis de ladite maladie.

«IV. *Item*. Que nul soit si hardi de prendre lesdits quatre sols parisis, s'il n'est estrangier, comme dit est, ou qu'il voulsist partir de cestedite ville sans plus entrer jusques à ce qu'il soit entièrement gari.

« V. *Item*. Et quant aux femmes malades, leur sera pourveu de autres maisons et demourances, esquelles ils seront fournies de vivres et autres choses à eulx nécessaires.

« VI. *Item*. A esté ordonné que pour satisfaire audit cry, lesdits malades qui estoient de ceste ville, ou qui estoient demourants en ceste ville, à l'eure qu'ils ont esté prins de cestedite maladie, seront mis en la maison, qui ja a esté donée pour ceste cause à Saint-Germain-des-Prez, et où elle ne pourroit fournir, seront prins granges et autres lieux estant prez d'icelle, afin que plus facilement ils puissent estre pansez; et en ce cas seront ceulx à qui seront lesdites granges et maisons, remunerez et satisfaits de leurs louaiges par ceulx qui sont commis et députez à recevoir l'argent cueilli et levé en ceste ville de Paris pour lesdits malades, par l'ordonnance desdits évesques et officiers du roi et prévost des marchands ; et à ce souffrir seront contraints réaument et de fait.

« VII. *Item*. Aprez ledit cry fait, sera pourveu par ceulx qui sont commis à recevoir ledit argent, à ce qu'ils mettent deux hommes, c'est à sçavoir ung à la porte Saint-Jacques, et l'autre à la porte Saint-Denys, pour, en la présence de ceulx qui seront commis par les officiers du roi et prévost des marchands, payer lesdits quatre sols parisis, et prendre les noms par escript de ceulx qui les recevront, et leur faisant les deffenses dessus dites.

« VIII. *Item*. Sera ordonné par le prévost de Paris aux examinateurs et sergents, que ès quartiers dont ils ont la charge, ils ne souffrent et permettent aucuns d'iceulx malades aller, converser, ou communiquer parmi la ville : et où ils en trouveront aucuns, ils les mettent hors d'icelle ville, ou les envoient ou manent en prison pour estre pugnis corporellement selon ladite ordonnance.

«IX. *Item*. Après ledit cry mis à exécution, soient ordonnez gens par lesdits prévost et eschevins, lesquels se tiendront aux portes de ceste ville de Paris, pour garder et deffendre qu'aucun malade de ceste maladie ne entre apertement ou secretement en cestedite ville de Paris.

« X. *Item*. Soit pourveu par ceulx qui sont deputez à recevoir l'argent donné et ausmosné ausdits malades, à ce que à iceulx retirez esdites maisons soit pourveu de vivres et autres choses nécessaires soigneusement et en diligence, car autrement ils ne pourroient obéir ausdites ordonnances. »

Le 27 mai de la même année, l'évêque de Paris sollicita du parlement d'ordonner des aumônes pour pourvoir aux besoins des pauvres vérolés; ce qui fut aussitôt accordé, d'après les registres qui existent encore.

« *Remonstrances* de l'évesque de Paris à la court, pour faire aumosne aux malades de la *grosse vérole.* »

« Aujourd'hui (samedy 27 may), l'évesque de Paris a remonstré que les malades de la *grosse vérole*, qui par ordonnance de la court avoient esté mis ès fauxbourgs de ceste ville, y en avoit de garis en bien grant nombre; mais l'argent estoit failly, et y faisoit lon de petites aumosnes en pitié, elle seroit bien employée : et pour ce que des deniers ordonnez par la court à employer en œuvres pitéables, ne estoit possible en recouvrir aucune chose, remonstrant à la court qu'il y avoit en mon greffe XV ou XVI escus depuis dix ans avoit, et ne savoit lon a qui ils appartenoient. Si c'estoit le plaisir de la court ordonner qu'ils fussent distribuez ès povres malades, les délivrerois; ce qui a esté ordonné, et iceulx baillez à Me Jean Fournier, chanoine de Nostre-Dame de Paris, lequel s'en est chargé.

Le lundi 25 juin 1498, le prévôt de Paris fit une ordonnance portant injonction à tous les vérolés des deux sexes, de sortir de Paris dans le jour de la promulgation. Cette ordonnance est conçue en ces termes :

« *Ordonnance* du prévost de Paris, pour les « maladies de la *grosse vérole*.

« Combien que par cy-devant ait esté publié, « crié et ordonné à son de trompe et cry pu-« blic par les carrefours de Paris, à ce qu'aucun « n'en peut prétendre cause d'ignorance : Que « touts malades de la *grosse vérole*, vuidassent « incontinent hors la ville et s'en allassent, les « estrangiers ès lieux dont ils sont natifs, et les « autres vuidassent hors ladite ville, sur peine « de la hart : néantmoins lesdits malades, en « contempnant lesdits crys, sont retournez de « toutes parts et conversent parmi la ville avec « des personnes saines, qui est chose dange-« reuse pour le peuple, et la seigneurie qui à « présent est à Paris.

« L'on deffend de rechef, de par le roi et « monsieur le prévost de Paris, à touts lesdits « malades de ladite maladie, tant hommes que « femmes, que incontinent après ce présent cry ils « vuident et se départent de ladite ville et faux-

« bourgs de Paris, et s'envoisent; savoir : les-
« dits forains faire leur résidence ès pays et
« lieux dont ils sont natifs, et les aultres hors
« de ladite ville et fauxbourgs, sur peine d'estre
« jectez en la rivière, s'ils y sont prins le jour-
« d'hui passé : enjoint lon à touts commissaires,
« quarteniers et sergents, prendre ou faire pren-
« dre ceulx qui seront trouvez, pour en faire
« exécution. Fait le lundy 25e jour de juin, l'an
« mille quatre cent quatre-vingt-dix-huit. »

Toutes ces mesures de rigueur étaient occasionnées par l'épouvante; les gens de l'art consultés ne pouvaient prononcer d'une manière
assez affirmative sur les résultats, pour dissiper la
terreur que ce cruel fléau avait jetée dans tous
les esprits. Heureusement que le flambeau de la
raison répandit un jour plus favorable sur la
cause de cette maladie, et fit connaître la manière dont elle se propageait, de même que
celle de s'en préserver.

Lorsque les hommes de l'art s'aperçurent que
cette peste n'était pas de la même nature que
celle qui ravage par-fois les pays orientaux, et
qui a donné lieu à l'établissement de nos la-
zarets, ils s'appliquèrent à chercher les moyens
de la combattre; et, pour le salut du genre humain, il semblait que l'art et la nature agis-
saient de concert pour adoucir les accidents de

cette fatale contagion ; car en même temps que la médecine s'armait de toute pièce pour la terrasser, la nature affaiblissait ses rigueurs, comme si elle se fût lassée d'avoir trop sévèrement traité l'humanité pendant un assez grand nombre d'années.

L'expérience des succès et des accidents qui ont nécessairement dû résulter des premiers moyens qui ont été employés, mais les premiers observateurs à portée de tracer une route plus directe et moins épineuse à leurs successeurs ; et à mesure que l'art s'est familiarisé avec les moyens qui lui ont été présentés dans le principe, la maladie est devenue moins destructive. Il est affligeant pour la médecine qu'on ne puisse attribuer une partie de cette dégénérescence aux progrès de l'art, dans la perfection d'une dangereuse méthode ; mais ce serait une illusion bien déplacée de le penser, puisqu'il est constant que, depuis Bérenger de Carpi, qui le premier a mis le mercure en usage (1), on n'a

---

(1) Ce qui démontre bien cette vérité, c'est qu'un de nos grands médecins se félicite, dans un ouvrage très-moderne, de ce que la chimie a trouvé le moyen d'enlever les taches du linge qui a servi aux malades traités par les frictions mercurielles. N'y aurait-il pas plus de raison de se féliciter, si on parvenait à pouvoir se passer de cette détestable pratique ?

point découvert d'autre spécifique, quoique la philanthropie et l'humanité n'aient cessé d'en solliciter les recherches.

Il est encore une autre cause qui n'a point échappé aux divers observateurs qui ont écrit sur cette maladie : c'est celle de s'être propagée et naturalisée dans tous les climats, et d'être devenue indigène dans toutes les contrées qu'elle a parcourues ; mais si le virus s'est atténué d'une manière aussi sensible, on peut répéter, avec quelques autres, que ce qu'il a perdu en profondeur, il l'a avantageusement gagné en surface.

On a encore judicieusement observé que ce mal acquiert de l'énergie en passant d'un pays chaud dans un pays tempéré, et de celui-ci dans un pays froid : qu'au contraire tous les accidents diminuent de la manière la plus marquante, lorsque le malade passe des régions froides du nord dans la zone tempérée, et de cette dernière dans la zone torride. Ce qui vient encore à l'appui de cette juste conséquence, c'est que, souvent dans les pays chauds, les personnes atteintes du vice syphilitique le conservent sans se faire guérir, pendant plusieurs années, comme une légère incommodité. En Amérique, par exemple, où les excès et le libertinage rendent la maladie syphilitique presque

générale, il est remarquable qu'elle incommode
très-peu; et que les malades qui en sont possesseurs vieillissent sans danger comme sans douleur, soit qu'ils l'aient acquise, soit qu'elle
fasse partie de l'héritage de leurs pères. C'est
à l'abondance de la transpiration, dans les pays
chauds, qu'il faut attribuer cet heureux privilége. Tandis que, dans nos climats, un mal
assez léger dans le principe, devient extrêmement sérieux, même quelquefois dangereux et
incurable, s'il est trop long-temps négligé, et
si les malades n'observent aucunes règles, ni
modération dans leur manière de vivre.

Si cette funeste contagion s'est affaiblie par
son intensité; si les symptômes qui la caractérisaient sont devenus infiniment plus doux,
il ne faut pas conclure pour cela qu'elle soit
beaucoup moins pernicieuse à la société, et
que les effets qu'elle produit dégradent moins
l'espèce humaine, qu'elle le faisait aux époques où les accidents qui l'accompagnaient
étaient si énergiques. C'est un poison lent qui
n'effraie personne, au lieu d'un poison actif
dont le nom seul inspire une si grande terreur, que chacun cherche à s'en préserver.

Aux époques où elle se montrait si terrible
dans ses effets, le nombre des individus qui
en étaient affectés était infiniment moins grand

que celui qui existe de nos jours : les victimes servaient d'exemple ; la honte et la crainte d'un pareil sort retenaient, même ceux qui étaient les plus disposés à lâcher la bride à leur penchant. De même que les voleurs cherchent l'obscurité, chacun craignait de devenir un sujet de remarque, en s'exposant trop aux rayons du flambeau de l'amour. Lors qu'au contraire les accidents qui accompagnaient cette production américaine se sont adoucis, sont devenus moins graves et beaucoup plus supportables, alors plus de crainte, plus de frein, plus de honte, plus de pudeur ; elle a fait souvent le sujet de la conversation dans la belle compagnie dont elle faisait fréquemment partie : on l'a qualifiée de rhume, de galanterie, et elle n'a plus été qu'un sujet de mode que chacun s'est empressé d'accueillir. Enfin il est prouvé que le nombre des personnes qui en sont affectées surpasse de beaucoup l'ensemble de celles affligées de toutes les maladies connues.

CHAPITRE V.

Administration du mercure pour la guérison de la maladie syphilitique, par Jacques Bérenger de Carpy; avantages que lui procura sa découverte, et dangers auxquels il fut exposé, par la haine et la jalousie de ses ennemis; des différentes dénominations données à la maladie américaine.

L'INCERTITUDE où se trouvaient les malades, dans le principe, de pouvoir se débarrasser de ce cruel ennemi par le moyen des secours de l'art, était aussi grande que l'embarras où se trouvaieut les médecins de pouvoir appliquer le remède à un mal qui leur était inconnu. Néanmoins il fallait faire des essais, afin de donner l'espérance aux malheureux qui réclamaient à grands cris cette faible ressource. Après beaucoup de tentatives inutiles faites par différents hommes, à qui la science médicale n'était pas très-familière, Jacques Bérenger, natif de la ville de Carpy, dans le duché de Modène, fut celui qui tenta l'application extérieure du mercure, pour la guérison de cette maladie. Jacques Bérenger, plus connu sous le nom de

Carpy, qu'il illustra par cette découverte, était un grand anatomiste, et cette qualité convenait beaucoup à l'homme qui se livrait au traitement de la maladie syphilitique, où dans certains cas il ne faut pas être trop sensible.

Par les avantages qu'il avait obtenus de l'application du mercure dans les maladies cutanées, il tenta de l'employer contre la maladie nouvelle qui se présentait, et pour la guérison de laquelle on ne connaissait aucun spécifique. Les résultats qu'il en obtint ne furent pas constamment heureux; mais sur le grand nombre de malades qu'il soumit à ses essais, il y en eut quelques-uns qui se trouvèrent guéris, et ses succès ne tardèrent pas à lui donner une grande célébrité, et à l'élever au-dessus de ses égaux, qui avaient été moins favorisés que lui dans leurs recherches. Sa réputation devint en si peu temps si grande et si colossale, que de tous les points de l'Europe on franchissait les distances pour s'adresser à lui. Carpy ne manqua pas de profiter de cet avantage pour élever sa fortune au niveau de sa réputation; et dans peu d'années il se trouva un des plus riches particuliers de l'Italie; car indépendamment des dépenses qu'il faisait pour soutenir un grand luxe, Gabriel Falloppe rapporte, qu'il laissa une succession de plus de cinquante mille écus (somme énorme pour ce temps-là), et une vaisselle qui égalait celle d'un souverain.

Sa découverte, sa réputation, et sa richesse, tout cela ne laissa pas de concourir à lui susciter un grand nombre d'ennemis, qui firent officieusement tout leur possible pour le rendre victime de leur haine et de leur jalousie. Carpy fut donc accusé directement ou indirectement par ceux dont les entreprises n'avaient pas été couronnées des mêmes succès que les siennes, d'avoir disséqué tout vifs, dans la ville de Bologne, deux Espagnols qui lui avaient donné leur confiance pour les guérir de la maladie vénérienne.

Dans une circonstance aussi critique, Carpy, malgré son innocence, ne voulut pas s'exposer au hasard d'un jugement; il préféra prudemment établir une distance respectable entre la justice et lui, en allant se placer sous la protection du duc de Ferrare, à qui, par reconnaissance, il légua sa fortune. Il mourut sous l'égide de ce prince en 1550.

Cet auteur, voulant tirer tout l'avantage possible de sa découverte, en fit un secret, qui ne pouvait pas être long-temps ignoré, en raison de la vertu *ptyalagogue*, qui est particulière au mercure, et qui le fait si facilement reconnaître. Il est probable que, si Carpy eût publié sa méthode, on se fût contenté de la critiquer avec amertume dans le principe, de beaucoup crier contre sans avoir rien de mieux à offrir, comme cela se pratique; mais peut-être ne l'eût-on pas attaqué d'une manière aussi atroce.

Les frictions mercurielles étaient le moyen dont il se servait; les gens de l'art ne tardèrent pas à le deviner, et après avoir beaucoup murmuré contre l'inhumanité et la cruauté de celui qui mettait un pareil remède en pratique, on finit par l'adopter unanimement.

Tant il est vrai que dans des circonstances difficiles, les hommes chargés par l'état de remédier aux événements qui se présentent, ne cessent de rencontrer des obstacles ; la plus grande partie de ceux qui cherchent à les vaincre et à lutter pour s'en défendre, ont la perspective affligeante, après un travail aussi long que pénible, de se voir échouer dans leurs entreprises. Il en est cependant qui dirigent mieux leurs idées pour parvenir au but desiré; tandis que d'autres plus profonds, mais moins capables de captiver leur esprit, ne peuvent exercer leur patience à des travaux aussi stériles ni persévérer à des tâtonnements qui, tout-à-la-fois, sont longs, ennuyeux, ingrats et dispendieux : et ce qui est encore plus terrible, c'est le poison que la rivalité ne cesse de répandre sur des résultats qui méritent la reconnaissance universelle.

Cependant toutes ces circonstances existent; tous ces sacrifices sont indispensables pour enrichir les sciences qui se trouvent en retard de leur perfection; et si le voile qui couvrent les mystères de la nature n'était par-fois soulevé par ceux dont elle favorise les recherches, le hasard seul serait le dispensateur de nos besoins et de notre conservation.

Ceux qui sont assez heureux pour ne pas avoir passé un temps inutile à tenter des découvertes précieuses; qui ont employé une partie de leur vie à méditer et à chercher dans les ténèbres les objets qui peuvent concourir au bonheur commun, sont encore bien éloignés de pouvoir se féliciter d'un succès complet; car s'ils veulent soumettre les résultats de leur travail à l'approbation des hommes revêtus des pouvoirs émanés de l'autorité, loin de rencontrer des juges intégres, des juges sans partialité, ils ne rencontrent souvent que des hommes gouvernés par leur intérêt particulier, par la prévention ou la jalousie. D'où il s'ensuit des rapports dictés par les passions qui les dominent.

Voilà l'esprit des hommes en qui l'humanité fonde ses espérances dans ses plus grandes adversités; voilà la conduite des arbitres de son existence lorsqu'elle se trouve en danger, voilà enfin la manière avec laquelle ils répondent à la confiance d'un gouvernement qui souvent les comblent de faveurs. Mais il faut satisfaire son ambition; il faut donner essor à sa jalousie en écartant tout principe de justice; il faut soutenir la prévention aux dépens même du bonheur social, sans quoi l'esprit du corps serait anéanti.

C'est par cette partialité inouie que le malheureux Carpy fut sur le point de devenir victime de sa découverte, malgré le louable motif qui l'avait guidé dans ses recherches. Ceux qui se montrèrent ses rivaux ne réveillèrent leur attention sur les ravages qu'occasionnait cette cruelle contagion, que pour déclarer une guerre à mort à celui qui avait découvert les premiers moyens d'en arrêter les progrès.

L'histoire rapporte que le célèbre Érasistrate, médecin de l'antiquité, fut flétri de la même calomnie; ce qui prouve qu'en Syrie les hommes étaient aussi méchants qu'en Europe, et que les lieux, les distances et les temps ne changent rien à leurs passions.

Autant la médecine a déclamé dans le principe contre le remède employé par Carpy, autant elle a fait retentir l'Europe des accidents qu'il entraînait dans ses effets; autant elle s'est opposée à ce que l'usage en fût admis dans la pratique; autant elle en préconise aujourd'hui les avantages; car il semble que sans le mercure les médecins seraient réduits aux abois et la médecine au néant. En un mot, c'est le *Salvator mundi.*

L'assemblage des symptômes qui caractérisaient cette contagion à l'époque de son apparition parmi nous, les signes alarmants qui l'accompaguaient, et l'ignorance où l'on était de pouvoir y remédier, toutes ces circonstances jetèrent une confusion énorme dans l'esprit des savants. Chacun méditait, chacun travaillait pour en connaître les causes; mais c'était inutilement, on n'en pouvait connaître que les dangereux effets qui se manifestaient chaque jour. Ce fléau, qu'on ne croyait pouvoir imputer qu'à la nature, ne fut nullement gêné dans ses ravages, et l'impuissance de l'art ne put s'opposer au mal qu'il voulut faire.

On resta ainsi plongé dans les ténèbres pendant quelques années; on compulsait les anciens auteurs sans pouvoir trouver une description qui pût être analogue à cette maladie; c'est pourquoi elle resta long-temps sans être distinguée par une dénomination générique, adoptée par les différents peuples chez qui elle s'était introduite.

Cependant il fallait lui assigner un rang parmi les mille et une calamités qui assiégent la pauvre espèce humaine ; et ce qui était très-embarrassant pour les gens de l'art, c'était de la classer d'une manière méthodique.

En raison des difformités qu'elle occasionnait sur les visages, des excroissances hideuses qu'elle y faisait naître, on crut apercevoir en elle un air de famille qui la rapprochait de la maladie connue de nos jours sous le nom de *petite-vérole*, et qui antérieurement à l'arrivée de cette américaine, avait porté simplement le nom de *vérole* depuis environ 800 ans qu'elle habitait parmi nous.

Les ravages de celle-ci, quoique fort grands, ne sont pas comparables à ceux de la nouvelle débarquée ; elle fait la guerre à la beauté ; elle affaiblit ou détruit quelquefois la vue, elle tue même dans certains cas ; mais elle n'empoisonne pas comme l'autre la génération dans sa source!... Ce fut donc en raison des énormes excroissances qu'elle occasionnait sur le visage, qu'on lui donna le nom de *grosse vérole*, pour la distinguer de la petite qui n'était connue alors que sous le nom de vérole, comme je viens de le dire.

On ne tarda pas à les considérer comme sœurs et de juger que la dernière arrivée était l'aînée ; d'après cela il fut décidé qu'elle porterait simplement le nom de vérole, et que l'épithète de *petite* serait ajoutée à celui de la sœur cadette. C'est depuis ce temps-là que cette dernière est connue sous le nom de petite-vérole, et l'autre sous le nom de vérole.

En raison de la manière dont la vérole s'est propagée de tous les temps, ce nom ne tarda pas à devenir impoli et à choquer les oreilles chastes; il était très-peu décent dans la belle société, qui s'entretient souvent des nouveautés, et beaucoup de gens avaient l'air de se trouver scandalisés par ce vilain mot. Le célèbre Fernel, médecin de Henri II, sachant qu'il était plus possible de civiliser le nom que la chose, et voulant en même temps faire disparaître les dénominations de française, napolitaine, espagnole, etc., qu'elle avait reçues dans le principe, et qui étaient propres à entretenir des haines nationales, chercha à lui donner un nom qui ne scandalisât personne; il y parvint effectivement en lui donnant celui de maladie *vénérienne*, qui est un dérivé de Vénus, déesse de la volupté; ce qui se trouve très-analogue à la manière dont elle s'inocule.

Voltaire nous a dit: Le nom de Vénus est charmant, et celui de vénérien est affreux!.....

Si cette nouveauté manquait de nom dans le principe, il ne reste aucun doute que chaque peuple ne se soit occupé à lui en créer; car d'après le rapport de la plus grande partie des écrivains, la même maladie se trouve exprimée d'une manière différente chez les différentes nations.

Le nom qui lui fut consacré dans le principe, par les Français, fut celui de *mal napolitain*. Les Napolitains, les Allemands, les Anglais, la nommèrent le *mal français*, ou *vérole française*. Les Flamands, les Hollandais, la nommèrent *vérole espagnole*. Les Africains, les Maures, l'appelaient aussi *mal espagnol*. Les Portugais, le *mal castillan*. Les Indiens orientaux et les Japonais, le *mal portugais*. Les Turcs et ceux qui habitent les bords de la Méditerranée, la nommèrent le *mal des Chrétiens*. Les Persans, le *mal des Turcs*. Les Polonais, le *mal des Allemands*. Les Moscovites, le *mal des Polonais*; enfin chaque peuple gratifiait le peuple voisin de l'honneur de l'avoir engendrée. Aujourd'hui chacun a adopté une dénomination particulière et conforme à la langue de son pays, pour exprimer la même chose.

Dans certaines parties de l'Asie, de l'Afrique et de l'Amérique, il existe une maladie que l'on croit être la même que celle dont s'agit, et que l'on désigne par les mots *scorra pestilentialis. Pestis inguinaria. Bubas.* Les Anglais l'ont nommée *gore* ou *vérole*. Le *mal de la brûlure*. Les Français l'ont nommée la *maladie des Antilles*, le *fléau américain*, la *grosse maladie*, la *vérole*, le *mal vénérien*, la *maladie syphilitique* ou *syphilis*, le *fléau de Cythère*, la *peste vénérienne*. Les Canadiens, chez qui elle s'est introduite nouvellement, la nomment le *mal anglais*. Les Indous, chez qui elle est connue de temps immémorial, la nomment le *feu Persan*. Les Écossais, le *siwin.* Les Africains de quelques contrées, le *yaws*, etc.

Les peuples de différents pays ont cherché à trouver dans quelques saints les ressources de l'espérance, et d'après cela chacun faisait des vœux pour celui que sa croyance lui faisait adopter. Les Allemands invoquaient *saint Mévius*. Les Catalans, les habitants de Valence et de l'Arragon, la nommaient le *mal de saint Sément*. D'autres, le *mal de saint Job*, de *sainte Reine*, de *saint Évagre*, de *saint Roch*, etc.

On doit s'apercevoir, d'après cette longue nomenclature, que si dans le principe cette étrangère se trouvait anonyme, elle s'est par la suite trouvée pourvue de bien des noms. Quelles qu'aient été les dénominations dont on s'est servi dans les premiers temps pour exprimer cette contagion, personne ne pouvait s'y méprendre en raison du caractère particulier qu'elle portait avec elle. Les symptômes qui annonçaient toujours sa présence étaient si reconnaissables, qu'elle ne pouvait être confondue avec aucune autre maladie connue, lorsqu'elle ne s'y trouvait pas associée; ce qui arrivait et ce qui arrive encore fréquemment par l'affinité qu'elle a avec un grand nombre. Cependant à proportion qu'elle a vieilli parmi nous, elle a perdu de son énergie, et elle s'est affaiblie d'une manière si marquante, que plusieurs des accidents affreux qui l'accompagnaient sont totalement disparus.

A la vérité dans les premiers temps qu'elle se montra, c'est-à-dire dans les quarante ou cinquante premières années de son apparition en Europe, rien ne pouvait s'opposer à ses ravages, puisqu'il est prouvé par les écrivains de ce temps-là, que les hommes de l'art n'avaient pas même la force de l'aborder. Et qui dira que ceux qui ont montré le plus de zèle et le plus de courage, à cette époque malheureuse, pour apporter du soulagement aux infortunés qui s'en trouvaient affectés, au lieu d'adoucir le mal, ne l'ont pas aigri par les moyens qu'ils administraient aveuglément?..... Dans des circonstances aussi occultes, si le hasard ne vient pas au secours de la science, sur quoi le malade peut-il fonder ses espérances?.....

CHAPITRE VI.

Arrivée des bois sudorifiques en Europe pour remplacer les traitements mercuriels ; de leur vertu anti-syphilitique, et abandon de leur usage, notamment de celui du bois de Gaïac.

COMME plusieurs auteurs l'ont démontré, les premiers essais ont été rarement heureux : mais, à force de les multiplier et de faire des victimes, on s'est frayé un chemin moins périlleux, et peut-être serait-on parvenu à éviter les écueils qui ont occasionné tant de naufrages, si on eût pris une autre direction pour arriver au but desiré ; ou, pour m'exprimer sans métaphore, si on eût cru possible de trouver dans le règne végétal un moyen de guérir efficacement et sans danger cette cruelle contagion. Mais le préjugé, antagoniste de la vérité, entraîna les esprits, on se persuada que l'on pourrait parvenir par la suite à dompter les mauvais effets du mercure, et qu'alors ce minéral réunirait toutes les qualités desirables.

On ne peut plus douter depuis long-temps de l'impossibilité de parvenir à un pareil résultat ;

impossibilité qui est démontrée par plus de trois siècles d'expérience. La médecine et la chimie n'ont cessé de travailler de concert pour opérer dans ce minéral cette heureuse métamorphose ; mais tous leurs efforts ont été inutiles, et ses effets sont toujours aussi incertains et aussi dangereux qu'ils l'étaient à la fin du XVe siècle. La multitude de préparations qui ont été le fruit de tant de recherches n'a rien offert à l'humanité qui pût la dédommager de tous les maux auxquels l'usage de ce remède a donné lieu, ni à la médecine et à la chimie, de toutes les peines qu'elles se sont données pour parvenir à un résultat satisfaisant.

L'expérience ne tarda pas à démontrer que les effets de ce remède étaient fréquemment suivis d'accidents qui entraînaient la perte des malheureux à qui on l'administrait ; ou souvent on voyait des malades qui avaient subi plusieurs traitements sans avoir obtenu d'autres résultats que ceux occasionnés par une méthode souvent insuffisante et toujours dangereuse. Le remède inspirait presqu'autant de terreur que le mal, et chacun de ceux qui s'en trouvaient affectés se voyait dans la cruelle alternative de périr des effets de la maladie, ou de s'exposer aux tourments d'un traitement aussi barbare qu'incertain.

Ce fut dans cet état de choses qu'on nous apporta des Indes occidentales un remède qui était employé avec succès dans le pays, et qui fut reçu avec d'autant plus d'enthousiasme, que jusqu'alors les Européens n'avaient trouvé d'autres ressources, pour combattre un fléau qui menaçait sans cesse l'espèce humaine, qu'un prétendu spécifique sur lequel on ne pouvait fonder que des espérances trop souvent chimériques.

Enfin ce fut à cette époque qu'on introduisit en Europe le bois de Gaïac, ou bois saint, *guaiacum officinale*, *lignum sanctum*, comme un spécifique capable de guérir la maladie syphilitique. Chacun se persuadait que ce remède devait être immanquable, puisqu'il était indigène du même pays d'où la maladie nous était venue.

Après que les Espagnols furent en possession des îles conquises par Christophe Colomb, et qu'ils eurent reconnu, à n'en pas douter, que c'était cette conquête qui leur avait procuré la maladie qui leur était devenue si à charge, par leurs fréquentes communications dans cette nouvelle colonie, ils cherchèrent à connaître les moyens qu'employaient les naturels du pays pour se débarrasser de ce fléau destructeur ; et d'après les éclaircissements qu'ils en reçurent, ils se hâtèrent de se procurer le remède. Par les différents rapports qui ont été faits à ce sujet, il paraît qu'ils ne mirent pas autant de célérité à faire jouir les peuples voisins de ce nouveau spécifique, qu'ils en avaient mis dans la distribution du mal qui en avait nécessité la recherche; car, quoiqu'ils l'eussent reçu en 1508, il ne parvint en Italie qu'en 1517, et successivement chez les autres peuples de l'Europe. Voici comment Brassovole rapporte la manière dont ce végétal fut connu parmi nous.

« Un certain *Gonçalez*, Espagnol, était, dit-il, « cruellement tourmenté de la vérole. Ayant es- « sayé inutilement tous les autres secours, et « frappé des merveilles que l'on publiait de ce « bois, il s'embarqua pour aller aux îles nou- « vellement découvertes; il s'y fit traiter, et fut « guéri. Étant revenu ensuite en Portugal, il y « exerça les fonctions de médecin, et traita les « vérolés comme il avait été traité lui-même par « un médecin indien. »

Le même Brassovole dit, qu'il avait été le premier qui avait fait prendre la décoction de gaïac à Ferrare; et qu'il traita par ce nouveau moyen, le célèbre *Énée Pio*; que tous les autres médecins, selon l'usage, s'élevèrent contre cette méthode, et ne commencèrent à croire à la vertu de ce remède, que quand ils virent que cet illustre malade en avait été guéri.

La manière indiquée de préparer la décoction de gaïac était de faire infuser douze onces de ce bois coupé ou rapé, pendant vingt-quatre heures, dans dix ou douze livres d'eau commune ; de se servir pour contenir le tout d'un pot de terre neuf ; de bien boucher le vase, et de le faire consommer au bain-marie, jusqu'à diminution du quart, du tiers, ou de la moitié suivant qu'on desirait une décoction plus ou moins chargée, eu égard aux forces et au tempérament du malade, et à la violence de la maladie. Après que la décoction était refroidie, on la passait au travers d'une étamine de laine et on la gardait dans des bouteilles bien bouchées.

On versait de nouveau une pareille quantité d'eau sur le même bois qui avait servi à la première décoction, on la faisait bouillir à un feu doux jusqu'à diminution du quart. Cette seconde décoction, à qui on donnait le nom de *bochet*, étant plus légère que la première, servait de boisson ordinaire. Au lieu que la première était employée comme remède.

Le malade, qu'on avait soin de renfermer dans une chambre très-chaude et sans aucun courant d'air, restait au lit pendant l'usage du remède. De grand matin on lui donnait un verre de huit ou dix onces de la première décoction très-chaude, on le couvrait fortement et on le faisait suer pendant deux ou trois heures. Quatre heures après qu'il avait pris la première dose, on lui faisait manger deux ou trois onces de biscuit avec quelques raisins secs, qu'on pouvait remplacer par quelques amandes, ou quelques pistaches. On lui faisait boire abondamment de la seconde décoction. Quatre heures après ce frugal repas, il prenait une seconde dose de la première décoction semblable à celle du matin ; on le faisait suer de nouveau pendant trois heures, et après qu'on l'avait essuyé, il faisait son repas avec les mêmes mets que ceux qui composaient le repas précédent.

Il continuait ainsi le même médicament et le même régime de vivre pendant quinze jours, au bout desquels on le purgeait avec un minoratif doux ; et ensuite il reprenait l'usage de ses décoctions, ainsi que sa manière de vivre, jusques vers le trente ou quarantième jour, suivant l'état où il se trouvait ; alors on cherchait à le restaurer par gradation, et à lui faire respirer l'air de la même manière.

On doit aisément juger de l'état de faiblesse et de débilité où ce traitement réduisait les malades ; la sévérité du régime jointe aux pertes considérables qu'ils faisaient par une transpiration constante et abondante, les conduisait à un tel état de délabrement, qu'au sortir de leur lit ils ressemblaient à de vrais spectres, ou des squelettes ambulants. Encore devaient-ils se trouver heureux, quand après tant de sacrifices et de privations, ils étaient parvenus à atteindre le but qu'ils s'étaient proposé.

La cupidité, qui de tous les temps a été un des plus grands ennemis du genre humain, n'a jamais négligé d'exercer son empire, même sur les choses les plus sacrées; à l'époque où le gaïac fut introduit en Europe, comme le vrai spécifique contre un fléau qui depuis environ quinze ans exerçait des ravages inouis sur toutes les classes de la société indistinctement, sans qu'on ne pût lui opposer que des moyens équivoques et dangereux. L'espérance de trouver dans le bois de gaïac les effets salutaires que l'on invoquait avec tant d'empressement, le fit adopter unanimement par tous les peuples du continent; mais son extrême rareté dans le principe le rendit excessivement cher, et le sordide et coupable intérêt ne manqua pas d'employer toute sa ruse pour accroître ses bénéfices, en trompant impunément tous les malheureux à qui ce médicament paraissait indispensable. Par une fraude aussi grossière que coupable, les vendeurs substituaient à ce végétal exotique plusieurs autres bois qui croissent en Europe, tels que ceux de *citronier*, de *cyprès*, de *buis*, de *cornoullier*, de *coudrier*, de *fillaria*, etc. , auxquels ils ne manquaient pas d'assurer les mêmes propriétés.

Tous ces traits d'infidélité de la part de ceux qui débitaient ce remède ne laissèrent pas de contribuer par la suite au discrédit qui succéda à la haute réputation qu'il s'était acquise lors des premiers essais qu'on en fit en Europe, d'après l'assurance de ses vertus antisyphilitiques, reconnues et constatées par les habitants de l'Ile espagnole.

Ulerich de Hutten, dans l'ouvrage qu'il publia sur le nouveau remède, contribua beaucoup à en accréditer les effets, en exposant les différentes cures qu'il en avait obtenues. Cet auteur déclare qu'ayant été lui-même attaqué depuis neuf ans d'une vérole terrible, avec des douleurs cruelles, quantité d'exostôses, des ulcères et des caries dans les os, amaigrissement extrême de tout le corps, et marasme opiniâtre, il avait inutilement essayé jusqu'à onze fois l'usage des frictions mercurielles, et après des dangers inconcevables, comme on désespérait universellement de son salut, il avait été parfaitement et heureusement guéri par la seule décoction de gaïac, dont il usa pendant trente jours, suivant la méthode ordinaire.

On ne peut se persuader que de Hutten ait

défiguré la vérité dans ce rapport, puisqu'il était comme le docteur *Pangloss*, très-pénétré de son sujet lorsqu'il fit ses observations.

Nicolas Poll, médecin de l'empereur Charles-Quint, rapporte que trois mille malades désespérés, furent guéris presque à-la-fois par l'usage de la décoction de gaïac, et qu'après leur guérison il leur semblait renaître.

Malgré l'enthousiasme avec lequel ce remède avait été reçu, les bons effets qu'il avait produits dans le principe, il s'éleva contre lui une espèce de cabale qui occasionna sa proscription. On ne lui trouva plus que des propriétés dangereuses et souvent meurtrières; ses qualités âcres et échauffantes, jointes à l'austérité du régime qu'il fallait observer, le rendaient nuisible à plusieurs tempéraments, ce qui le fit abandonner de tous les gens de l'art.

L'expérience apprit, d'après le rapport de plusieurs médecins, que tous ceux qui étaient d'un tempérament sec, dont les poumons, le foie, la rate ou l'estomac, étaient affectés de dessèchement, ou qui avaient des dispositions à l'étisie, tombaient dans une maigreur, un marasme, une fièvre étique, une consomption et une phthisie incurable, à la suite de ce traitement, en raison de la diète trop rigoureuse qu'on exigeait des malades, de la trop grande âcreté du remède, ou de l'excès de transpiration qu'il procurait.

Ce médicament a eu comme tous les autres ses détracteurs et ses apologistes. Parmi les premiers, *Mathiole* s'est exprimé de manière à faire connaître les mauvais effets qu'il a produits dans plusieurs circonstances. Il laisse néanmoins entrevoir que la plupart de ceux qui l'administraient auraient pu prévoir les cas où ce remède n'était pas applicable. Cet auteur s'exprime (1) en ces termes.

« J'ai observé (dit-il) que les vérolés d'un « tempérament sec ont été attaqués de fièvre « étique et de consomption, par l'usage de la « décoction de gaïac ; que ce bois n'avait point « d'aussi bons effets qu'au commencement, et « que la plupart de ceux qui en prenaient la « décoction ne guérissaient point, à cause de la « négligence de ceux qui les traitaient. »

Le même auteur attribue les mauvais succès de ce remède à l'insouciance des gens de l'art dans son administration. Il dit que plusieurs malades succombaient pendant ou à la suite de leur traitement, par l'excessive austérité du régime auquel ils étaient assujettis pendant l'u-

---

(1) Opuscules de Morbo Gallico, imprimé en 1535.

sage de ce sudorifique puissant. Lorsque les pertes sont fortes et continuelles, si rien ne soutient les forces de l'individu, il faut qu'il soit avantagé d'une constitution bien robuste pour ne pas être promptement épuisé!

Ce fut après de nombreuses expériences, dont plusieurs devinrent funestes, qu'on se décida à prendre une autre route; mais elle fut si diamétralement opposée, qu'on permettait aux malades de se nourrir suivant leur goût; et ce contraste fit que le remède devint impuissant. On peut donc aisément conclure, d'après tous ces faits, que les cures heureuses qui ont été opérées par l'usage du gaïac, tenaient essentiellement à la propriété de ce végétal et à la sagacité des médecins qui en dirigeaient l'application.

Lorsqu'on jugea à-propos d'abolir l'usage du gaïac, on ne manqua pas de lui reprocher son inertie dans beaucoup de traitements, en disant que plusieurs malades en avaient pris des quantités énormes sans en éprouver les effets qu'on devait en attendre; que certaines personnes en avaient employé jusqu'à soixante livres sans obtenir aucune guérison.

On ajoutait qu'il n'était pas étonnant que ce remède présentât beaucoup d'efficacité à Saint-Domingue, attendu que *là*, d'où il était indigène, il était pourvu de toutes ses vertus; tandis qu'une traversée de dix-huit cents lieues de mer le détériorait totalement; que d'après tous ces faits on ne pouvait établir en lui aucune espèce de confiance. Voilà en partie son acte d'accusation.

Pour sa défense ne pourrait-on pas demander à ses accusateurs quels sont les principes de ce bois, qui sont assez volatils pour s'évaporer pendant la traversée de Saint-Domingue en Europe? Il semblerait qu'un bois aussi dur, aussi compacte, aussi pesant et aussi résineux; qui absorbe peu d'humidité en raison de toutes ces qualités physiques, ne devrait pas être susceptible de s'altérer ou de se détériorer au point de perdre sa vertu, pendant une traversée d'à-peu-près deux mois.

Ce reproche paraît d'autant moins fondé que la médecine emploie journellement des remèdes exotiques dont les qualités physiques les rendent bien plus susceptibles de s'altérer par l'influence de la mer: tels que la rhubarbe qui nous est apportée de la Chine; le séné, les follicules, qui nous viennent du Levant; le quinquina, du Pérou; l'ipécacuanha, du Brésil, etc., etc. Il ne paraît cependant pas que ces médicaments aient perdu leurs vertus dans les traversées qui les introduisent en Europe, puisque tous répondent assez efficacement à la confiance qu'on leur accorde. On est même fondé à croire que tous les objets de cette nature éprouvent plus souvent de l'altération par l'infidélité des marchands qui en font commerce, en les sophistiquant par différents mélanges, que par un séjour de quelques mois dans les vaisseaux qui en font l'importation. Au surplus quelque coupables que soient les falsificateurs, c'est aux gens de l'art à connaître les substances qu'ils emploient et à se mettre en garde contre ces sortes de fourberies. Si le gaïac a perdu la réputation qu'il s'était acquise dans le principe, par les mélanges ou substitutions occasionnées par l'infidélité des marchands; si par cette coupable falsification on a cessé d'en obtenir de bons effets, et si c'est un des motifs de sa proscription, il n'est pas douteux que le jugement est inique, et que la condamnation portée contre ce végétal ne paraît être appuyée que sur des griefs vagues et incertains.

Il s'ensuit donc que, malgré l'empressement avec lequel le bois de gaïac avait été accueilli dans le principe, l'espérance qu'on avait fondée sur ses vertus, les avantages incontestables qu'on en avait obtenus, par les nombreuses cures qu'il avait opérées chaque fois que son administration s'était trouvée dirigée par des praticiens

habiles; toutes ces considérations ne l'empê
chèrent pas d'être condamné et rejeté comme
incapable de figurer désormais parmi les anti-
vénériens. Ce fut en 1535 que toutes les facultés européennes prononcèrent cette condamnation contre lui, et d'après cette sentence, il
ne pouvait plus y avoir que des ignorants, ou
des ennemis de l'humanité qui pussent l'employer comme moyen curatif dans les maladies
syphilitiques.

J'aurai occasion d'examiner dans le huitième
chapitre de cet ouvrage, si les accidents qui sont
résultés de la préférence exclusive donnée au
mercure sur les végétaux, n'a pas été un nouveau fléau pour l'humanité, en lui occasion-
nant une foule de maladies qui n'ont cessé d'a-
jouter à ses tourments.

Ce fut à la même époque qu'on apporta des
Indes orientales un autre végétal destiné à remplacer avantageusement celui qu'on venait de
proscrire. Ce nouveau moyen de guérison était
la *squine*, *smilac china (radix)*. Ce remède
comme toutes les nouveautés en général, ne
manqua pas d'être reçu avec empressement,
satisfaction et enthousiasme, et d'être beaucoup
vanté dans le commencement; mais ses effets
ne furent pas couronnés par des résultats heureux, et on ne tarda pas à se convaincre de son
peu d'efficacité.

Ce furent des marchands chinois qui, en 1535, transmirent cette racine aux Portugais, et ceux-ci ne tardèrent pas à l'introduire en Europe, où elle arriva fort à-propos pour relever l'espérance des malades et de ceux qui se chargeaient de les guérir; mais, d'après le rapport de plusieurs auteurs contemporains, il ne paraît pas que la squine ait opéré aucun prodige pour la guérison de la maladie syphilitique. Ce qui lui donna une certaine réputation pendant quelques temps, d'après le rapport de *Vésule*, ce fut l'usage qu'en fit l'empereur CHARLES-QUINT; ce prince depuis long-temps tourmenté par les douleurs de la goutte, etc, après avoir inutilement épuisé les ressources de la médecine, se détermina, sans consulter ses médecins, à faire usage de la décoction de squine, et il en éprouva beaucoup de soulagement; ce qui ne manqua pas de donner une grande réputation à ce nouveau remède; mais il ne put se soutenir comme spécifique de la maladie vénérienne.

Quelques temps après il nous parvint un autre sudorifique qui fut également très-vanté pour la guérison de la syphilis; c'était la salse-pareille : *smilac sarsaparilla*.

Cette racine nous a été apportée de plusieurs endroits de l'Amérique, particulièrement du

Brésil, du *Mexique*, du *Pérou*, etc. La plus esti-
mée est celle qui porte dans le commerce le nom
de salsepareille de Portugal ; elle nous vient du
Brésil ; elle est infiniment supérieure à celle qui
porte le nom de salsepareille d'Honduras, pays
de la nouvelle Espagne. Cette dernière diffère
beaucoup de la première pour le prix, et encore davantage pour la qualité.

Pour faire prendre ce remède aux malades,
on préparait sa décoction de la manière suivante :
On prenait deux onces de cette racine fendue
et coupée par petits morceaux, on la mettait
dans un vase de terre avec six livres d'eau commune ; on la laissait infuser à froid pendant douze
heures ; ensuite on exposait le vase bien couvert à
la chaleur du bain-marie, et on le faisait bouillir
jusqu'à diminution du tiers ou de la moitié. On
laissait refroidir cette décoction ; on la tirait au
clair et on la mettait en bouteille. Le malade prenait chaque matin, de bonne heure, un grand
verre de cette décoction chaude, et il restait au lit
pendant deux ou trois heures afin de faciliter
la transpiration. Pendant le reste du jour il bu-
vait le surplus de sa décoction, qui lui servait
de boisson ordinaire. Il continuait ainsi pendant vingt-cinq à trente jours, durant lesquels
il observait un régime, mais moins sévère que
celui qui accompagnait l'usage du gaïac.

La salsepareille a produit de bons effets dans plusieurs circonstances ; son usage s'est soutenu long-temps comme moyen auxiliaire, et ce remède a souvent produit tout le succès possible chez les personnes qui avaient pris une trop grande quantité de mercure, ou chez qui ce dernier remède devenait impuissant. Sa vertu antisyphilitique est très-supérieure à celle de la squine ; mais inférieure à celle du gaïac.

Ce qui occasionne souvent le discrédit d'un bon remède, c'est le mauvais choix des substances qui le composent, ou la négligence que l'on apporte dans sa préparation ; quelquefois l'un et l'autre ; ce qui ne doit être attribué qu'à l'avidité du gain, ou à l'ignorance des personnes chargées de le préparer.

On nous apporta, dans le même temps, des îles de l'Amérique, un autre végétal antivénérien, le bois de sassafras, *laurus sassafras*, qui croît principalement dans la Floride et sur les bords du *Mississipi*. On lui attribuait d'abord de grandes vertus ; mais une expérience suivie ne les a que faiblement justifiées.

Voilà quels furent les premiers remèdes employés contre la maladie syphilitique dans les premiers temps de son apparition en Europe. Celui par lequel on commença fut le mercure, ainsi que je l'ai déja dit ; mais en raison des ravages qu'il occasionnait, des accidents plus ou moins funestes qui étaient toujours la suite de son administration, il avait tellement semé l'épouvante dans tous les esprits, que la plupart de ceux qui se trouvaient attaqués de la maladie aimaient autant périr de ses effets, que de s'exposer aux rigueurs d'un traitement qui leur assurait les tourmeuts les plus cruels, sans leur assurer l'existence.

Une douce espérance succéda à cet effroi, lorsqu'on apprit qu'il y avait des végétaux capables de guérir ce cruel fléau sans accidents; et l'arrivée du gaïac répandit une si grande consolation dans tous les cœurs, que chacun se félicitait d'avance de pouvoir se débarrasser de deux ennemis qui, jusqu'alors avaient semblé agir de concert pour anéantir l'espèce humaine.

Malgré tous les accidents qui avaient sans cesse accompagné l'usage du mercure, les dégradations et les désastres qui en avaient été la suite pendant tout le temps qu'on l'avait administré comme moyen curatif, quelqu'effrayant même que fût ce spectacle, les gens de l'art n'en furent point intimidés; car malgré les ressources que le gaïac paraissait assurer à l'humanité, d'après toutes les cures qu'il avait opérées, ils ne cherchèrent point à en perfectionner l'application, ni à corriger les défauts qui le rendaient contraire à quelques tempéraments. Ils préférèrent en abolir totalement l'usage, ainsi que des autres végétaux qui lui succédèrent immédiatement, pour ensuite reprendre l'emploi du mercure dont l'espèce humaine avait tant à se plaindre.

Mais comme tout ce qui tient à la mode et au caprice des hommes ne peut être d'une éternelle durée, la proscription du gaïac a trouvé un terme dans certaines contrées de l'Europe. Depuis quelques années ce remède est de nouveau administré en Italie, où l'usage du mercure est défendu par la loi. A Florence, et dans plusieurs villes de l'Étrurie, on fait un très-grand usage du gaïac; et les malades qui subissent ces traitements ont la consolante idée qu'après leur guérison il ne leur restera aucunes infirmités occasionnées par les effets du remède.

Si chacun des gouvernements adoptait une semblable mesure, il en résulterait un bien immense pour la conservation de leurs sujets. Les races se fortifieraient; les constitutions deviendraient plus robustes, et l'espèce humaine, qui se dégrade sans cesse par l'effet de la maladie et des moyens dangereux qu'on emploie pour la guérir, finirait par s'épurer en recouvrant une santé plus durable, et en devenant moins sujette à une foule innombrable de maux qui tiennent leur source de la maladie syphilitique, ou du remède qui a été employé pour la détruire.

Si le mercure était banni du traitement de la maladie vénérienne, la science médicale ne tarderait pas à s'enrichir de découvertes heureuses; on trouverait parmi les végétaux des moyens curatifs qui n'entraîneraient aucune espèce de danger, et qui pourraient s'administrer indistinctement dans toutes les complications , à tous les tempéraments, à tous les sexes, et à tous les âges.

Mais à qui appartiendrait-il de proposer de semblables mesures?... La voix du vrai philanthrope est trop éloignée de l'autorité suprême pour en être entendue, sur-tout lorsqu'il se trouve des intermédiaires si intéressés à repousser l'accent de la vérité.

CHAPITRE VII.

De la propagation de la syphilis et de son introduction dans les palais des princes ; de l'origine des perruques ; deuxième énumération des symptômes de la maladie vénérienne ; conjectures de plusieurs auteurs sur sa fin prochaine. Systéme de Boile *sur les causes des maladies en général.*

Après un certain laps de temps, l'humanité se familiarisa avec cette étrangère; ses traits parurent moins hideux aux sectateurs du culte de Vénus, dont le nombre a toujours été fort grand; sa présence n'effaroucha plus autant; et lorsqu'elle parut s'humaniser, elle fut admise chez les personnes les plus distinguées. Avec son ton insinuant, elle se mit au niveau de toutes les classes; elle n'établit aucune différence dans sa manière de s'introduire. Elle visita indistinctement le pauvre comme le riche; le haillon, la tiare, le diadême, lui donnèrent également asyle; de sorte qu'elle ne tarda pas à s'identifier avec tous les ordres; et, ce qui était le plus remarquable en tout cela, c'est que, plus elle montrait d'inflexibilité et d'audace à son entrée, plus la joie présida à sa réception.

Comme le dit fort bien un de nos historiens, cette déesse a constamment travaillé à étendre sa domination; c'est sur-tout par sa prodigalité qu'elle y a réussi. Comme les conquérants politiques, elle a considérablement gagné de terrain en ne ménageant pas ses présents.

Ce n'est pas qu'on en soit extrêmement avide; car il y a peu de personnes disposées à les rechercher avec préméditation; mais elle y joint en les offrant un attrait si séducteur, que les cœurs les plus défiants ont peine quelquefois à s'en préserver. On les accepte sans presque s'en apercevoir; et, ce qu'il y a de plus fâcheux, c'est que, lorsqu'on vient à s'en trouver chargé, on n'est pas toujours le maître de s'en défaire.

On ne s'en débarrasse pas même en les communiquant; ils ont la faculté de se multiplier sans affaiblir la source qui les a produits. C'est ainsi qu'une bougie allumée peut servir à en allumer mille autres, sans rien perdre de son éclat ni du feu qui la dévore.

Malgré l'accueil gracieux qu'elle reçoit partout où elle a accès, on ne la possède pas plutôt qu'on a un ardent désir de la congédier, et on s'estime très-heureux quand on peut y parvenir. On a tant à redouter de sa colère;

car, quelque douceur que l'on y mette, son expulsion n'est presque jamais amicale. Après son départ, il arrive souvent qu'elle laisse, non pas des regrets de l'avoir perdue, mais bien des remords de l'avoir reçue; et cette impression est assez communément ineffaçable. Elle affecte fréquemment de ne pas faire d'adieux définitifs à ses hôtes pour avoir le plaisir de se conserver la faculté de retourner les surprendre sous un autre masque au moment où ils ne s'y attendent pas.

Au rapport de plusieurs historiens, l'empereur *Charles-Quint*, fut un des premiers princes qui reçût cette Américaine. Il paraît qu'il parvint à s'en défaire par un usage constant des productions exotiques, dont elle avait nécessité l'importation dans notre pays (1).

François Ier fut également frappé par cette contagion; elle lui fut communiquée par la femme d'un marchand de fer, nommée la *Belle Ferronnière*. Le mari, jaloux des faveurs que ce prince prodiguait à sa femme, fut à dessein en faire l'emplette dans une maison de débau-

---

(1) Le remède dont Charles-Quint paraît avoir fait un long usage, et par lequel on assure qu'il a été guéri, est la décoction de gaïac et de squine, employée comme nous l'avons dit précédemment.

che pour la transmettre à son infidèle ; celle-
ci ne manqua pas de la communiquer au roi.
La chronique rapporte que ce monarque croyait
au premier abord en être quitte pour les cinquante écus qu'il avait déboursés, la perte de la
luette et de ses cheveux ; mais il paraît constant
qu'après l'avoir tourmenté pendant neuf ans,
elle finit par l'entraîner au tombeau.

L'histoire nous dit encore , qu'après cette
malheureuse conquête et les premiers accidents
qui en furent la suite, ce prince, se trouvant
entièrement privé de ses cheveux, fut obligé ,
pour se couvrir la tête, d'avoir recours à la dé-
pouille des animaux ; mais, comme cette coiffure
n'offrait qu'une décoration bizarre et peu digne
d'un souverain, cela fit naître l'idée de la remplacer par une autre plus noble et plus décente. Ce
fut à cette époque que des génies inventeurs et
des mains industrieuses cherchèrent à imiter
l'ouvrage de la nature, et parvinrent à placer,
sur un crâne dégarni, une forêt de cheveux
qui avaient pris naissance sur un autre.

C'est donc de-là que date l'*origine des perruques;* ce prince eut la satisfaction de voir ses
sujets s'empresser de suivre son exemple ; et
bientôt par toute la France, depuis Baïonne
jusqu'à Dunkerque, on ne vit plus que des
chevelures fausses. Cette mode, inventée par

un besoin royal, ne tarda pas à être adoptée par toutes les nations européennes; on proportionna long-temps leur volume à la dignité ou à la capacité du sujet qui devait s'en couvrir; de sorte que celui qui portait sur la tête une masse de cheveux de trois pieds en carré annonçait un mérite supérieur à celui qui n'était ombragé que par une masse de deux pieds.

Les membres du clergé ne voulurent point adopter cette mode, quoiqu'extrêmement avantageuse, tant pour prévenir les rhumes, que les médecins considèrent comme des indispositions très-analogues à celle dont s'agit, que pour suppléer à un des ornements de la nature. Ils parurent même révoltés de l'indécence qui l'avait fait naître, et ils portèrent le scrupule jusqu'à en interdire l'usage à leurs ministres.

La nécessité a rendu depuis les séculiers plus indulgents, mais les moines en général n'ont pas oublié l'origine des perruques. Elles ont presque toujours été bannies des couvents ; ces religieux observateurs des règles de leur institution, voués par état à la chasteté n'ont pas voulu tolérer chez eux des coiffures qui ne lui devaient pas l'existence.

Malgré la répugnance que les religieux de tous les ordres ont mis à adopter l'usage des perruques, cela n'a pas empêché qu'il se soit presque autant étendu que le sujet de leur origine.

Charles IX fut également attaqué de cette contagion. Il se manifesta d'abord une *blennorrhagie*, qui ensuite fut suivie de *carnosités*. L'insuffisance des premiers moyens qui furent employés par ses médecins l'obligèrent d'avoir recours à un empirique italien nommé *Godefroy Giannati*, qui parvint à le guérir.

Henri III, retournant de Pologne en France, après la mort de son frère Charles IX., fut assez malheureux pour avoir affaire à une courtisanne à Venise, qui lui donna une blennorrhagie : ce qui fut d'autant plus désagréable pour ce prince, qu'alors on ne s'en défaisait pas facilement.

L'histoire rapporte que ses médecins ordinaires n'ayant pu réussir à le débarrasser de cette importune production de Cythère, il s'adressa à Pierre Pena, médecin peu vénéré de ses confrères à Paris, mais qui avait la réputation de guérir cette maladie avec un remède qui lui était particulier. Le roi préférant plutôt faire injure à la faculté, que de courir les risques de garder son mal comme François Ier, fit venir ce médecin, qui le guérit radicalement par le moyen de son spécifique (1).

____

(1) Son remède, dit-on, n'était autre chose qu'une dé-

Charles de Lorraine, duc de Mayenne, fameux chef de ligueurs contre Henri III et Henri IV, fut également atteint de cette maladie.

Je ne citerai pas les princes étrangers qui ont été frappés de cette contagion, le nombre en a été fort grand, suivant les faits qui nous sont transmis par l'histoire.

D'après ce qui précède, on voit que la maladie des Antilles est un ennemi commun qui n'a cessé d'attaquer indistinctement toutes les classes de la société, et qui par son énergie a vaincu et terrassé un grand nombre de ceux qui l'ont provoqué. Il a fait des victimes dans tous les rangs, depuis le sceptre jusqu'a la houlette.

Le pauvre en sa cabane, où le chaume le couvre,
  Est sujet à ses lois;
Et la garde qui veille aux barrières du Louvre
  N'en défend par les rois.

Dans le IVe chapitre de cet ouvrage, j'ai fait

coction de racine de bardane, faite dans une partie égale d'eau de fontaine et de vin blanc, à laquelle on ajoutait, sur la fin, des follicules de séné. Il donnait cette tisane à la dose de 8 onces chaque matin; le malade restait au lit, et à l'aide de quelques cailloux chauffés et enveloppés qu'on lui mettait autour du corps, on provoquait la transpiration, et ce moyen lui réussissait.

connaître les accidents qui accompagnaient la maladie syphilitique, lors de son introduction en Europe, ainsi que les divers périodes qu'elle a parcourus depuis cette époque, qui compte, d'après beaucoup de recherches chronologiques de l'an 1493, jusqu'en 1560. On a vu que quelques symptômes graves s'étaient adoucis, que quelques-uns ont paru cesser, et que d'autres inconnus dans les premiers temps, se sont montrés d'une manière opiniâtre.

De même que par-fois les négociants font la vérification de leur bilan pour connaître l'état des pertes ou du gain qu'ils ont éprouvés dans un intervalle déterminé, nous allons passer en revue ce précieux catalogue pour nous assurer des différences qui peuvent exister dans la quantité d'articles qui le composent, soit en plus, soit en moins ; ou s'il s'en trouve quelques-uns dans le nombre qui soient détériorés au point d'être rejetés comme incapables de figurer dans cette collection.

Le malheureux peut faire l'énumération des circonstances qui ont pu concourir à son désastre, comme le riche par opposition peut se rappeler les différentes chances qui ont contribué à l'élévation de sa fortune et de son bonheur.

Il est donc démontré par tout ce qui précède que l'infection syphilitique se communique le plus ordinairement par l'union des deux sexes, et que les différents symptômes qui résultent de cette copulation impure, varient suivant le degré d'infection de l'individu à qui la personne saine s'est abandonnée.

Les symptômes de cette maladie qui se caractérisent le plus fréquemment de nos jours, sont, la blennorrhagie, les ulcères, les bubons, tous accidents susceptibles de corrompre la masse des humeurs et de mettre le malade dans l'état le plus alarmant, si par négligence ou par un traitement mal dirigé, il ne peut parvenir à en affaiblir la cause. Par la prolongation de son séjour dans la masse du sang, le virus syphilitique fait des ravages énormes dans toutes les humeurs; les malades tombent souvent dans des langueurs et des abattements extraordinaires; ils sont fréquemment tourmentés par des douleurs érotiques dans toutes les parties du corps, ils éprouvent quelquefois des stranguries, des dischuries, des élancements dans les os, qui ne cessent de troubler leur repos. Ils éprouvent également des douleurs dans le péricrâne, qui produisent dans toute la tête la même sensation que si elle se trouvait dans un état de compression continuelle; quand ces douleurs sont supportables, elles causent une agitation qui ne cesse d'inquiéter le malade et de l'empêcher de prendre la moindre tranquillité.

Quand la maladie est bien confirmée, les douleurs que les malades éprouvent dans les os cylindriques sont infiniment plus rudes et plus perçantes; elles occasionnent assez ordinairement l'épuisement de la lymphe et le gonflement du périoste, d'où il résulte de véritables exostoses qui amènent souvent la carie des os.

Il est assez ordinaire qu'une fièvre lente accompagne toutes ces douleurs, un pouls faible et accéléré la caractérise; les yeux sont enfoncés, et le contour de l'orbite est presque toujours de couleur livide; les malades dans cet état éprouvent une sensation douloureuse aux épaules et aux côtés; on aperçoit un dépérissement sensible, la physionomie démontre un air souffrant et abattu, harassé et miné par les douleurs.

A la suite de tous ces accidents, il survient souvent des ulcères à la gorge, ou des éruptions cutanées : ces éruptions sont considérées par quelques praticiens comme des crises favorables, quand elles sont générales, attendu qu'elles occasionnent quelquefois la diminution des autres symptômes.

Dans cet état la peau prend une couleur

brune plombée; il paraît sur la poitrine, sur les épaules ou sur le front, des taches de couleur rouge-pourpre, jaunâtre ou livide; quelquefois elles sont petites, quelquefois elles sont larges, étendues, couvertes d'une croûte sèche, furfureuse, assez semblable aux dartres, sur-tout à la racine des cheveux, sur le front, sur les joues, dans le cou; quelquefois elles se changent en ulcères qui deviennent profonds et caverneux. Dans la paume des mains et sur la plante des pieds, ces éruptions dégénèrent en fissures ou rhagades qui deviennent dures, calleuses, et qui rendent quelquefois une humeur ichoreuse sans consistance, et il arrive souvent que l'épiderme se sépare d'avec la peau. Il se forme aussi des tubercules durs et calleux, ou des pustules peu saillantes, quelquefois sèches, quelquefois humides, écailleuses, furfureuses et de couleur jaunâtre; elles s'ulcèrent le plus souvent au sommet. Les angles de la bouche ou commissures, les ailes du nez en sont fréquemment affectés; et cette espèce d'éruption s'étend souvent sur toute la surface du corps. Le front se trouve quelquefois entouré d'un honteux chapelet de pustules ulcérées, qu'on appelle communément couronne ou diadème de Vénus. *Corona vel diadema Veneris.*

L'inflammation et l'exulcération des amigdales, de la luette, du palais, du nez, de la gorge, et de toutes les parties internes de la bouche, sont encore des compagnons fidèles, inséparables et caractéristiques de la maladie syphilitique. Ces ulcères, négligés ou mal traités, entraînent la carie, qui détruit les os du palais et gagne bientôt ceux du nez; cette carie, parvenue à un certain degré, en occasionne la chûte, d'où il résulte un affaissement qui défigure d'une manière épouvantable les personnes qui se trouvent l'objet de cette dégradation. Heureusement que cet accident est rare aujourd'hui, malgré qu'il se rencontre encore quelquefois.

Lorsque les ulcères viennent à détruire la luette, le palais ou les amygdales, alors les malades ne peuvent plus articuler aucuns sons intelligibles; et ce qu'il y a de terrible, c'est l'impossibilité de remédier à cet accident. Lorsque l'aphonie ou la perte de la voix est occasionnée par la destruction de la luette et la chûte des os cariés, les malades ne peuvent parvenir à se faire entendre qu'en se servant d'un *obturateur* pour remplir le vide occasionné par la perte de ces parties essentielles à l'expression de leurs besoins. La dégradation de la bouche entraîne encore d'autres accidents tels que la corrodation des gencives, la chûte des dents,

la fétidité ou la puanteur d'une haleine brû-
lante, etc., etc. L'alopécie ou la chûte de tous
les poils, la cécité ou la perte de la vue sont
autant d'événements que ce terrible fléau est
susceptible d'occasionner.

Le docteur Brassovole, par une longue suite
d'observations sur les différents symptômes de
la maladie syphilitique, était parvenu à en découvrir deux cent trente-quatre. Si aujourd'hui
ce nombre n'est pas considérablement réduit,
il est démontré que les accidents en sont moins
graves.

On peut juger d'après cette esquisse, que les
symptômes qui se manifestent de nos jours sont
encore très-éloignés de nous annoncer la fin
prochaine de ce fléau, quoi qu'en disent un
grand nombre d'auteurs. Il est cependant certain que le mal a perdu considérablement de
sa vigueur ; que les grands accidents qui se dé-
clarent dans quelques circonstances, indépendamment de ce qu'ils sont moins communs qu'ils
ne l'étaient dans le principe, laissent aux malades la satisfaction de se reconnaître, et de
prolonger l'espoir de leur rétablissement, quelquefois, jusqu'au dernier moment de leur vie.

Nous n'avons plus, comme nos ancêtres, cet
épouvantable tableau qui offrait à l'œil interdit
de nombreuses victimes mutilées d'une partie

de leurs membres et des principaux organes de la vie. Ce spectacle était d'autant plus affligeant pour la société en général, que chacun en ignorait la cause, et que tout le monde croyait être menacé d'un pareil sort.

Aujourd'hui que nous sommes éclairés par une longue suite d'expériences, nous avons la satisfaction de savoir comment les choses nous viennent, il n'y a seulement que la manière de nous en défaire qui nous embarrasse quelquefois; mais quand on a la précaution de s'y prendre à temps, qu'on a le bonheur de bien placer sa confiance, et d'observer régulièrement les prescriptions de son médecin, on a la presque certitude d'arriver au but que l'on desire, ou d'en approcher le plus près possible.

Dès le commencement du XVIe siècle, c'est-à-dire, peu de temps après l'introduction de notre américaine sur le continent européen, les écrivains de ce temps-là annonçaient déja la fin prochaine de ce fléau, dans la persuasion où ils étaient qu'il ne pourrait subsister dans le nouveau climat qu'il venait de choisir. Ils faisaient, à l'appui de leurs conjectures, certaines comparaisons qui étaient consolantes pour ses hospitaliers, mais qui ne paraissaient pas étayées de toute la vraisemblance possible.

Les uns comparaient cette nouveauté aux

végétaux que l'on transporte d'un climat dans un autre, et dont le changement de température porte quelquefois atteinte à leur durée, malgré les soins que l'on prend de leur culture. Ceux-ci ne faisaient pas attention sans doute, que les *serres* dans lesquelles cette production étrangère était reçue, avaient toutes un degré de chaleur à-peu-près égal, ce qui devait nécessairement contribuer à sa conservation, ainsi qu'à sa multiplication, comme l'expérience nous l'a démontré.

D'autres l'ont comparée aux animaux étrangers qui ont pris naissance dans des régions lointaines très-différentes de la nôtre, qui se trouvant transportés dans nos climats, ne peuvent y vivre qu'en languissant, et dont les races finissent par s'y éteindre. Ils fondaient leur raisonnement sur l'exemple de quelques maladies telles que la *lèpre* qui s'est introduite en Europe à deux époques différentes très-éloignées l'une de l'autre, ainsi que j'en ai fait mention dans le premier chapitre de cet ouvrage.

Toutes ces conjectures étaient d'autant plus hasardées, que parmi les citations qui ont été faites pour soutenir ce système, plusieurs ont donné des preuves évidemment contraires; car nous avons des végétaux étrangers qui sont aussi vivaces dans nos contrées, qu'ils le sont dans le pays qui nous les a fournis ; et des animaux qui se reproduisent chez nous, comme dans les climats d'où ils ont tiré leur origine.

Plusieurs écrivains ont été d'un sentiment contraire, en convenant de bonne foi qu'il était impossible de calculer la durée de ce fléau parmi nous : leur opinion s'est trouvée confirmée par des exemples qui servaient d'appui à leur raisonnement et que nous avons continuellement sous les yeux, tels que la *rougeole* et la *petite vérole* : ces deux maladies, au rapport de plusieurs auteurs, nous sont venues des Arabes il y a plus de mille ans, et malgré ce long séjour dans un pays qui leur était étranger, elles ne paraissent pas encore s'affaiblir.

Le *scorbut* qu'on dit nous avoir été apporté des régions froides du nord voisines de la mer Baltique, passa de ces contrées dans les nôtres, vers la fin du XVIe siècle, et ce changement de climat ne paraît pas avoir diminué son énergie. Le *rachitis*, d'après quelques médecins, a pris naissance dans la partie occidentale de l'Angleterre, d'où il nous fut apporté vers l'an 1640 ; cette maladie terrible pour les enfants qui en sont attaqués, est, disent plusieurs auteurs, le fruit héréditaire *d'un virus mal éteint;* ce qui le fera vraisemblablement subsister parmi nous jusqu'après l'extinction de sa mère.

Quoique ces différentes maladies n'aient pas pris naissance sur notre continent, elles s'y trouvent tellement naturalisées qu'aucune d'elles n'a paru s'affaiblir par son changement de climat. Cependant il n'en est pas de même de la maladie syphilitique, tout nous annonce qu'elle s'est beaucoup civilisée et considérablement adoucie depuis qu'elle est venue se familiariser avec les Européens; aussi, en raison de ce qu'elle a cessé d'être aussi redoutable, qu'elle est devenue plus traitable, elle n'a plus inspiré aucune crainte : grands et petits, adolescents et vieillards, personne n'a redouté d'entrer en lice avec elle.

Quoiqu'il paraisse constant que les symptômes qui la caractérisaient à l'époque de son arrivée ont perdu de leur énergie, nous devons aussi nous persuader que, quelque effroyable que nous paraisse un objet au premier abord, nos yeux finissent par s'accoutumer à le voir sans crainte et sans répugnance. Astruc et plusieurs autres médecins nous font, dans leurs écrits, les tableaux les plus hideux de l'état de certains malades, soumis aux traitements des frictions mercurielles. Les accidents souvent occasionnés par cette méthode, joints à ceux de la maladie que l'on cherche à détruire, présentent aux regards de ceux qui les observent pour

la première fois, quelque chose de si épouvantable, que l'aspect des malheureux qui se trouvent dans cet état, inspire toujours une horreur involontaire; tandis que ceux qui sont
chargés de diriger ou de suivre les traitements,
regardent tous ces traitements avec assez d'indifférence, pour que cela ne leur fasse éprouver
aucune sensation désagréable.

D'après cela on peut conclure que ceux qui
ont écrit sur cette contagion dans les premiers
temps où elle s'est montrée, ont dépeint fidèlement les symptômes qui la caractérisaient avec
l'impression que son premier abord leur avait
fait naître; et à fur et mesure que les médecins
se sont familiarisés avec elle, on a vu dans les
divers écrits qui ont succédé aux premiers, diminuer sensiblement les nuances du tableau;
et enfin aujourd'hui d'après le récit de quelques auteurs modernes, si ce fléau de l'humanité ne laissait souvent après lui l'empreinte
ineffaçable de ses traces, ou si par-fois on n'a-
vait la conviction des victimes qu'il entraîne,
on serait tenté de croire que cette maladie n'est
qu'une indisposition extrêmement légère.

Plusieurs optimistes se sont empressés de pré-
dire la fin prochaine de ce fléau, et cet heureux horoscope remonte à des époques très-
voisines de son arrivée parmi nous.

Pierre Maynard, médecin à Vérone, annonça dans son traité *De morbo Gallico*, publié en 1518, que cette maladie devait entièrement disparaître en 1584.

Jérôme Fracastor, de Vérone, philosophe, poëte, et médecin célèbre, dans son poëme imprimé en 1530, annonçait que « Cette maladie était déja dans sa décrépitude, et qu'avant peu elle ne se communiquerait pas *même par contagion*, parce que le virus diminuait et s'affaiblissait de jour en jour. »

Brassovole, médecin de Ferrare, est un de ceux qui en a le plus scrupuleusement observé les changements, et voici comment il s'exprimait en 1552, dans son traité *De radicis Chinæ usus*. « Elle décline, dit-il, généralement: car « elle s'est déja affaiblie, et s'affaiblira encore « jusqu'au point de disparaître absolument, et « de laisser le genre humain en repos, après « l'avoir tourmenté près de quatre-vingts ans. « Tel est le train de toutes les maladies nou- « velles; on les voit régner pendant un certain « temps, après quoi elles s'anéantisssent et dis- « paraissent. »

Gabriel Falloppe, médecin et professeur d'anatomie à Pise et à Padoue, assurait en 1560, « Que le mal français s'était tellement adouci et rendu si traitable qu'on en venait facilement à bout. »

Alexandre Trajan Pétronio, médecin du pape
Grégoire XIII, dit dans un traité sur la *Syphilis*,
qu'il fit imprimer en 1565, que « Cette maladie
« était d'abord extrèmement rigoureuse, mais
« que s'étant adoucie avec le temps, elle pa-
« raissait s'être accoutumée peu-à-peu à la ma-
« nière de vivre, à l'air et au climat de l'Eu-
« rope, sans doute parce que, ayant passé plu-
« sieurs fois de l'un à l'autre, elle s'était affaiblie
« et montrée plus traitable, à-peu-près comme
« un vin trop fort, qui étant coulé deux ou trois
« fois par une chausse, suivant la méthode des
« anciens, perd de sa force. »

Tel fut le raisonnement de plusieurs auteurs
de ces temps-là, dont les ouvrages subsistent
encore dans beaucoup de bibliothèques, et dont
une grande quantité d'écrivains nous a transmis des extraits. En consultant les ouvrages
modernes les plus renommés sur cette partie
de la médecine, on trouvera un grand nombre
de citations analogues à celles que je viens de
rapporter et qui datent de différentes époques ;
tels que ceux de *Vidus Vidius*, professeur de
médecine et de chirurgie au collége royal à
Paris, et ensuite à Pise en Toscane, en 1550.

Bernardin Tomitano, de Padoue, philosophe,
médecin, orateur et poëte, en 1563.

Jérôme Mercurial, professeur de médecine à
Bologne et à Padoue, en 1571.

Laurent Joubert, professeur de médecine à Montpellier, en 1577.

Jean Varandé, professeur royal, et doyen de la faculté de médecine à Montpellier, en 1600.

André Césalpin, professeur de médecine à Pise, et premier médecin du pape Clément VIII, en 1602.

Thomas Sydenham, célèbre médecin de Londres, en 1680.

Tous ces écrivains se sont exprimés de la même manière, en annonçant dans leurs différents ouvrages, que cette maladie doit s'éteindre après un certain nombre d'années. Les plus prévoyants ont été ceux qui n'en ont pas fixé le terme, car de long-temps on ne pourrait juger cette question.

Si, vingt ans après son apparition, on a reconnu par la diminution des symptômes qui l'accompagnaient dans le principe, qu'elle s'était si grandement adoucie, et si elle eût continué de s'affaiblir proportionnellement depuis cette époque, qui date de plus de trois cents ans, nous ne devrions aujourd'hui la connaître que par des rapports historiques; mais, quoi qu'en disent les optimistes de nos jours, il faut qu'elle se soit bien rallentie dans sa marche rétrograde, puisque nous voyons encore des personnes qui en sont si cruellement maltraitées.

et de temps-en-temps quelques-unes qui périssent de ses effets; et encore je ne m'appesantis pas sur le nombre des malheureux qui n'ont d'autre perspective, que de languir toute leur vie, des *reliquats* qu'elle leur a laissés, et qu'ils transmettent par succession à leur postérité.

Quelques auteurs ont cependant été d'un sentiment opposé à ceux que je viens de citer, et de ce nombre étaient les célèbres Fernel, médecin de Henri II, Jérôme Réusner, Charles Musitan, etc.; lesquels ont prédit dans leurs écrits que cette maladie serait d'une éternelle durée. Il est bien sensible, ainsi que quelques écrivains l'ont exprimé, que son extinction paraît d'autant plus impossible, que toute l'Europe est en relation avec les pays d'où il est bien reconnu qu'elle tient son origine, et par ses communications continuelles, le virus se trouve sans cesse régénéré par les nouveaux germes qu'il reçoit de son pays natal. Et ne sait-on pas qu'il ne faut qu'une étincelle pour rallumer un incendie mal éteint!

Comme toutes les sciences conjecturales ne se trouvent appuyées que sur des bases mobiles, il n'est pas étonnant de les voir pencher tantôt à droite, tantôt à gauche; car les hommes qui dirigent les choses d'après leur jugement, sans avoir un régulateur capable de leur dé-

montrer la justesse ou la fausseté de leur systême, sont extrêmement sujets à s'écarter de la
vérité, et les erreurs qu'ils commettent tirent
plus ou moins à conséquence, suivant le sujet
sur lequel elles reposent.

Lorsque Ptolémée voulut prouver que le soleil tournait autour de la terre, l'astre qu'il se
mit en tête de mobiliser n'était pas plus clair,
selon lui, que le raisonnement sur lequel il
établit son systême; mais environ quatorze cents
ans après, en 1543, Copernic parut sur la scène,
et cet astronome fatigué de voir la vîtesse avec
laquelle Ptolémée faisait tourner toute la ma-
chine céleste, jugea à-propos d'arrêter ce mouvement rapide, et de faire mouvoir la terre à
son tour (1). Depuis cette époque notre planète

---

(1) Le systême de Copernic fut corrigé par Galilée, et ce
savant fut fort mal récompensé de ses travaux. En 1632,
après la publication de ses dialogues, il fut arrêté pour
avoir émis son systême sur le mouvement de la terre et
l'immobilité du soleil : et, pour avoir commis un pareil
crime, il fut condamné le 22 juin de l'année suivante, par
décret de la sainte-inquisition, à être emprisonné et à réciter
les sept psaumes de la pénitence une fois par semaine pendant trois ans, comme relaps et coupable à toujours d'avoir
enseigné un systême *absurde et faux en bonne théologie ; et
erronné dans la foi, en tout ce qui est expressément contraire à la sainte écriture.*

a toujours été en mouvement, et continuera vraisemblablement à tourner sur son axe jusqu'à ce qu'il plaise à quelque novateur de changer cet ordre de chose, malgré la perfection de ce nouveau systême. Ce qu'il y a de plus consolant dans tout cela, c'est que ces innovations ne changent rien à la marche du mécanisme dont on trace tous les mouvements, et le systême du monde ne s'en trouve nullement dérangé.

Il en est de même dans la médecine, on marche souvent de conjecture en conjecture; on avance fréquemment des paradoxes pour des réalités, et ces erreurs se soutiennent jusqu'à ce que d'autres assertions viennent se mettre à leur place. Ici, comme dans toute autre circonstance, les fictions ne changent rien à la nature des choses, et quelque louable que soit le but de celui qui les enfante, les résultats en sont rarement avantageux.

Depuis que les hommes ont fait une étude particulière des maux qui assiègent continuellement leur espèce, et des moyens d'y remédier, ceux qui se sont livrés à cette étude ont souvent trouvé des barrières insurmontables, non-seulement dans l'efficacité des ressources offertes par la nature, mais encore dans leur manière de concevoir et de définir la cause des

difficultés qu'ils ont rencontrées à chaque pas.
Les raisonnements qui leur paraissaient les plus
spécieux et les plus fondés dans plusieurs circonstances, se sont trouvés déçus dans beaucoup d'autres ; cependant, une science dont
l'exercice exige autant d'études, autant de connaissance, et autant de sagacité, ne peut exister sans méthode, et il est malheureux pour
ceux qui la professent de ne pouvoir l'établir
sur des bases solides et invariables.

Depuis l'existence de la médecine, les hommes
qui ont exercé cette science n'ont cessé de faire
des observations pour en reculer les limites. La
pratique judicieusement ordonnée, en a été,
sans contredit, le point essentiel, parce qu'elle
a mis à portée d'observer toutes les conséquences
qui pouvaient suivre une application heureuse,
et d'en transmettre les résultats.

Mais la science se trouvant encore incom-
plète, la théorie seule, pouvait en faire ressortir la beauté, comme l'ombre bien ménagée
fait ressortir les traits d'un tableau. Quelques
grands hommes ont jeté les fondements de cet
édifice ; successivement chaque adepte a voulu
y prendre part, et il en est résulté un monu-
ment dont l'excessive élévation lui a enlevé une
partie de sa solidité.

La maladie syphilitique qui fait le sujet de

cette dissertation offre beaucoup d'exemples de cette vérité; depuis qu'elle s'est fixée parmi nous, on a parfaitement été à portée d'en connaître les effets, ainsi que je l'ai déja dit; mais la cause nous est encore inconnue malgré le grand nombre d'auteurs qui ont cherché à en donner des définitions. Quelques-uns ont prétendu que la nature de son venin tenait à une disposition vicieuse des humeurs ordinaires qui les fait dégénérer de leur état naturel, et qui les rend *corrosives*, *coagulantes*, *salées* ou *acides*, *de la nature des eaux fortes*, etc. Dans le nombre des assertions qui ont été avancées sur la nature et la cause de ce virus, il en est de plus ou moins vraisemblables; mais il n'y en a pas qui présente assez de clarté pour qu'on puisse s'y attacher. Je vais en rapporter une dont l'idée est assez plaisante.

Plusieurs écrivains rapportent qu'en 1726, il vint à Paris un nommé Boile qui se donnait pour un homme très-éclairé en médecine; il eut la hardiesse de publier dans cette capitale, qu'il était le seul qui eût une connaissance exacte de la cause des maladies en général, et qu'il mettrait chacun à portée de juger et de convenir de la vérité de ce qu'il avançait. Il assurait que toutes les infirmités humaines, y compris celle qui nous occupe, étaient produites par *de petits animaux* qui se formaient ou s'introduisaient dans la masse du sang ; que chaque maladie différente était occasionnée par des animaux différents. Que ces animaux destructeurs avaient chacun pour ennemis d'autres animaux qui leur donnaient impitoyablement la chasse en leur livrant une guerre à mort, comme les chats la livrent aux souris, les éperviers aux pigeons, les écureuils aux lapins, etc.

Suivant son système, ce qu'on appelle *remède*, était un composé d'autres petits animaux, ennemis irréconciliables des premiers : ceux - ci étaient toujours disposés à donner une vigoureuse chasse à leurs adversaires chaque fois qu'ils se trouvaient en présence.

Ainsi le corps d'un malade était un champ de bataille. Il s'y faisait des prodiges de valeur. La fièvre y conduisait ses escadrons de troupes légères ; la syphilis, son infanterie coagulante. Bientôt après on voyait arriver la faculté armée avec des bataillons de quinquina, et de vif-argent, elle développait successivement les différents corps de cette milice redoutable ; on se hâtait d'en venir aux prises. On combattait long-temps avec vigueur, ou jusqu'à ce que la *vivacité* ou la force des *animalcules* du quinquina l'emportassent sur ceux de la fièvre, ou que les mites corrosives de la syphilis fussent chassées ou détruites par les insectes métalliques.

Il arrivait quelquefois dans ces entrefaites, que le champ de bataille ne pouvait pas résister à tant de secousses, tant d'efforts et tant de fatigues ; il se trouvait écrasé, abymé, et s'engloutissait en terre avec les vainqueurs et les vaincus.

Malgré l'activité, la discipline et le nombre de ces légions, la faculté régente ne jugea pas à-propos de diriger ces petites armées contre les ennemis qu'elle avait à combattre ; les médecins préférèrent conserver leur ancienne tactique, que de devenir les colonels de tous ces régiments de rhubarbe, de séné, de mercure, de quinquina, etc., dont la bravoure, l'intrépidité et la valeur ne leur étaient attestées que par l'assurance de Boile.

Astruc, dans son Traité des maladies vénériennes, nous a fait la citation que je viens de rapporter relativement au systême présenté par Boile. Ce savant nous a démontré dans son récit, à quel point la faculté avait été scandalisée contre l'auteur d'un semblable *paradoxe*. Les épithètes de charlatan, de trompeur, d'imposteur etc., lui furent prodiguées sans ménagement.

Si à cette époque on se fût douté qu'environ

quatre - vingts ans après, on aurait découvert
que les maladies *cutanées* ne sont occasionnées
que par la présence de certains insectes que l'on
a nommés *psorigènes*, parce qu'ils engendrent
la *gale*, et d'autres infirmités du même genre,
il est à croire que Boile eût été traité avec moins
de sévérité. Mais si ce n'est pas dans l'ordre de
condamner ce que l'on ne conçoit pas, c'est au
moins fort en usage.......

Puisque des savants de nos jours ont positivement constaté que les maladies de la peau
sont occasionnées par des espèces de cirons (1),
auxquels les étymologistes ont donné le nom
d'*acarus scabiei*, ne serait-il pas au rang des
choses possibles que, par des observations ultérieures, on parvînt à découvrir que d'autres
maladies peuvent être produites par des causes
analogues?

Le champ des découvertes est vaste sans
doute ; mais il ne fournit pas toujours d'abon-
dantes moissons, et encore ce qu'il y a d'alarmant,

---

(1) M. *Ranque*, médecin à Orléans, a fait connaître ses
observations à ce sujet. M. *Galès*, docteur en médecine de
la faculté de Paris, a également publié ses observations dans
ses Essais sur la *gale*, et plus récemment dans un mémoire
sur les fumigations sulfureuses appliquées pour la cure de
cette maladie.

c'est qu'il se trouve des hommes constamment
disposés à anéantir le zèle des cultivateurs qui
voudraient le rendre assez productif, pour fournir aux besoins de l'humanité entière.

CHAPITRE VIII.

Propositions faites par des hommes marquants pour tenter de détruire totalement la maladie syphilitique; plan proposé par un historien, pour parvenir à ce but; difficultés incontestables d'y réussir, par défaut de moyens efficaces. Opinions de plusieurs médecins célèbres sur les dangers du mercure. Effets du ptyalisme décrits par Astruc, d'après l'usage des frictions adopté par cet auteur.

Lorsque cette contagion est venue exciter nos alarmes, toutes les personnes susceptibles d'en éprouver les tristes effets, n'ont pas manqué de se lamenter sur les dangers dont chacun était menacé; les uns se contentaient de s'apitoyer sur le sort des malheureux qui s'en trouvaient frappés, et d'autres ont sans cesse cherché dans leur imagination, les moyens de remédier à un mal aussi dangereux; et enfin il y en a eu quelques-uns qui ont conçu un projet plus vaste et plus efficace; mais dont la grande difficulté était de le mettre à exécution.

Gaspard Torella, médecin des papes Alexandre VI et Jules II, dans son dialogue *De dolore in pudendagrá*, imprimé en 1497; et postérieurement à cette époque, Eustache Rudius, professeur de médecine à Padoue, dans son ouvrage intitulé *De morbo gallico*, publié en 1604, ont proposé un expédient vraiment certain, puisqu'il s'agissait de saper le mal jusque dans sa racine.

Leur moyen consistait à faire passer en même temps par les remèdes tous ceux qui s'en trouvaient attaqués, tant hommes que femmes, sans qu'aucun puisse, sous aucun prétexte, se soustraire à cette purification.

Je crois devoir rapporter ici un plan très-analogue, proposé par un historien; lequel plan est ainsi conçu :

« On trouve, dit-il, que toutes les ressources imaginées jusqu'ici sont peu efficaces et insuffisantes; il est cependant certain qu'on réussit à rétablir la santé de quelques particuliers; on les lave de la souillure qu'ils ont contractée avec imprudence; on leur ôte ce qu'ils ont acquis; on leur rend ce qu'ils ont perdu, à l'innocence près, qui, comme l'occasion, n'a des cheveux que par-devant, et qu'on ne rattrape plus, dès qu'on l'a une fois laissée échapper.

« Mais le genre humain n'en reste pas moins

attaqué ; cette audacieuse américaine semblable à l'hydre de la fable, n'a pas plutôt perdu une tête, qu'elle en recouvre dix. Tandis que cent malades travaillent à s'en défaire, mille la recherchent avec empressement ; de sorte que malgré les flots d'*argent liquide* dont on inonde l'Europe, la nécessité de l'employer devient tous les jours plus pressante et plus sensible. On ne réussira jamais à s'en délivrer qu'en écrasant d'un seul coup le monstre qui nous dévore les entrailles. C'est, comme on vient de le dire, une hydre qui se multiplie par ses pertes mêmes. Pour l'exterminer il faut couper à-la-fois toutes ses têtes, pour l'empêcher de renaître ; il est nécessaire d'y appliquer le fer et le feu sur-le-champ.

« Les gouvernements deviendront dès qu'ils le voudront, *des Hercules* capables de cette opération héroïque et salutaire. Il ne s'agira pour cela, de leur part, que de renouveler, et surtout de veiller à faire exécuter des précautions prises depuis long-temps à ce sujet, et autorisées par le consentement des anciens peuples dans des circonstances bien moins intéressantes.

« Les *lépreux*, chez les Juifs, étaient bannis de l'enceinte des villes. Il y avait peine de mort contre ceux qui se hasardaient à y rentrer. On leur ôtait le maniement des affaires ; on les séquestrait de la société humaine ; et quoiqu'un des priviléges de leur état fut de serrer avec plus de force les nœuds du lien conjugal, comme on l'a vu, on exigeait qu'ils allassent porter au loin leurs talents et leurs démangeaisons.

« Cette politique sage a été depuis imitée dans tous les pays curieux de leur conservation. En France même on en a fait usage d'abord contre la lèpre, quand elle eut jugé à-propos de se transplanter des bords de la mer Morte, sur ceux de la Méditerranée, et qu'elle eut passé du Jourdain dans la Seine. On s'en souvint ensuite à la première descente de sa rivale de l'Amérique. Les magistrats infatigables, qui veillent au repos et à la sécurité des habitants de Paris, rendirent contre cette production de Saint-Domingue, des arrêts les plus sévères (1).

« Ils commandent à toutes personnes suspectes d'alliance avec la princesse de l'Amérique, à quiconque s'est laissé surprendre à ses artifices, *de quitter Paris dans les vingt-quatre heures, sous peine de la hart*. Par un arrêté du prévôt de Paris, les riches même et les naturels du pays, sont exclus des rues, sous peine, s'ils y sont rencontrés, *d'être jetés*

____

(1) Voyez l'arrêt du parlement de Paris, rapporté au IVe chapitre de cet ouvrage, page 41 et suivantes.

dans la rivière. On les renferme dans leurs maisons, s'ils en ont, ou dans des édifices publics consacrés à cet usage, s'ils n'en ont pas qui leur appartiennent. On se charge de les y fournir de vivres, et de tous les secours qu'exige leur état, jusqu'à ce qu'ils aient abjuré le joug de l'ennemie, et qu'ils se soient mis en état de figurer dans la société, sans rougir ou sans la troubler.

« Tels sont les réglements qu'il faut se hâter de remettre en vigueur avec quelques modifications pourtant. Il est très-bon de punir de la hart tous ceux ou celles qui, après un certain temps marqué pour les purifications, oseraient reparaître avec des souillures; mais ce ne serait pas assez de leur donner quatre sols parisis pour leur voyage. Tout ce qu'on y gagnerait ce serait de les envoyer planter cette production étrangère dans leur pays. Elle s'y multiplierait, pour peu que le terrain fût favorable à sa propagation. On en verrait bientôt les fruits refluer vers la capitale, avec impétuosité.

« Il ne suffit donc pas de chasser les sujets de l'étrangère, il est bien plus sûr et bien plus raisonnable de les arracher à cette sujétion importune. Il faut leur ouvrir des asyles où ils puissent s'affranchir sans inquiétude, et que la faculté d'y briser leurs fers leur en fasse naître l'envie. Il faut établir dans chaque ville ou bourg, un lieu considérable, une maison où tout repentant, quel qu'il soit, puisse être reçu et admis à faire pénitence. Il faut qu'on soit maître de payer ou de ne pas payer, d'y rester connu ou inconnu. Il faut qu'on y admette des gens de tout âge, de tout sexe et de toute condition, même avec des masques, s'il s'en présente. Comme ce ne sont pas essentiellement les visages qui ont besoin de secours, il est clair que les assistants n'ont pas besoin de les connaître, pour soulager ceux qui les implorent.

« On se récriera, sans doute, sur ces établissements. On dira que dans un temps où l'état n'a pas d'or pour ses besoins, il ne saurait ainsi prodiguer le vif-argent, pour ceux de ses membres qui ont péché volontairement. Les gens qui parleraient ainsi, seraient des politiques bien cruels, ou des raisonneurs bien peu instruits de la véritable économie.

« Si la peste était à Marseille, l'indigence de l'état empêcherait-elle qu'on y fît marcher des troupes ? Ne trouverait-on pas de l'argent à y envoyer, ou pour secourir la ville, ou pour en interrompre la communication ? Or le fléau dont il s'agit est vraiment bien pire que la peste.

« Celle-ci n'attaque que la génération présente, l'autre anéantit ou du moins abâtardit presque sûrement les générations futures. L'une a l'abord effrayant : elle s'annonce par des signes extérieurs que la sagesse peut redouter, et moyennant certaine précaution elle peut s'en défendre ; l'autre au contraire s'annonce toujours par quelque chose de si séduisant que la vertu même se laisse surprendre par ses artifices. Elle a donc bien plus de facilité pour se répandre. Elle a des suites plus funestes : elle exige donc encore plus de soins du gouvernement.

« Ces soins ne seraient pas aussi dispendieux qu'on se l'imagine : d'abord on a les anciennes léproseries dont on pourrait affecter les revenus et les bâtiments à cette œuvre utile. Ce serait suivre l'intention des fondateurs. Cette américaine a succédé à la lèpre, elle doit recueillir les fruits de cette riche succession. On ne saurait lui contester ses titres.

« Ensuite, qui doute qu'au premier bruit de ce projet, la charité publique ne s'éveillât ? Combien de princes de l'église, de pasteurs vigilants, s'empresseraient par un zèle désintéressé à préparer un asyle contre des maux dont ils souffrent, dès que leurs ouailles en sont attaquées ? Combien de dévotes imiteraient leur exemple ! Avec quelle éloquence les directeurs ne prêcheraient - ils pas la nécessité de multiplier des établissements destinés à cacher des faiblesses, ou à mettre la force en état de se reproduire sans danger? Il est certain que ces retraites seraient bientôt les maisons du royaume les plus riches, comme les plus fréquentées. Elles deviendraient en très-peu de temps l'entrepôt le plus commode pour secouer le joug de l'étrangère.

« La facilité de la première opération rendrait criminel le refus de s'y prêter. La justice ne ferait rien que d'équitable, en prononçant la peine de mort contre ceux qui seraient convaincus. Il y a cependant des cœurs tendres, chez qui la douceur dégénère en faiblesse. Ils s'alarmeraient de cet arrêt sévère; ils ne verraient pas de proportion entre le châtiment et la faute.

«Il est si doux, si naturel, diront-ils, de braver les risques dont elle est la suite. Serait-il juste de punir par un supplice honteux une erreur d'un moment? Pourrait-on se résoudre à donner la mort à un être raisonnable parce qu'il aura joui mal-à-propos de la vie? Voici ce que l'on pourrait leur répondre:

« Je conviens, messieurs, que mon avis peut paraître dur; mais imaginez donc ce qui se passe sous vos yeux. Qui sont ces misérables que vous voyez enchaînés en culottes rouges sur des galères? Qui sont ceux dont l'exécution fait courir tant de peuple dans les places publiques ? Il y a parmi eux des gens qui ont fait la fraude, la contrebande. La loi s'arme d'une rigueur inflexible, et les condamne sans pitié.

« Mais, je vous prie, y a-t-il une plus terrible contrebande que la production coloniale dont il s'agit? Peut-on la mettre en parallèle avec celle du tabac de Hollande ou d'Espagne? La cochenille, toute rouge qu'elle est, peut-elle soutenir la comparaison avec certains boutons pourprés, qu'il ne serait pas honnête de nommer?

« Si vous faites ramer, si vous pendez, si vous rouez sans répugnance de pauvres gens, pour vous avoir apporté à bon marché, je ne sais quelle poudre brune, jaune ou couleur de feu, que devez-vous donc à ceux qui osent empoisonner la source des plaisirs? Que ne ferez-vous pas à des audacieux qui se hasardent à porter le deuil dans le sanctuaire de la volupté, et les larmes dans le séjour de la joie ?

« L'humanité éclairée ordonne sans doute leur punition en faveur de l'humanité souffrante. Il faut donc sans hésiter, marquer un temps fixe, après lequel personne ne sera plus reçu à se montrer affligé d'un accident dont il aura pu se délivrer. Il faut traiter cette production comme marchandise étrangère, et en confisquer les porteurs sans miséricorde.

« Ce ne serait pas encore assez que de prohiber les effets suspects : il faudrait aussi des précautions pour en empêcher l'entrée ; il faudrait des bureaux, des commis, des gardes pour veiller sur les paquets propres à recéler cette triste espèce de contrebande ; et c'est à quoi j'ai pourvu.

« L'empereur Heliogabale ou Elagabale, fameux par son grand nez, avait, dit-on, établi un sénat de femmes. Cette auguste compagnie devait juger toutes les affaires du sexe. C'est devant elles qu'on rapportait les petites querelles, les tracasseries de ménage, les brouilleries entre les amants. Elles décidaient aussi en dernier ressort des modes, des coiffures, des ajustements de toute espèce. C'est cette politique que je voudrais qu'on pût imiter dans Paris, dans toute la France, et même dans toute l'Europe.

« On y a placé par-tout des corps-de-garde chargés de veiller pour l'intérêt des fermiers. On y voit des chaînes de surveillants qui se donnent la main de toutes parts pour éloigner les fraudeurs et déconcerter leurs ruses. Il y a une liaison intime entre ces détachements qui hérissent les frontières et les compagnies opulentes qui recueillent dans le centre le fruit de leurs soins. Ne pourrait-on pas imiter aussi cette police dans l'établissement dont il s'agit ?

« On formerait dans les capitales, des bureaux

d'un nombre de filles instruites, qui auraient gagné leur vétérance. Ce ne serait ni les trois Graces ni les neuf Muses. Ainsi on pourrait les composer de quarante, comme l'académie française, ou de soixante comme la ferme générale. On n'y admettrait que les meilleures connaisseuses, les plus stylées aux exercices du magasin, les plus familiarisées avec les caractères de la fraude, et les plus propres, par conséquent, à la découvrir, malgré l'adresse des contrebandiers.

« A l'instar de ce bureau général, on en formerait d'autres particuliers dans les villes de province et sur tous les passages, ce qui entretiendrait entre la tête et les membres une correspondance aussi utile qu'instructive. Ces redoutables assemblées tiendraient leurs séances tous les jours soir et matin. Tout étranger arrivant sur la frontière, serait tenu d'y venir faire sa déclaration.

C'est là qu'il serait visité sans ménagement. Suivant son état on lui donnerait un *passe-debout*, ou bien on lui marquerait d'un cachet la marchandise prohibée, afin qu'on ne pût en faire usage, jusqu'à ce qu'elle eût été purifiée dans la maison salutaire où on l'enverrait.

« Le beau sexe ne serait pas exempt de cette cérémonie. Elle paraîtrait gênante d'abord ; mais on s'y accoutumerait bientôt. On s'est bien habitué à voir, à chaque porte, des mains grossières et quelquefois infidèles se promener dans des malles, en déranger l'ordre, et gâter souvent sans retour ce qui y est renfermé. Il faudrait peu de temps pour s'habituer à sentir des mains douces, et façonnées par un long usage à rendre leur attouchement agréable.

« Il faut remarquer qu'en composant ainsi les bureaux de femmes éclairées et connues pour l'être, on remédierait aux inconvénients qui naîtraient de toute autre administration. Il n'y a point de femme qui eût à rougir d'être soumise à l'inspection des personnes de son sexe. On ne rencontrerait point d'homme qui refusât de se produire sous les yeux d'un tribunal fameux par son expérience. Il n'y aurait donc aucune difficulté. La pudeur et la santé des deux sexes se trouveraient par-là à couvert des atteintes qui pourraient, ou affranchir l'une, ou altérer l'autre.

« Voilà mon projet tel que je l'ai conçu ; je le soumets aux lumières des politiques devenus nombreux dans ce siècle de philosophie. Je puis assurer que j'ai eu en vue uniquement l'utilité publique, et le bien du monde entier, qui est devenu ma patrie. Je fais des vœux pour qu'il parvienne entre les mains des gens en place. Je souhaite que leur intérêt particu-

lier les porte à concourir, en l'adoptant, à l'a-
vantage général. »

Si ce plan eût été adopté, la nomination
des membres du sénat dont l'auteur a donné
l'ingénieuse idée, n'aurait pu embarrasser que
sur le choix, par le grand nombre de postulantes capables d'en occuper les places. On aurait pu puiser dans toutes les classes de la société; celles qui auraient été jugées les plus
propres à remplir ces honorables fonctions,
eussent été placées à la tête de cette intéressante compagnie, pour être les inspectrices des
armements de Cythère et les pilotes des amours.
D'après de pareils établissements, la jeunesse
aurait pu voguer sans crainte et sans péril, sur
l'océan orageux des plaisirs, en dirigeant son
gouvernail avec l'art que donne l'expérience.
Par-là elle aurait évité des écueils qui ont été
marqués par beaucoup de naufrages.

Aux époques où Torella et Rudius propo-
sèrent des mesures analogues à celles que je
viens de rapporter, pour anéantir cette infâme
production de l'Amérique, qui commençait à
désoler le continent, quoique sa prise de
possession ne datât pas de loin, sans doute il
eût été plus facile d'y parvenir, parce que le
nombre des individus qui s'en trouvaient frappés
était beaucoup moins grand qu'il ne l'a été de-

puis; mais un puissant obstacle s'est toujours opposé à l'adoption d'un semblable projet, et cet empêchement n'a jamais cessé d'exister.

La grande difficulté reconnue et avouée de tous les hommes de bonne foi, est l'impuissance incontestable des moyens de guérison, et les dangers constants auxquels ont été livrés les malheureux, soumis à la méthode exclusivement adoptée.

Si on eût fait une loi qui eût assujetti, sans exception, les personnes qui s'étaient imprudemment ou malheureusement exposées aux rigueurs de cette terrible maladie, et qu'on eût contraint celles qui s'en trouvaient affectées, de s'exposer aux traitements barbares et incertains qui ont été si long-temps pratiqués dans les hôpitaux, n'eût-ce pas été pour eux multiplier des tourments cent fois plus effrayants que l'aspect de la mort?..... Et cette perspective, sans cesse soutenue par l'exemple d'une multitude de victimes, n'eût-elle pas amené la destruction presque totale des malades?

Pour prouver cette vérité, je vais me servir des expressions de plusieurs hommes célèbres, qui vivront éternellement dans les fastes de la médecine, et dont la philanthropie égalait leurs profondes lumières.

Fernel, surnommé l'Hippocrate français, mé-

content des accidents qui accompagnent l'usage
du mercure, et de ceux qui en sont les suites,
avait cherché des moyens plus doux, de remédier à cette cruelle maladie; il avait pensé que
les végétaux devaient la guérir, et sa propre
expérience l'avait convaincu de cette possibilité. Pour exprimer combien l'usage du mercure était dangereux , il disait que c'était être
trop jaloux de la vie, que de vouloir la conserver à ce prix.

Boerrhaave, l'Hippocrate batave, a donné son
sentiment sur l'inefficacité du mercure contre
la gonorrhée, et ce grand homme dont la médecine révère les écrits, indique le règne végétal comme une ressource immanquable pour
la destruction de ce fléau.

Sydenham, l'Hippocrate anglais, après avoir
gémi contre la méthode suivie, ajoute, que le
mercure n'est pas plus le spécifique de la maladie vénérienne, *que la lancette, celui du point
de côté.* Voici la traduction d'un passage du
même auteur.

« Il est fâcheux que nous ne connaissions pas
« mieux la nature des plantes, qui me parais-
« sent surpasser en vertu tout le reste de la ma-
« tière médicale connue, et qui nous promet-
« tent une ample moisson spécifique. »

Le célèbre Astruc, dans la VI⁰ édition de

son Traité des maladies vénériennes, malgré son extrême penchant pour le mercure, convient de son insuffisance dans certains cas, et dit qu'on agit souvent à tâtons dans ce traitement.

Il ajoute, tome III, page 68, du même ouvrage « Pour moi, j'ai souvent éprouvé, et les autres médecins l'auront sans doute éprouvé comme moi, que les mercuriels, employés même avec les précautions convenables, ont redoublé la violence de certains accidents qui commençaient à diminuer, etc. »

Plus loin il dit, que les préparations mercurielles les plus douces, laissent dans l'estomac des impressions fâcheuses, mettent le feu dans le sang et augmentent l'acrimonie des humeurs, etc.

Déhorne, dans son excellent ouvrage sur cette maladie, dit, qu'il faut se borner à faire des vœux pour qu'on découvre un remède dans le règne végétal, qui puisse remplacer le mercure, au moins dans certains cas, où ses qualités précieuses sont souvent contre-balancées par des inconvénients très-graves.

Decézan dit dans son Manuel antisyphilitique, page 231, « Il serait à souhaiter qu'on « trouvât parmi les végétaux, un spécifique « contre les maladies vénériennes. Il serait sans

«doute plus analogue à l'économie animale,
«qu'un fluide métallique, dont les parties roides
«et indomptables ne peuvent jamais s'assimi-
«ler à notre nature. »

Le même auteur dit, page 241, du même ouvrage : « La mode qui gouverne les hommes sur
«l'article de leurs plaisirs et de leurs goûts, a
«étendu son empire sur l'objet le plus cher à
«l'existence; la santé, ce don précieux du ciel,
«s'est tellement ressentie de cette fatale conta-
«gion, qu'un homme qui propose d'attaquer
«et de détruire le virus vénérien exclusivement
«avec le secours des simples, sans employer le
«minéral, est un homme divin. »

Mittié, dont les écrits sont révérés par les
hommes du premier mérite, s'exprime en ces
termes: « En général le mercure et ses prépara-
«tions, sont le plus mauvais, le moins universel
«et le plus dangereux de tous les moyens que
«la nature fournit et que la médecine puisse
«employer pour la guérison des maladies véné-
«riennes..... Quand on est éclairé, sur-tout
«par l'expérience, et qu'on est de bonne foi,
«on est forcé de convenir que la guérison des
«maladies vénériennes, par le mercure en fric-
«tions, ne dépend pas plus de celui qui traite,
«que la digestion des aliments dépend de celui
«qui sert. La nature avec les matériaux qu'on

«lui fournit, se suffit à elle-même pour diriger
«comme pour guérir; son affaire est de con-
«duire au but l'aveugle qui se flatte de l'y con-
«duire. »

Colombier, autre membre de la même faculté, disait que « S'il se rencontrait un homme
«qui guérît seulement quelques vénériens par
«les végétaux, ce ne serait pas assez faire pour
«reconnaître et perpétuer l'obligation que le
«genre humain lui aurait, de lui élever une
«*statue d'or*, dans la première place publique
«de Paris.»

Les médecins dont je viens de rapporter l'o-
pinion sur les moyens dangereux qu'a toujours
offerts le mercure pour la guérison de la maladie
syphilitique, ne forment qu'un très-petit nombre
parmi ceux qui se sont épanchés dans le même
sens : les Perrier, les Stork, les Locher, les Ba-
glivi, les Morton, les Blegny, les Rivière, les
Ranchin, les Liébault, les Campanelle, etc., etc.,
n'ont cessé dans leurs écrits, de gémir des faibles
ressources que leur offre la matière médicale
pour combattre sans danger le fléau le plus terrible et le plus universellement répandu.

Quoique le mercure soit le seul remède employé pour le traitement de la maladie syphilitique, les hommes qui consulteront plutôt
l'intérêt de l'humanité que leur intérêt parti-

culier, ne l'emploieront jamais qu'avec répugnance, parce qu'ils sont pénétrés des accidents, souvent irréparables, qui accompagnent
ou suivent presque constamment son usage;
depuis la fin du XVe siècle, qu'on a commencé
à en faire l'application pour la maladie dont il
s'agit, ses effets pernicieux n'ont cessé d'être
les mêmes. Il guérit avec autant d'incertitude;
il dégrade les tempéraments aussi fréquemment;
il donne naissance à une foule de maladies incurables, comme autrefois; il tue aussi parfaitement qu'il le faisait dans le principe. Cependant, malgré tous les inconvénients qui suivent
son administration, malgré les effets délétères
que des hommes du premier mérite n'ont cessé
de lui reprocher, cela n'empêche pas ce minéral, tout vénéneux qu'il est par sa nature, de
trouver des panégyristes parmi des hommes qui
jouissent de la plus haute réputation, et qui
la méritent sous le rapport de leurs lumières.
Mais ce langage est-il bien l'expression de leur
pensée, en se montrant les apologistes d'un remède dont l'humanité a tant à se plaindre?

On ne peut cependant pas disconvenir que la
médecine ne se soit grandement familiarisée
avec l'administration de ce remède; que la chimie n'en ait varié les préparations à l'infini;
mais ces deux sciences réunies n'ont pu lui en-

lever les qualités pernicieuses qui accompagnent trop souvent ses effets.

Astruc, médecin célèbre, était l'apôtre du mercure en frictions; il l'ordonnait avec une confiance incroyable et dans certains passages de ses ouvrages, il en a prodigué l'éloge le plus pompeux. Dans la préface du premier tome de son Traité des maladies vénériennes, pag. XXXII, en parlant des frictions et de la salivation qui en était la suite (puisqu'alors on la croyait indispensable aux effets de ce remède), voici comment il s'exprime :

« Ce qui fournit une nouvelle espèce d'éva-
« cuation, qui a été entièrement inconnue aux
« anciens; mais qui est aujourd'hui le plus ex-
« cellent moyen de guérir la vérole; et que quel-
« ques médecins voudraient qu'on employât
« dans plusieurs autres maladies. Et plût à Dieu
« que ce pût être avec un pareil succès ! »

Ensuite, après avoir amèrement critiqué les différentes préparations de ce minéral, offertes par la chimie: il dit, pag. XXXIV. « Mais dans le
« fond, c'est se donner beaucoup de peines inu-
« tilement; c'est d'un remède *aisé*, *innocent*, et
« des plus efficaces, en composer de difficiles,
« de douteux, de dangereux, de vénéneux; ou
« qui du moins, quelque rectifiés qu'on les sup-
« pose, fatiguent plus les malades, et sont moins
« efficaces. »

Il dit à la même page et suivantes : « Ce qui
« démontre la merveilleuse efficacité de ce re-
« mède, lequel surmontant une maladie d'ail-
« leurs insurmontable, mérite, à juste titre, le
« nom de *remède divin*; ce qui par conséquent
« fait et fera toujours beaucoup d'honneur à
« la médecine, etc. »

Après un semblable panégyrique, rien ne paraît plus attrayant que l'usage d'un pareil spécifique. Les qualités que cet auteur lui accorde
semblent engager les personnes qui auraient
quelques doutes sur l'état de leur santé, à
prendre part à un remède aussi doux et aussi
bénin quoique la nécessité en serait douteuse.
Cependant avant que de se satisfaire sur ce
point, il est prudent, je pense, de connaître
davantage les effets que son application a souvent produits, et que le même auteur nous
transmet dans l'ouvrage que je viens de citer.
A la page 232, du IVe tome; voici comment il
s'exprime au sujet de la salivation.

« On regarde la salivation, comme une sali-
« vation abondante et réglée, lorsqu'on salive
« continuellement ou presque continuellement,
« et qu'on rend dans les vingt-quatre heures,
« quatre, cinq, ou six livres d'une salive vis-
« queuse, gluante et pituiteuse : ce qui ne doit
« point s'entendre, ni du commencement, ni

« du déclin de la salivation, où le flux de bouche
« est trop peu abondant. »

Il dit plus loin, à la page 233. « Si le flux de
« bouche est dans une quantité raisonnable, il
« ne faut ni l'exciter, ni l'arrêter; mais l'entre-
« tenir sur le même pied durant quinze, dix-
« huit, vingt ou vingt-cinq jours, suivant qu'il
« sera plus ou moins abondant. »

A la page 248 du même livre, il dit que
« Malgré qu'il faille user d'une certaine modé-
« ration, dans l'administration des frictions, il
« est néanmoins nécessaire d'avancer efficace-
« ment, et pour cela d'augmenter la dose de l'on-
« guent, ou de diminuer les intervalles des fric-
« tions; de telle manière qu'après la quatrième
« ou cinquième friction, il survienne une sali-
« vation, non pas, à la vérité, fougueuse, tu-
« multueuse, accompagnée d'un gonflement su-
« bit de la bouche, du col, de la tête, d'inflam-
« mation, de phlogose, d'ulcères fort grands et
« fort profonds; qui soit rebelle, excessive, qui
« aille à huit, neuf, ou dix livres par jour; qui
« expose les malades à un danger évident; qui
« en fasse périr quelques-uns, etc. »

Il dit à la page 321, que « Rien n'est plus
« difficile pour le praticien, que de déterminer
« la quantité de mercure qu'il faut employer
« pour prévenir les accidents, en raison de ce

« que la cause tient le plus souvent à la nature,
« à l'âge ou au tempérament des sujets. »

En continuant de décrire les accidents qui accompagnent souvent l'usage du mercure, il dit au même livre, page 296 : « Il arrive quel-
« quefois que lorsque les ulcères de la bouche
« viennent à se cicatriser, la langue, dont les
« côtés se trouvent rongés, sur-tout vers la ra-
« cine, se colle à la partie intérieure des gen-
« cives; les gencives à la face intérieure des joues;
« la luette à la voûte du palais, etc. » Page 297, du même tome, l'auteur s'exprime ainsi :

« Enfin il reste quelquefois, après la guérison des ulcères, un serrement de bouche, appelé communément *bridure*, la mâchoire inférieure se trouve alors presque immobile, et tellement serrée contre la supérieure, que la bouche ne s'ouvre que peu, ou point du tout : ainsi il est impossible, ou presque impossible d'y intro-duire des aliments solides et de les mâcher, ni même de former des sons articulés. »

Après avoir démontré l'inutilité de tous les moyens que l'on pourrait tenter, pour remé-dier à ce cruel état, il dit, page 300 :

« Comme ils ne peuvent ni introduire dans
« la bouche, ni mâcher des aliments solides,
« il faut qu'ils se contentent des liquides, qu'on
« fera entrer par la petite fente qui reste entre

« les deux rangées de dents, ou, en tout cas,
« par l'ouverture qu'on pratiquera en arrachant
« exprès une dent. C'est par ce moyen qu'ils
« pourront prolonger leur vie d'une manière
« supportable, pourvu qu'ils s'accoutument à
« souffrir patiemment un mal qu'on ne saurait
« guérir. »

Indépendamment des accidents, que je viens
de rapporter d'après Astruc, occasionnés par
la salivation, la même cause excite encore celui
du gonflement excessif de la langue, de sorte
que les malheureux qui se trouvent dans cet
état, présentent un aspect aussi hideux que
souffrant. Voici les précautions que l'auteur
conseille en pareil cas : il dit, page 264, du
même livre. «On prendra soigneusement garde,
« que la langue venant à s'enfler et à sortir hors
« de la bouche, ne soit blessée par les dents
« incisives, ou, ce qui est encore pire, ne soit
« coupée, comme on l'a vu arriver plus d'une
« fois. Ainsi pour prévenir cet accident, il faut
« engager entre les deux mâchoires, de petits
« coins de bois, qui les tiennent écartées. »

On peut juger d'après l'esquisse que je viens
de rapporter, sur les accidents qu'entraîne l'u-
sage du mercure, combien ce minéral a occasionné de maux à l'espèce humaine; et ce ne
serait pas un blasphème, de dire que sa vertu

devrait plutôt être considérée comme auxiliaire aux cruels effets de la maladie, que comme un remède capable de rendre la santé aux malheureux que l'on soumet à son action.

N'est-ce pas ici le cas de répéter avec le célèbre Fernel, que c'est être trop jaloux de la vie, que de vouloir la conserver à ce prix?

Si entre les mains d'un praticien aussi éclairé que l'était M. Astruc, ce remède produisait des ravages aussi terribles que ceux que je viens de rapporter (d'après lui), quels tourments ne devait-il pas résulter, pour les malheureux qui se trouvaient abandonnés aux soins de l'ignorance?

On sait qu'il est dans la nature de l'homme d'être sensible aux grandes souffrances qu'il voit éprouver à ses semblables; on sait aussi qu'il se familiarise par l'habitude à voir les plus grands maux sans émotion, et qu'enfin il finit par contempler de sang-froid les tourments les plus cruels, sans éprouver la plus légère sensation.

D'après cela il est à présumer que, si l'auteur que je viens de citer n'eût pas été aussi familiarisé avec les accidents qui accompagnaient fréquemment la salivation, il n'aurait pas aussi gratuitement qualifié le mercure, de remède *doux*, *bénin*, *innocent*, et enfin de remède *divin*.

La méthode *intraleptique* fut celle qui la première fut mise en usage par Béranger de Carpy, dans le temps où on ne connaissait aucuns moyens de traiter cette maladie. Les médecins d'alors se récrièrent beaucoup contre l'inhumanité d'un tel moyen, et finirent par l'adopter.

En 1512, Almenar, le premier espagnol qui a écrit sur la cure des maladies vénériennes, prescrit des intervalles méthodiques entre les frictions mercurielles afin d'éviter la salivation.

M. de Chycoineau, premier médecin du roi et chancelier de l'université de médecine de Montpellier, fit soutenir en 1718, une thèse dans laquelle il soutint que la salivation n'était pas un moyen curatif, mais qu'elle était tout-à-fait inutile, toujours nuisible et souvent dangereuse.

Cette cruelle méthode fut abandonnée pendant long-temps, et ce fut un grand fléau de moins pour les malheureux vénériens. Enfin comme le bien et le mal ne peuvent être d'une éternelle durée, et qu'il se rencontre toujours des hommes qui s'occupent d'opérer des changements, soit pour le bien ou pour le mal de la société, que leur importe pourvu que les résultats tournent à leur avantage; d'après ce système la salivation fut donc encore mise en pratique. Astruc en fut un des principaux apôtres, et en s'en rapportant à plusieurs écrivains, sa fortune s'en trouva aussi-bien que les malades s'en trouvèrent mal; cependant cette méthode renouvelée a long-temps prévalu, et il serait difficile de calculer tous les maux qu'elle a oc-casionnés à l'humanité.

Quand on pense que ce mode de traitement était exclusivement pratiqué dans tous les hô-pitaux militaires du royaume, et que, d'après l'énumération faite par un membre de la fa-culté de médecine de Paris, le nombre des vé-nériens qui y passaient, s'élevait annuellement à un million d'hommes, on peut juger combien il a dû faire de victimes. Le même (1) médecin ajoute que de ce million de malades, plus de douze mille nouveau-nés périssaient peu de temps après leur naissance, en nourrice, aux enfants-trouvés: ceux-là infectaient leurs nour-rices, celles-ci leurs maris, leurs enfants.

Parmi les adultes, quinze mille meurent du traitement fait avec le mercure; trente mille languissent, ou se ressentent long-temps, ou toute leur vie, des effets du remède.

Après un laps de temps beaucoup trop long, sans doute, pour l'humanité, on s'aperçut que

_____

(1) Mittié.

le ptyalisme n'était pas essentiellement utile pour obtenir la guérison des malades, et qu'il ne faisait qu'ajouter à l'état malheureux où ils se trouvaient déja; enfin on finit par abolir encore une fois cette cruelle méthode; sans cependant renoncer aux frictions mercurielles, que l'on croit indispensables dans beaucoup de circonstances; mais seulement à la salivation, tout autant qu'il sera au pouvoir du praticien de l'empêcher en employant les frictions par extinction.

Comme ce moyen n'était pas efficace dans toutes les circonstances, et que les ressources de la médecine ont toujours été très-éphémères pour détruire cet ennemi du genre humain, on profita de cette pénurie pour présenter un nouveau spécifique; son auteur était un spéculateur adroit, qui, à l'aide de ses amis et de ses protecteurs, réussit parfaitement à tromper le gouvernement et les malades. Ce fut le docteur Keyser, qui, à force d'intrigues, de mensonges, et d'impostures (1) parvint à faire adopter ses *dragées* et à en vendre le secret au gouvernement.

L'usage de ce nouveau remède fut exclusi-

---

(1) Parallèle des différentes méthodes de traiter la maladie vénérienne, par Louis.

vement ordonné dans tous les hôpitaux militaires et de la marine; mais ce prétendu spécifique, loin de répondre par ses vertus antisyphilitiques aux pompeux éloges donnés par son auteur, ne produisit que des effets aussi contraires à l'humanité, qu'en avait produit celui qu'on venait de proscrire : car d'après les rapports qui nous ont été transmis, la méthode du sieur Keyser a fréquemment occasionné les accidents les plus graves, tels que la salivation, des diarrhées, des nausées, des envies de vomir et même des vomissements; constamment des tranchées plus ou moins violentes, des mouvements spasmodiques, etc., etc., et souvent encore les malades ne se trouvaient pas guéris après des souffrances de deux ou trois mois dans les hôpitaux. D'après tous les mauvais effets qu'on obtint des dragées de Keyser, on finit par les abandonner.

La médecine s'occupa aussitôt de leur substituer un autre remède, et son attention ne manqua pas de se porter encore sur une préparation mercurielle; car on n'a jamais pu, ni voulu sortir de ce rayon; c'est un privilége qu'on a soigneusement et constamment voulu conserver au mercure et à sa famille qui est aujourd'hui très-étendue; et ce qu'il y a de positif, c'est que les enfants traitent aussi cruellement l'humanité comme le père l'a toujours fait chaque fois qu'il a été lancé contre elle ; quelque soin qu'on ait pu prendre pour sa civilisation il est toujours resté intraitable, et aussi inexorable pour les hommes, qu'il l'est pour les insectes dont il a toujours été le destructeur immanquable.

On peut donc le comparer aux animaux féroces, qu'il est impossible d'apprivoiser ni même de dompter. Les pouvoirs de l'homme se trouvent aussi impuissants pour neutraliser les qualités vénéneuses de ce minéral, que pour adoucir le caractère des bêtes dont la nature est d'être destructives.

Je vais emprunter les expressions d'un auteur très-connu, puisqu'il fait encore partie des membres de la faculté de médecine de Paris. Cet auteur qui a beaucoup écrit sur la maladie syphilitique, n'a pas dissimulé les dangers du mercure et de ses préparations, puisque dans la cinquième édition de son traité complet des maladies vénériennes, il a consacré un chapitre qu'il a intitulé : *Maladies produites par le mercure*, ou *des Maladies mercurielles*.

M. Swediaur, auteur de ce traité, dit à la page 350 du tome 2, « Les mauvais effets du « mercure sur le corps humain ont été obser- « vés de tout temps dans les mines d'où l'on re-

« tire ce métal, ainsi que dans les différents
« ateliers et manufactures où on l'emploie; mais
« plus particulièrement encore depuis que l'u-
« sage de diverses préparations chimiques de
« ce minéral, a été introduit dans la pratique
« de la médecine pour la guérison des maladies
« syphilitiques. Plusieurs écrivains anciens de-
« puis Vigo, en font mention, et il n'y a pas un
« praticien qui n'ait eu occasion de voir les ef-
« fets mauvais et même dangereux de ce métal,
« sur-tout quand il est administré avec impru-
« dence et sans les précautions nécessaires, par
« des ignorants. »

A la page 358, il dit, « Le mercure introduit
« dans l'économie animale, sous forme d'oxide
« ou de sel, produit plusieurs effets semblables
« à ceux de l'oxigène, mais il en produit aussi
« de très-différents. Dans l'estomac et les intes-
« tins, il excite souvent des cardialgies, la dys-
« pepsie ou perte de l'appétit, des coliques, des
« diarrhées. Entré dans la masse du sang, il rend
« souvent comme les médicaments oxigénés, la
« langue blanche; il dispose la partie albumi-
« neuse du sang à la coagulation, ou à ce qu'on
« appelle la formation d'une croûte inflamma-
« toire à la surface du sang tiré du corps, et
« développe plusieurs autres symptômes d'une
« irritabilité augmentée. Mais de l'autre côté,

13.

« continué pendant quelque temps, il produit
« des effets manifestement différents de ceux
« produits par les remèdes oxigénés. Tels sont
« une augmentation souvent très-prompte et
« très-violente de la sécrétion de la salive, et
« le changement de cette humeur bienfaisante
« et sans odeur en une humeur âcre, corrosive
« et d'une odeur infecte; l'haleine fétide, la tu-
« meur des gencives, et des ulcères très-doulou-
« reux et rongeants à la bouche et à la langue.
« Les dents commencent à noircir, à vaciller;
« à la fin elles tombent et sont souvent suivies
« de la chûte des os palatins ou maxillaires.
« Ces symptômes sont généralement accompa-
« gnés d'une langueur plus ou moins considé-
« rable, d'un épuisement ou affaiblissement, et
« d'une émaciation générale du corps ; et ils
« finissent quelquefois par une torpeur ou un
« état cachectique ou scorbutique général,
« quelquefois par un état cataleptique du
« malade, etc. »

Plus loin le même auteur dit : « l'action des
« préparations mercurielles excite en outre, et
« plus fréquemment lorsque le malade s'est ex-
« posé au grand froid ou à l'air de la nuit, des
« douleurs à la tête, la tumeur du visage, de la
« gorge et de toutes les parties internes de la
« bouche; quelquefois des fièvres, avec des in-

« flammations locales très-violentes, suivies de
« la mortification des parties; d'autres fois de
« spasmes ou tétanos, soit partiel, soit univer-
« sel, des douleurs très-violentes dans les mus-
« cles, dans les tendons ou dans les articula-
« tions, qui ressemblent aux douleurs rhuma-
« tismales ou artritiques, la manie, la paralysie,
« et même quelquefois l'apoplexie et la mort. »

M. Swediaur fait également connaître les
dangereux effets du muriate oxigène de mercure; remède généralement adopté aujourd'hui,
comme le digne successeur des dragées de Keyser.
Voici littéralement les expressions de l'écrivain:

« LE MURIATE OXIGÉNÉ DE MERCURE (*murius*
« *hydrargyri oxigenatus*, appelé communément
« *sublimé corrosif*), est la combinaison du mer-
« cure avec l'acide muriatique oxigéné, obtenu
« par la sublimation, est la préparation de mer-
« cure la plus âcre que nous connaissions. C'est
« le célèbre Van Swieten, qui le premier a intro-
« duit dans la pratique de la médecine, l'usage
« de ce sel mercuriel dissous dans l'alcool.

« Ce remède excita, il y a quelques années,
« l'attention de tous les médecins de l'Europe;
« il était prôné par quelques-uns comme un
« remède excellent, très-efficace contre les symp-
« tômes les plus invétérés et les modifications
« les plus rebelles de la maladie syphilitique, et

« on le recommandait particulièrement dans les
« éruptions cutanées et dans les affections syphi-
« litiques des os; pendant que d'autres s'éle-
« vaient contre et l'accusaient de produire sou-
« vent des effets très-mauvais et même très-dan-
« gereux, sans guérir radicalement la vérole.
« Les deux partis paraissaient avoir été trop
« loin, tant sur la louange, que sur le blâme.
« Il y a un grand nombre de cas où ce remède
« a parfaitement guéri les affections syphili-
« tiques les plus invétérées et les plus rebelles;
« tandis que dans d'autres je l'ai vu produire
« des symptômes les plus graves, tels que la car-
« dialgie, les tranchées, le dévoiement, la cépha-
« lalgie, la fièvre, des anxiétés, l'oppression de
« la poitrine, et même des crachements de sang,
« sans guérir la maladie syphilitique, et même
« quelquefois sans avoir la moindre action sur
« elle. Mais ce que j'ai le plus fréquemment
« observé, et sur quoi je desire principalement
« éveiller l'attention des praticiens, c'est que ce
« remède mitige ou fait disparaître pour l'ordi-
« naire très-promptement, les plus fâcheux
« symptômes de la maladie syphilitique, sans
« opérer une guérison radicale, même après
« qu'on en a fait usage pendant un temps très-
« considérable; et je suis porté maintenant à
« penser que le sublimé corrosif doit la grande

« réputation qu'il eut d'abord, à cette propriété
« d'adoucir ou de pallier souvent d'une manière
« très - remarquable, les symptômes les plus
« violents. »

L'auteur dit encore : « Si le malade est d'une
« constitution forte, et que ses poumons soient
« sains, on peut en sûreté essayer ce sel, en
« prenant les précautions nécessaires relative-
« ment à sa préparation, à sa dose et à la ma-
« nière de l'administrer : mais je ne conseillerai
« jamais ce remède lorsque le malade est d'une
« constitution faible, délicate, irritable, lorsqu'il
« a la poitrine étroite, ou qu'il a été précédemment
« attaqué d'une hémoptysie ou de quelqu'autre
« maladie du poumon; car j'ai toujours observé
« qu'alors ces malades, et sur-tout les femmes,
« se trouvaient mal de l'usage de ce remède. Il
« y a plus : j'en ai vu mourir plusieurs du cra-
« chement de sang, de consomption, etc., à la
« suite d'un traitement avec le sublimé corrosif.
« J'ai même vu des gens qui paraissaient d'une
« forte constitution, souffrir beaucoup de cette
« préparation et se trouver en danger : c'est pour-
« quoi il faut toujours beaucoup de jugement
« et de circonspection quand on le met en usage. »

Toutes les plaintes fondées que les amis de
l'humanité n'ont cessé de faire retentir contre
l'usage intérieur du sublimé corrosif, ont donné

l'idée d'en tenter l'application extérieure. Voici ce que dit M. Swediaur à ce sujet.

« Quant à ce qui regarde l'usage du muriate
« oxigéné de mercure en frictions, recommandé
« il y a plusieurs années par le docteur Cyrillo,
« de Naples, j'observerai que de dix ou douze
« malades, auxquels on avait appliqué, à Naples,
« ces frictions à la plante des pieds, huit mou-
« rurent dans le courant de l'année. »

Avant de terminer ce chapitre, je vais rapporter quelques observations sur le même sujet,
que j'ai prises dans les ouvrages du docteur
Mittié, membre de la même faculté de médecine.

« Les hospices, dit-il, sont insuffisants pour
« donner des secours à tous les malheureux, et
« quels secours leur donne-t-on !

« L'erreur, le préjugé, le remède, la méthode,
« sont par-tout les mêmes; par-tout ils ont les
« mêmes inconvénients; l'humanité a autant à
« souffrir, que la médecine a à rougir des trai-
« tements qu'on leur fait.

« Ces traitements sont longs, cruels, aveugles,
« gênants, compliqués, désagréables, coûteux,
« insuffisants, quelquefois mortels, toujours ac-
« compagnés de dangers ou d'accidents insépa-
« rables de la nature et de l'action du remède.
« La plupart des malades sont enfermés pen-
« dant leur traitement, ou ne peuvent vaquer

« à leurs travaux ordinaires. Pendant leur con-
« valescence, ils ne peuvent, sans inconvénient,
« se livrer à la fatigue, ni s'exposer à l'intem-
« périe des saisons.

« Cette maladie et son traitement, considérés
« sous tous les rapports, présentent le tableau
« le plus affligeant à l'homme sensible, et les
« effets les plus désastreux à l'homme d'état.

« Il est difficile d'imaginer ou de calculer le
« tort que cette maladie fait à la population,
« aux arts, aux métiers, aux manufactures, au
« commerce, à la navigation ; les ravages qu'elle
« cause dans les campagnes, les grandes villes,
« sur-tout dans les ports, où elle est plus diffi-
« cile à guérir, et le vide qu'elle laisse dans les
« armées, etc.

« Le traitement par les végétaux, que j'em-
« ploie (dit toujours Mittié), n'est susceptible
« d'aucun inconvénient, pas même par l'igno-
« rance de celui qui les administrerait, ni par
« l'imprudence de celui qui en userait, tandis
« que les risques les plus grands sont inséparables
« de l'usage du mercure, et que les accidents les
« plus funestes qui l'accompagnent sont très-
« communs.

« Ces dangers et ces accidents sont la séche-
« resse, la chaleur de la peau, l'altération, la
« douleur, la pesanteur de tête, un mal-aise

« universel, la dureté, l'élévation, la fréquence
« du pouls, la fièvre, l'agitation, l'insomnie,
« l'éréthisme, le spasme, le tremblement, les
« convulsions, la fétidité de toutes les excré-
« tions, la chaleur de la bouche, la puanteur
« de l'haleine, l'engorgement des gencives, des
« glandes salivales, la décomposition de la sa-
« live, l'ébranlement des dents, leur sortie de
« l'alvéole, le gonflement de la tête, une sali-
« vation plus ou moins abondante, l'ulcération
« de l'orifice des conduits salivaires des bords
« de la langue, des parties internes de la bou-
« che, les escarres gangréneuses de ces parties,
« une cacochymie putride et purulente, des
« pertes, des hémorragies, la dyssenterie, le
« crachement de sang, des ulcérations aux pou-
« mons, aux intestins, l'asthme, la phthisie, la
« cécité, la consomption, la paralysie, l'épilepsie,
« l'aliénation d'esprit, quelquefois la mort subite. »

Le même auteur dit plus loin, « Ceux qui
« traitent la maladie vénérienne avec des pré-
« parations mercurielles salines, telles que *les*
« *dragées de Keyser, le sublimé corrosif, le sirop*
« *de Belète,* ou toute autre préparation ana-
« logue, administrent des *poisons* dont il faut
« une moindre dose journalière pour nuire ou
« empoisonner, que pour guérir.

« Ce qui prouve l'aveuglement de ceux qui

« les administrent, c'est que les plus dangereux,
« par la nature, par l'action de leur acide, *le*
« *sublimé corrosif et les dragées de Keyser*, sont
« employés le plus communément. Ces deux
« remèdes ont fait plus de mal à l'humanité,
« que toutes les autres préparations mercu-
« rielles salines; ils ont coûté la vie à plus de
« cent mille hommes, la plupart militaires!

« Il est une autre manière de traiter par la
« *méthode mixte:* elle consiste à faire, aux ma-
« lades, la moitié de deux traitements différents.
« Par exemple, de joindre aux frictions mercu-
« rielles l'usage interne du sublimé corrosif,
« des dragées de Keyser, ou toute autre prépa-
« ration mercurielle saline. Cette méthode réunit
« sur la même tête les différents accidents atta-
« chés aux deux traitements ; de plus les incon-
« vénients de l'un et de l'autre s'aggravent mu-
« tuellement par leur réunion ; de façon qu'on
« peut comparer un malade traité par *la méthode*
« *mixte*, à ces animaux qu'on veut détruire, à
« qui on tend un piége meurtrier avec un appât
« empoisonné; s'il échappe à l'un, il périt par
« l'autre. »

Si on voulait rapporter toutes les preuves qui
nous ont été transmises par des auteurs dignes
de la plus grande confiance, sur les mauvais
effets du mercure et de ses innombrables pré-

parations, il faudrait écrire plusieurs volumes pour y parvenir; car en remontant jusqu'au XVe siècle, on trouve constamment des écrits exprimés dans le même sens que ceux que je viens de retracer.

Ce qui paraîtra toujours inconcevable à l'homme réfléchi, et ami de l'humanité, c'est l'indifférence que la médecine n'a cessé d'apporter depuis plus de trois siècles à l'emploi d'un remède dont elle a si fréquemment reconnu et éprouvé les dangereux effets, sans s'inquiéter de faire les recherches nécessaires pour en abolir l'usage; cependant des hommes d'un grand mérite ne cessent de préconiser les avantages d'un moyen plus doux; mais ils tiennent tant à leur méthode, qu'ils ne pourraient la décrier, *verba voces*, sans s'avouer coupables d'inhumanité, puisqu'ils se refusent à adopter tous les moyens qui leur sont présentés, s'ils ne sont mercuriels.

Si, comme plusieurs auteurs l'ont avancé, on eût voulu diriger ses recherches parmi les productions du règne végétal, n'aurait-on pas trouvé des spécifiques capables de guérir la maladie syphilitique sans danger? N'eût-il pas mieux valu, n'eût-il pas été plus conforme à l'intérêt de tous les hommes de consacrer son temps et ses veilles à des recherches aussi importantes, que de s'appliquer à multiplier à l'infini les préparations d'un minéral reconnu *vénéneux* par sa nature, d'après l'aveu de tous les hommes de l'art les plus distingués?

Pourquoi la médecine a-t-elle reçu avec tant de facilité et de complaisance les nouvelles préparations mercurielles qui lui ont été offertes, en les admettant comme antivénériennes, et a-t-elle (sans examen judicieux) rejeté avec tant d'opiniâtreté et de persévérance, les ressources purement végétales qui lui ont été présentées pour la guérison de la même maladie? Si elle ne s'est pas laissé diriger par la prévention, quels peuvent-être ses motifs?........ On ne peut supposer que des savants aussi distingués se laissent entraîner par la superstition, attendu que cette faiblesse de l'esprit humain est rarement l'apanage des hommes éclairés; cependant il n'y a pas d'effets sans cause, et cette cause finira sans doute par être connue.

Quoique la médecine des XVIIIe et XIXe siècles se soit souvent félicitée des progrès que la science médicale a faits depuis un certain nombre d'années (abstraction faite de la théorie qui a par-fois changé, comme le font ordinairement les choses peu solides), si on mettait en parallèle les découvertes dont elle a enrichi la matière médicale depuis deux ou trois cents ans, avec celles qui nous ont été transmises par des hommes des siècles antérieurs, à quel point cette comparaison ne ferait-elle pas ressortir la reconnaissance que nous devons aux anciens; car, sans leurs précieuses recherches, où en seraient nos connaissances?... Cependant on ne peut alléguer que ce sont les ressources qui manquent, puisque la nature nous les offre avec autant de profusion que de variété.

Peut-être viendra-t-il un temps où le goût des choses essentielles pour notre conservation, pourra prévaloir sur celui des choses futiles, et qu'on cherchera à encourager ceux qui présenteront des découvertes utiles, au lieu de les éconduire et de les évincer, ainsi que l'usage le veut depuis long-temps. Cette heureuse métamorphose est d'autant plus à desirer, que pour peu qu'on veuille réfléchir sur la nature des choses, on ne manque pas de s'apercevoir des vides qui restent à remplir.

En effet combien de maladies n'existe-t-il pas contre lesquelles les ressources de l'art se trouvent impuissantes? Si des hommes instruits voulaient captiver leur esprit et exercer leur patience, pour chercher à soulever le voile mystérieux qui couvre les secrets de la nature, peut-être en obtiendraient-ils quelques faveurs.

En médecine, dit un écrivain, il ne faut jamais regarder comme inguérissable un mal qui n'a pas été guéri. Mille essais tentés inutilement sont une raison pour en tenter mille autres, et mille autres encore, jusqu'à ce que le hasard des tâtonnements les ait dirigés sur le véritable spécifique. Après les merveilles opérées par le quinquina, l'opium, la vaccine, etc., merveilles tout-à-fait inexplicables et néanmoins reproduites à chaque instant, qui osera fermer le champ des découvertes et poser des bornes à ce qui n'en a point? Que dirait-on si la médecine possédait un remède contre la plus commune *des phthisies du poumon?* Et pourquoi n'en aurait-elle pas un jour contre le *cancer*, *la rage*, *l'épilepsie*, *la goutte*, *etc.?* Mais, diront les ennemis de la médecine, de telles découvertes sont un caprice de la fortune, plutôt qu'une création du génie; et qu'importe? Faut-il s'occuper d'une vaine gloire, lorsqu'il s'agit de l'utilité publique? Encore s'abuse-t-on sur ce point. La découverte de *Jenner* ne demandait pas une grande combinaison d'idées; mais quel service peut entrer en balance avec celui-là? Quel bienfait sera plus cher à la postérité, et pourra concilier à son auteur une gloire plus pure et plus durable?

CHAPITRE IX.

Découverte d'un végétal indigène pour la gué-
rison de la syphilis; du grand nombre d'ex-
périences qui lui ont constaté cette propriété;
des essais faits par M. Voisin, par MM. Sé-
dillot et Cullerier, membres de la société de
médecine; rapport officieux à ce sujet. Mé-
moire au ministre de l'intérieur.

D'APRÈS les nombreuses citations que j'ai
faites dans la première partie de cet ouvrage,
il est évidemment démontré que les moyens
employés pour la guérison de la syphilis, depuis qu'elle existe parmi nous, ont été aussi
insuffisants que dangereux dans leur application, puisque d'après le témoignage authentique
d'une foule d'autorités respectables, le nombre
des malades qui ont été victimes du mercure
et de ses préparations, est d'autant plus effrayant
pour l'homme sensible, qu'il détruit, ou dégrade presque toujours le tempérament des
malheureux qui sont soumis à son action. Les
plus célèbres médecins qui ont écrit sur la maladie syphilitique, n'ont cessé de manifester

leurs vœux pour l'abandon de cette cruelle méthode, d'après la certitude qu'ils avaient acquise par l'expérience, de tous les maux qu'elle a occasionnés à l'espèce humaine.

Quoique tous les hommes aient un intérêt à-peu-près égal, à la réforme d'un moyen aussi pernicieux ; qui marche parallèlement avec la maladie pour la dégradation de notre espèce, et dont l'expérience a constamment prouvé l'impossibilité d'en corriger les dangereux effets; malgré toutes ces considérations, dis-je, on ne s'est nullement inquiété de chercher d'autres ressources pour se dégager d'un ennemi aussi redoutable; et sans égard aux plaintes qui ont retenti de toutes parts sur les mauvais effets qu'il a produits et qu'il produit encore, on l'administre aujourd'hui, comme on l'administrait au commencement du XVe siècle; sauf quelques changements ou modifications qui n'ont rien diminué de ses qualités délétères.

Cependant le plus bel hommage qu'un citoyen puisse présenter à la société, serait, à n'en pas douter, celui qui aurait pour objet la conservation de l'espèce humaine; et la philanthropie fait un devoir à tous les hommes de contribuer au bien général, proportionnellement à leur génie et à leurs facultés.

Constamment pénétré de cette vérité, je me

livrai de bonne-heure à chercher les moyens de parvenir à son soulagement; mais je ne prévoyais qu'une petite partie des difficultés que j'avais à vaincre. Je ne tardai pas à m'apercevoir que je m'étais plongé dans l'obscurité la plus profonde, sans aucune certitude de trouver un point lumineux qui pût m'éclairer, si le hasard ne venait à mon secours. Cependant cet état d'anxiété a duré plusieurs années, car mes premières tentatives ne furent pas heureuses; il me fallut une patience à toute épreuve, pour ne pas abandonner les tâtonnements auxquels je m'étais livré; la stérilité de mes essais ne me laissait pas même la moindre espérance, pour consolation.

Dans mes recherches incertaines, je me tenais toujours en garde contre les illusions, dans la crainte de prendre le fictif pour le vrai, et cette crainte ne laissait pas de ralentir encore mon courage. J'avais pourtant pour unique satisfaction, la certitude que mon embarras et mes sollicitudes ne pouvaient être critiqués de personne puisque je ne m'étais confié qu'à moi-même, et que moi seul étais le dépositaire de mes pénibles travaux. L'incertitude où j'étais de triompher me mettait souvent dans le cas de regretter, non-seulement les peines que je m'étais données, mais encore une foule d'autres sacrifices que ma persévérance m'avait contraint de faire.

L'état que j'exerce et la confiance qu'on a bien voulu m'accorder pour le traitement de cette maladie, m'ont conduit à une découverte qui ne manquera pas d'avoir, bientôt après qu'elle sera connue, un grand nombre d'apologistes, malgré les contradicteurs qu'elle a rencontrés, ainsi que j'aurai occasion de le faire connaître dans la suite.

Ce fut en 1796, que j'obtins le premier succès de toutes les tentatives que j'avais faites jusqu'alors, pour tâcher de découvrir dans les végétaux indigènes, une vertu antisyphilitique (1). Ce premier résultat me parut aussi avantageux que je pouvais le desirer; car la syphilis était très-confirmée, et le sujet que j'avais à traiter avait le sang appauvri par un vice scorbutique qui s'était annoncé plusieurs fois par les taches qui caractérisent l'existence de cette maladie; il était en outre fortement obstrué, et cette complication de maux m'intimida au point que je me refusai autant qu'il me fut possible d'entre-

____

(1) En commençant mes essais, je crus devoir prendre les plantes par classe, et ce fut cette méthode que je suivis, attendu que les plantes d'une même famille ont presque toujours des vertus analogues entre elles.

prendre son traitement; et ce ne fut que par les instances qu'il me fit à diverses reprises, que je m'y déterminai.

Comme la complication de sa maladie ne pouvait permettre l'emploi du mercure sous aucune forme, sans risques de lui faire éprouver les plus grands accidents, je crus devoir commencer par le mettre à l'usage d'un végétal dont les propriétés connues me parurent devoir convenir à son état; j'en avais l'extrait préparé avec soin que je lui fis prendre, avec une décoction du même végétal pour boisson; au bout de quinze jours je m'aperçus d'un mieux très-sensible, ce qui me détermina à continuer le même remède, et après un mois de ce traitement, une grande partie des symptômes de la maladie syphilitique étaient affaiblis au point de faire espérer une assez prompte guérison; en effet, au bout de deux mois, il fut totalement débarrassé de cette maladie.

Comme la boisson qu'il prenait, ne lui avait même pas affaibli l'estomac, je lui conseillai d'en faire encore usage pendant un mois, d'autant que cette continuation ne pouvait que lui être salutaire, en raison de son obstruction. Il suivit ponctuellement mon avis, et à l'époque où il termina son traitement, il avait un embonpoint et des couleurs qui annonçaient le retour de sa santé; ce qui lui faisait dire, qu'il avait éprouvé un accident heureux.

Je me félicitai bien sincèrement de l'heureux hasard qui m'avait dirigé dans le choix de la plante dont je fis faire usage à mon malade avec un succès aussi complet; car je crois bien affirmativement qu'il n'y a ni science, ni combinaison, ni génie, qui puisse diriger des recherches de cette espèce. Une scrupuleuse attention est indispensable dans ces sortes de travaux, et encore on ne peut se confier qu'à soi-même dans les préparations que l'on a intention d'administrer pour en connaître les effets; il faut en outre observer attentivement les résultats de l'application du remède; mais malgré toutes ces attentions, si la fortune, le bonheur ou le hasard ne nous favorisent pas, toutes nos peines se trouvent inutiles et nous n'avons d'autres ressources qu'à recommencer ou celle d'abandonner.

Après ce premier succès, je cherchai (comme on ne peut pas en douter) l'occasion de répéter de nouvelles épreuves sur d'autres malades, et elle ne tarda pas à se présenter; très-peu de jours après il m'en vint deux autres pour réclamer mes secours, à qui je fis prendre le même remède, et sur lesquels j'obtins les mêmes résultats.

D'après ces trois premières épreuves, qui ne permettaient pas de douter des avantages que pouvait présenter un pareil moyen, je ne manquai pas de saisir l'occasion, chaque fois qu'elle se présentait, d'en faire l'application. Après neuf ans d'expériences suivies sur à-peu-près trois cents malades (1), avec un succès constant, je conçus le projet de demander au gouvernement qu'il voulut en ordonner des essais, confiés à des hommes investis de sa confiance. Le mémoire qui suit, adressé au ministre de l'intérieur, sous la date du 21 janvier 1808, fera connaître toutes les démarches que j'ai faites, pour y parvenir.

A son excellence le ministre de l'intérieur.

Monseigneur,

« Sous un gouvernement juste, éclairé et protecteur de toutes les découvertes qui intéressent la société, ne doit-on pas être encouragé d'a-

______

(1) Je dois observer que le desir que j'avais de multiplier mes expériences pour établir d'une manière positive à quel point ce végétal possédait la vertu antisyphilitique que je lui avais reconnue, ne me rendait pas très-exigeant pour les honoraires qui devaient me revenir, ce qui ne laissait pas de m'attirer beaucoup de malades, sur-tout de la classe mal-aisée.

vance, lorsqu'on a la certitude de lui présenter
l'objet le plus précieux de son affection, le soulagement de l'humanité?

« Depuis plus de trois siècles la médecine philanthropique n'a cessé de faire des vœux pour
qu'on parvînt à découvrir dans le règne végétal, un remède efficace contre la maladie
vénérienne; vingt-huit ans de travail et d'expérience me donnent aujourd'hui la satisfaction
de soumettre à V. Exc. l'heureux résultat de mes
recherches.

« Comme le sujet que j'ai l'honneur de vous
présenter, Monseigneur, exige quelques détails,
je dois vous prévenir que je serai le plus laconique qu'il me sera possible afin de ne pas abuser de vos moments précieux.

« Depuis 1780 que j'exerce la pharmacie dans
la ville de Rochefort, j'y ai joui d'une certaine
confiance pour le traitement des maladies syphilitiques; et pour satisfaire plus particulièrement à l'espérance des personnes qui s'adres-
saient à moi, je me suis livré assiduement à l'é-
tude des auteurs les plus célèbres qui ont écrit
sur cette maladie, en cherchant à puiser dans
leurs observations, les connaissances nécessaires pour bien diriger les cures qui m'étaient
soumises.

« Dans le cours de cette étude j'ai constamment vu des écrivains du premier mérite gémir de la faillibilité des moyens que la médecine emploie pour la guérison de cette maladie, et des accidents funestes qui en sont souvent les suites. J'ai lu dans les ouvrages les plus recommandés, et publiés par les premiers médecins de l'Europe, tels que les Fernel, les Astruc, les Boerrhaave, les Vanswieten, les Sydenham, etc., etc., où j'ai vu l'énumération énorme des victimes qu'a faites le mercure dans son application contre ce cruel fléau ; et ce qui m'a le plus encouragé dans les recherches auxquelles je me suis livré, ce sont les vœux que tous ces grands hommes n'ont cessé de faire pour qu'on parvînt à découvrir dans les productions végétales, un spécifique plus doux, plus efficace et plus approprié à la nature de nos organes.

« Après plusieurs années de recherches infructueuses sur une grande quantité de végétaux indigènes, je fus assez heureux, en 1796, pour en essayer un dont les effets fixèrent mon attention d'une manière beaucoup plus particulière, que ceux dont j'avais précédemment examiné les vertus. Mes premiers essais ne me donnèrent, à la vérité, que des espérances assez légères ; mais ma persévérance à multiplier mes observations, m'apprit par la suite que c'était à moi à qui je devais attribuer la faiblesse de mes premiers résultats, et non pas à la propriété du végétal, puisqu'il m'a constamment réussi depuis que j'en ai déterminé la dose.

« Après avoir constaté d'une manière positive, la propriété et la dose de cette plante, je m'occupai à en faire des préparations susceptibles d'être conservées et transportées à volonté partout où le besoin peut l'exiger ; c'est à quoi j'ai parfaitement réussi, puisque sans altérer en rien la vertu du remède, je le convertis en *sirop et en pilules*, afin d'en rendre l'usage plus facile.

« C'est donc dans un végétal indigène susceptible d'être cultivé et propagé dans toutes les contrées de la France et même de l'Europe, que j'ai découvert une propriété aussi intéressante pour le bonheur de l'humanité.

« Flatté d'avoir obtenu un pareil succès dans mes recherches, après neuf ans d'épreuves silencieuses, sans cesse répétées sur de nouveaux sujets, je résolus d'en faire jouir la société, et pour y parvenir, je consultai (au commencement de 1806) *M. Bellanger,* ancien conseiller d'état, mon parent, résidant à Versailles, en le priant de vouloir me donner son avis sur la marche que j'aurais à suivre pour faire adopter cette découverte par le gouvernement ;

M. Bellanger m'en démontra les difficultés, basées sur ce que le gouvernement avait souvent été surpris par des promesses, et que pour y parvenir il serait nécessaire d'en faire constater les effets par des hommes de l'art investis de sa confiance; que malgré que je lui avais confidemment fait part de ma découverte, il avait cru devoir, dans mes intérêts, communiquer ma lettre à M. Voisin, docteur en chirurgie, et chirurgien en chef de l'hôpital de Versailles; homme d'un mérite distingué, connu par ses ouvrages, et son ami particulier; que M. Voisin, vu l'importance de la chose, lui fit offre d'en faire l'essai sur quelques-uns de ses malades, et que d'après les résultats, il me donnerait son avis sur la marche subséquente que j'aurais à suivre.

D'après cet avis de M. Bellanger, daté du 1er de mars 1806, je me hâtai de m'y conformer, en expédiant le 14 du même mois, environ 18 traitements de ce remède, à M. Voisin, avec la méthode que j'avais coutume de suivre dans son emploi. Comme il lui fallait le temps d'en faire l'application, je ne reçus de réponse de lui que le 26 de juillet, qu'il m'écrivit la lettre suivante, que je transcris mot pour mot.

Versailles, le 26 juillet 1806.

Monsieur,

« Je n'ai tant tardé à vous écrire qu'afin d'être mieux en état de vous satisfaire sur le résultat des essais que j'ai faits de votre remède. Comme les vénériens ne sont point admis dans mon hôpital et qu'il n'est point dans mon caractère de proposer un remède dont je ne suis pas sûr, aux personnes dont j'ai la confiance intime, je n'ai pu l'administrer qu'à quelques personnes, mais fortement infectées. Deux de ces personnes avaient la *vérole* complètement, des *chancres étendus*, un *bubon*, des *rugades*, des *verrues*. Ces accidents ont complètement cédé à l'usage de votre remède. Deux avaient des *gonorrhées bien cordées et virulentes*, qui ont été guéries après deux mois et demi de l'usage du remède.

« Plusieurs autres le prennent encore et en éprouvent déja l'efficacité.

« Aussitôt que j'aurai épuisé la quantité que vous m'avez envoyée je vous en donnerai avis et vous ferai part des résultats.

« Seriez-vous bien aise d'en faire faire l'essai à l'hospice des vénériens de Paris? Si cela vous fait plaisir, mandez-le-moi; je le proposerai à mon collègue Cullerier. Si vous obtenez son suffrage, comme il est spécialement chargé des vénériens, je ne doute point que le sien n'entraîne celui des gens de l'art.

« Agréez, monsieur, l'assurance de ma parfaite considération.

« Votre dévoué serviteur, signé *Voisin*. »

Quoique la réponse de M. Voisin fût autant satisfaisante que je pouvais le desirer, je n'en fus nullement surpris, attendu que je ne lui avais rien déguisé dans le récit des effets que j'en avais obtenus jusqu'alors; époque à laquelle le nombre de mes expériences s'élevait à plus de 3oo, et aujourd'hui il va à plus de 4oo.

Les excessives occupations de M. Voisin ne lui ont pas permis de suivre une correspondance avec moi; mais, pour rendre justice à la vérité, il a bien voulu instruire la société de médecine de Paris du résultat de ses observations en les adressant, au commencement de juin dernier, à M. Sédillot, secrétaire-général de cette société savante. Ayant été instruit par M. Bellanger de la démarche de M. Voisin, je me hâtai d'adresser ma demande à M. Sédillot. En le priant de vouloir bien la présenter à la société dont il fait partie, dans une de ses assemblées, je sollicitais cette société de vouloir faire faire l'essai de ce remède, par une commission prise dans son sein.

Sous la date du trois août je reçus de M. Sédillot une réponse par laquelle il m'instruisit que la société de médecine avait favorablement accueilli ma demande; mais qu'elle ne pouvait prendre sur elle de faire les essais que je sollicitais; que néanmoins elle verrait avec plaisir que ces essais seraient faits par un ou plusieurs de ses membres comme particuliers, ne pouvant l'être publiquement sous ses yeux dans les hospices, que dans le cas où ils seraient ordonnés par S. Exc. le ministre de l'intérieur; que pour satisfaire à ma demande, M. Cullerier, chirurgien en chef de l'hospice des vénériens, et lui (M. Sédillot) se chargeraient conjointement de répéter les essais de ce remède, et que pour cet effet j'eusse à lui en faire parvenir la quantité nécessaire pour un assez bon nombre de traitements. M. Sédillot ne m'ayant pas déterminé la quantité que je devais en expédier, malgré que je l'en avais prié, je crus que le nombre de vingt serait suffisant pour une épreuve qui ne devait être que préliminaire; en conséquence je lui en adressai cette quantité, le 16 août dernier, avec une note indicative de la méthode que je suis, dans l'application que j'en fais.

Sous la date du 29 octobre dernier, je reçus de MM. Sédillot et Cullerier une lettre conçue en ces termes :

Paris, le 29 octobre 1807.

Monsieur,

« Votre remède a été administré à plusieurs malades dans l'hôpital des vénériens suivant l'indication contenue dans votre lettre. Ce médicament a produit quelques effets suffisants pour engager à en continuer l'essai, mais trop faibles pour porter un jugement. Nous sommes disposés à faire des expériences authentiques et dont nous vous donnerons avec plaisir les résultats; mais nous ne pouvons nous livrer à ces expériences qu'avec connaissance de cause. Il est nécessaire que vous nous donniez la composition de vos pilules, parce qu'il faut que nous ayons la certitude que votre remède est nouveau, et qu'il n'y entre aucune des substances admises jusqu'à-présent dans la classe des anti-vénériens. Cette condition est de rigueur et toujours exigée par les sociétés de médecine et par les administrations d'hôpitaux. *Nous donnons notre parole* D'HONNEUR *que nous seuls,* SÉDILLOT ET CULLERIER , *serons dépositaires de votre secret.*

« Nous avons le plaisir de vous présenter toutes nos salutations.

« Signé *Sédillot, D. M.; Cullerier, chirurgien en chef de l'hospice des vénériens.* »

Le sept de novembre suivant je répondis à cette lettre en priant MM. Sédillot et Cullerier de vouloir bien me faire connaître la quantité de traitements qu'ils jugeraient convenable, pour les expériences authentiques qu'ils se proposaient de faire; que je m'empresserais de leur en faire l'expédition, afin que la chose n'éprouvât pas de retard; que je leur donnais ma parole d'honneur que le médicament que je leur soumettais était extrait d'un seul végétal, sans aucuns mélange ni combinaisons, et que ce végétal n'a jamais figuré parmi les antivénériens qui nous ont été transmis par les divers auteurs tant anciens que modernes, qui ont traité de cette matière. Je leur attestais de plus que ce végétal avait une vertu si caractérisée, que pour guérir la maladie la plus compliquée, je n'ai jamais employé l'extractif soit en sirop, soit en pilules, de plus de 24 onces de cette substance végétale, et que le plus souvent l'extractif de 16 onces m'avait suffi.

Que pour ce qui s'agissait de la confidence qu'ils me demandaient, je ne pouvais me ha-

sarder à en rendre une lettre dépositaire, attendu qu'elle pouvait se perdre, qu'elle pouvait tomber en mains étrangères; compromettre
mes intérêts et jeter des suspicions sur leur
parole d'honneur que je considérais comme
un gage sacré de leur délicatesse; qu'au printemps prochain je me proposais d'aller à Paris et que je leur donnerais à l'un et à l'autre
toutes les preuves possibles de la confiance
qu'ils m'inspiraient.

Après plus de 40 jours écoulés, voyant que
je ne recevais aucune réponse, je pris le parti
de leur écrire de nouveau, sous la date du 19
décembre; mais je ne fus pas plus heureux,
ils continuèrent de garder le silence.

Je serais infiniment peiné si je savais que
ces MM. eussent pris les expressions de ma réponse pour une défiance de ma part; mais
comme je leur ai observé, ma lettre pouvait
se perdre, renverser toutes mes espérances et
rendre chimérique l'agrément d'offrir une découverte qui m'appartient par tant de soins,
de peines, de sollicitudes et de sacrifices en
tous genres.

Il serait possible que MM. Sédillot et Cullerier, ne me connaissant pas, aient pu avoir
quelques doutes sur le récit que je leur ai fait
de la nature du remède et des résultats que

j'en ai obtenus; car il est bien pardonnable à des hommes d'un mérite aussi distingué, de ne pas se livrer avec trop de crédulité à des rapports qui, quelquefois, pourraient être dictés par l'intrigue.

«Mais comme je suis exempt de tout soupçon contraire à ce que j'avance, et qu'il serait malheureux que l'humanité fût plus long-temps privée de ce secours, je dois donc chercher à abréger tous les délais qui pourraient encore éloigner les bienfaits qu'elle peut en attendre, en m'adressant directement à l'autorité supérieure qui veille sans cesse à tout ce qui peut contribuer au bonheur de la société.

« C'est donc en cherchant à seconder vos vues bienfaisantes, Monseigneur, que j'ai l'honneur de vous soumettre une découverte qui intéresse le genre humain. En vous répétant ce que j'ai avancé avec certitude, à la société de médecine, je vous dirai qu'indépendamment de la propriété que ce végétal possède de guérir le plus terrible fléau de tous ceux qui assiégent et dégradent l'humanité, il a en outre l'avantage de n'entraîner aucune espèce d'inconvénients pendant et après son usage. Le malade peut, durant son traitement, se livrer à ses travaux habituels, sans qu'il en résulte aucuns mauvais effets, ni aucuns retards dans la guérison ; il est de plus dispensé d'être astreint à un régime accablant; une vie sobre convient parfaitement à ce genre de traitement. Ce remède a encore un autre avantage, c'est de pouvoir être administré, sans aucuns dangers, aux individus de tout sexe et de tout âge, quel que soit leur tempérament.

« Malgré que dans le récit que j'ai l'honneur de vous faire, Monseigneur, je ne m'écarte en rien de la bonne foi qui doit diriger l'honnête homme; je sens très-bien que tout ce que j'avance doit être justifié par des faits : ceux que je soumets à l'appui de mon expérience sont insuffisants quoiqu'ils émanent d'hommes probes et avantageusement connus, qui, d'après leurs lumières et leur intégrité, ne peuvent, sous aucuns rapports, être entraînés par d'autres considérations que celle de la vérité la plus pure, puisque je ne suis connu ni de M. Voisin, ni de MM. Sédillot et Cullerier, ni même de M. Bellanger, mon parent, qui n'a pris d'intérêt à la chose que par le desir de m'obliger et de contribuer au bien général, dont il a toujours été l'ami.

« Afin que V. Exc. puisse juger avec la plus grande certitude des faits que je viens de lui soumettre, et qu'elle ne puisse avoir aucuns doutes sur leur véracité, je vous prie, Monseigneur, de vouloir en ordonner des essais dans plusieurs hôpitaux sous la surveillance de commissaires qu'il vous plaira nommer à cet effet, et aussitôt que vous m'aurez fait instruire de vos dispositions, je m'empresserai de faire l'expédition des quantités nécessaires de ce médicament, pour être réparti aux hommes de l'art qui seront chargés d'en faire l'application.

« Aussitôt que MM. les commissaires auront opéré leurs essais, qu'ils auront remis leurs procès-verbaux à V. Exc., si les résultats sont en faveur du remède, comme j'ai lieu de l'espérer, d'après la communication qu'il vous plaira m'en donner, Monseigneur, je me rendrai auprès de vous, pour, d'après vos ordres, communiquer ma découverte et en faire constater l'identité avec les épreuves déja faites.

« Si jamais l'homme sédentaire a dû s'applaudir d'avoir consacré son temps, ses veilles et ses méditations à la recherche d'une découverte heureuse, c'est sans doute lorsqu'il est parvenu à procurer à ses semblables les moyens de conserver leur existence en leur donnant des armes propres à terrasser le plus cruel ennemi du genre humain, ennemi dont les effets ont été plus meurtriers que ne l'ont jamais été ceux de la poudre à canon depuis sa découverte.

15.

Daignez agréer l'assurance du profond respect avec lequel j'ai l'honneur d'être,

Monseigneul,

> Votre très-humble et très-obéissant serviteur.

« *P. S.* Permettez-moi, Monseigneur, de vous exprimer le désir que j'ai de conserver l'anonyme jusqu'à parfaite authenticité des faits que je viens d'alléguer. »

J'adressai ce mémoire à M. Bellanger, avec prière de vouloir bien le faire parvenir au ministre, et j'étais d'avance assuré que ma commission serait remplie avec beaucoup d'exactitude. En effet, M. Bellanger m'annonça, le 26 de mars, que M Touret, directeur de l'école de médecine, lui avait écrit pour lui dire que le ministre lui avait adressé mon mémoire avec invitation de lui faire un rapport sur la possibilité des faits qui en faisaient la base. Mais que pour satisfaire à la demande de S. Exc. le ministre de l'intérieur, il fallait préalablement que M. Papin, adressât au ministre ou à l'école, le nom de la plante indigène d'où il tire ce médicament, *sous une enveloppe cachetée;* de donner dans sa note, connaissance des différents moyens qu'il emploie pour la préparation pharmaceutique, et la manière de l'administrer suivant l'âge, le sexe, le tempérament, et l'intensité de la maladie.

Que les commissaires avaient besoin de tous ces renseignements pour faire un rapport circonstancié au ministre; disant qu'ils ne faisaient connaître que leur opinion sur le remède, et jamais le nom des ingrédients qui le composent.

CHAPITRE X.

Journal des faits relatifs aux essais demandés à l'école de médecine, par le ministre de l'intérieur, sur un remède antisyphilitique végétal, proposé par Geoffroi Papin, pharmacien à Rochefort.

> Aux portes de la Sorbonne
> La vérité se montra.
> Le syndic la rencontra :
> Que demandez-vous la Bonne ?
> Hélas ! l'hospitalité.
> Votre nom ? la Vérité,
> Fuyez ou je monte en chaire,
> Et crie à l'impiété.
> Vous me chassez ; mais j'espère
> Avoir mon tour, et j'attends ;
> Car je suis fille du Temps,
> Et j'obtiens tout de mon père.

MALGRÉ la demande qui venait de m'être faite par M. le directeur de l'école de médecine, je crus ne pas devoir agir différemment avec lui que je ne l'avais fait avec MM. Sédillot et Cullerier ; j'avais les mêmes motifs pour m'y refuser, et c'eût été faire une injure à ceux qui m'avaient fait la première demande de mon secret, que d'aller, sans plus de raison, le confier à M. Touret.

Comme je m'étais exprimé avec toute la franchise possible, dans mon mémoire au ministre; que je n'avais exposé que des faits qui m'étaient parfaitement connus, je ne voulais me déposséder de mon objet qu'après que l'autorité m'aurait garanti que je pouvais le faire avec sécurité; et pour juger par moi-même des résultats qui devaient être la suite de mes premières démarches auprès du ministre, il fallait que je m'en rapprochasse, afin de me trouver à portée de résister, autant que possible, aux difficultés qui pourraient s'élever. D'après cela il était donc de mon devoir, de mes intérêts, et même de mon honneur, de me transporter à Paris, pour être moi-même le défenseur de ma cause, dans le cas où mes prétentions viendraient à être contestées.

D'après tous ces motifs, je partis pour Paris où j'arrivai le 13 avril 1808; et après m'être occupé de quelques affaires étrangères à l'objet dont il s'agit, j'écrivis, le 2 de mai, au ministre, pour obtenir une audience. Le lendemain 3, je reçus une réponse par laquelle S. Exc. me fixa le 6 pour le rendez-vous demandé.

Le jour indiqué je me rendis chez le ministre

et parvenu jusqu'à lui, je lui rappelai le mémoire que je lui avais adressé de Rochefort, le
renvoi qu'il en avait fait à l'école de médecine,
et la demande que M. Touret m'avait fait faire,
de déposer préalablement le nom du végétal
indigène qui me fournit le remède que j'avais
annoncé; je lui remis en même temps un mémoire conçu en ces termes.

MONSEIGNEUR,

« Sous la date du 21 janvier dernier, j'eus
l'honneur de vous adresser de Rochefort, un
mémoire par lequel j'exposais à V. Exc. qu'a-
près de très-longues recherches, je suis parvenu
à satisfaire aux vœux, bien manifestés, des nombreux médecins philanthropes qui ont écrit sur
la maladie vénérienne, en constatant d'une manière *positive*, les heureux effets d'un végétal
indigène, pour la guérison de ce cruel fléau de
l'humanité;

« Que ce remède peut être administré sans
aucuns dangers aux personnes de tout âge, de
tout sexe, quel que soit leur tempérament;

« Que par suite je suis parvenu à en faire des
préparations susceptibles d'être prises commodément par les malades les plus difficiles, et
d'être conservées et transportées par-tout où le
besoin peut l'exiger;

« Que tous les faits que j'avançais à V. Exc. m'étaient constatés par plus de quatre cents expériences répétées sur autant de sujets, depuis l'an V, époque de cette découverte ;

« Que pour acquérir une plus grande conviction encore, j'en avais fait répéter les essais par des hommes de l'art connus très - avantageusement par leurs lumières et leur probité. Je présentais à V. Exc. copie exacte des rapports qu'ils m'ont adressés après leurs essais. Les comptes qu'ils m'ont rendus de leurs expériences étaient d'autant moins suspects, qu'ils ne pouvaient être dictés ni entraînés par aucunes considérations, puisque je n'avais l'avantage d'être connu d'aucun d'eux.

« V. Exc. ordonna le renvoi de mon mémoire à l'école de médecine, et vers la fin de mars dernier, M. Bellanger, ancien conseiller-d'état, mon parent, me fit parvenir copie d'une lettre qui lui fut adressée par M. Touret, directeur de cette école, par laquelle il le chargeait de me demander, que j'eusse à adresser à l'école de médecine, le nom de la plante qui me fournit ce remède que j'ai annoncé, avec la manière d'en faire les préparations pharmaceutiques et la méthode que j'emploie dans son administration.

« J'ai cru ne pas devoir confier à un écrit

susceptible de se perdre, ou de tomber en mains étrangères, une découverte qui m'a coûté autant de recherches, de méditations, de peines et de sacrifices en tout genre; j'ai préféré augmenter ces derniers en me rendant à Paris, plutôt que d'encourir des événements qui pouvaient me déposséder d'une propriété qui m'est si légitimement acquise.

« Les avantages que je vous ai cités dans mon mémoire, Monseigneur, ne sont pas les seuls qui rendent ma découverte précieuse : l'économie des hommes est le premier sans doute; mais celui des finances a également son mérite.

« Si le calcul fait par un ancien membre de la faculté de médecine de Paris (M. Mittié) est sans erreur, qu'il y ait constamment plus de deux cent mille hommes dans les hôpitaux pour être traités de cette maladie, et que cette quantité se répète quatre fois par an, cela fait donc environ un million de vénériens qui sont traités chaque année aux frais du gouvernement. Si cette quantité (d'après le même auteur) amène une perte de dix mille hommes, par l'inefficacité, l'impuissance ou l'effet des remèdes usités, alors l'économie des hommes ne sera nullement douteuse si on adopte le remède que je propose.

« Lorsque le gouvernement sera en possession

de cette découverte, plus des trois quarts des
vénériens seront traités hors des hôpitaux en
continuant le service de terre ou de mer auquel
chacun se trouvera affecté, ce qui fera un double
avantage pour l'État.

« En résumant l'exposé que j'ai l'honneur de
soumettre à V. Exc. il s'ensuit donc, qu'indépendamment de la vie des hommes que l'on
peut conserver, il en résultera encore une économie énorme dans les finances; car en calcu-
lant les journées d'hôpital à *vingt sous* par malade seulement, les dépenses pour cette partie
s'élèveraient annuellement à plus de quatre-
vingt millions, sans y comprendre les médicaments.

« En adoptant le remède que je propose,
qui n'entraîne ni austérité dans le régime, ni
accidents d'aucune espèce, quelques erreurs
que le malade puisse commettre dans son usage,
les dépenses se trouveraient réduites de plus
des trois quarts; ce qui apporterait une économie de plus de soixante millions dans le trésor
public.

« Quant à la dépense du remède, les pro-
portions de l'économie seraient plus grande encore, comparativement à la méthode que l'on
suit depuis un temps immémorial, puisque la
plante est indigène et qu'elle peut être pro-

pagée à volonté dans toutes les contrées de la France et même de l'Europe. Les pharmaciens attachés au service des hôpitaux seraient char-gés d'en faire les préparations.

« Je ne m'étendrai pas sur le bien qu'une pareille découverte doit procurer à la société en général; à cette classe immense de citoyens qui forme les colonnes de tous les gouverne-ments et qui fournit des sujets pour tous les états et pour toutes les places. Il n'est personne qui ne sache combien la maladie syphilitique en moissonne et combien l'espèce se trouve dégradée par les suites de cette maladie souvent mal guérie.

« Comme dans mon mémoire précité je me suis étendu sur les avantages de la découverte que j'ai l'honneur de présenter à V. Exc., je n'abuserai pas davantage de ses moments : je me bornerai à la prier d'en ordonner les essais, afin que ses effets soient légalement constatés ; et comme pour cette formalité de rigueur, je dois en confier le secret, je demande que ce ne soit qu'après que les premières épreuves au-ront été faites avec le remède préparé par moi. Et ensuite je donnerai tous les moyens né-cessaires pour qu'on puisse se convaincre de l'identité.

« Si je n'avais pas en moi-même l'intime conviction de tout ce que j'ai l'honneur de vous avancer, Monseigneur, je ne me serais jamais décidé à abandonner mon établissement et ma famille, pour venir vous offrir un objet qui eût présenté quelque incertitude; c'eût été de ma part une témérité dont je ne me serais jamais rendu coupable.

« Daignez agréer l'assurance du profond respect avec lequel j'ai l'honneur d'être,

MONSEIGNEUR,

Votre très-humble et très-obéissant serviteur. »

J'observai au ministre que je ne pensais pas qu'il fût essentiel de commencer par confier à l'école de médecine le nom du végétal qui me fournit le remède; que je pensais au contraire que les commissaires qui seraient nommés devaient d'abord faire l'application du remède fourni par moi, sur le nombre de malades qu'ils jugeraient convenable, et si les résultats, comme je n'en doutais pas, se trouvaient conformes à ce que j'avançais, qu'aussitôt les premières expériences faites, je ferais connaître le végétal ainsi que ses préparations pharmaceutiques, sans aucunes réserves, afin de les mettre à même de préparer le remède sans ma participation et d'en faire l'application à de nouveaux malades ; que ce moyen était le plus sûr pour les convaincre de son identité avec celui que je prépare.

S. Exc. me répondit que je pouvais le donner avec toute la confiance possible à M. Touret, qu'il était incapable de chercher aucuns détours pour m'induire en erreur.

J'ai l'honneur d'observer à V. Exc., lui dis-je, que la lettre de M. Touret, dont M. Bellanger m'a adressé copie, renferme une phrase qui ne donne pas toute la sécurité possible ; car après m'avoir demandé le nom du végétal, etc. , il dit : « C'est pour répondre d'une manière circon- « stanciée au ministre que l'école a besoin de « tous ces renseignements qui servent seule- « ment de base au rapport par lequel les com- « missaires ne font jamais connaître *que leur* « *opinion* sur le remède, et non les ingrédients « qui le composent. »

D'après ces expressions de M. Touret, il s'ensuit donc que MM. les commissaires auraient le droit, soit par prévention, ou toute autre cause, de rejeter l'objet sans examen préalable ; ce qui ne pourrait avoir lieu si les essais se faisaient d'après le mode que je viens d'avoir l'honneur de solliciter de V. Exc.

Le ministre me dit : Je vais apostiller votre

mémoire pour que les essais se fassent, vous pouvez avoir toute confiance; rapportez-vous-en à M. Touret.

Le jeudi suivant, 12 mai, voyant que je ne recevais aucune réponse, je me transportai auprès de M. Frerson, chef du bureau des renseignements, pour le prier de m'instruire de ce qui avait été arrêté au sujet de la démarche que j'avais faite auprès du ministre; M. Frerson me dit que S. Exc. s'en référait à la lettre qu'elle avait écrite à l'école de médecine en lui faisant l'envoi de mon premier mémoire; et que je n'avais qu'à voir le directeur de cette école (M. Touret) qui m'instruirait de ce que j'avais à faire.

Le lendemain je fus rendre visite à M. Touret et lui faire part du sujet qui m'amenait auprès de lui. Il me serait difficile de définir le ton avec lequel il m'accueillit; je crus m'apercevoir dans ses expressions que la prévention y entrait pour beaucoup. Il me dit que nous ne manquions pas de végétaux pourvus des propriétés que j'annonçais comme découverte, tels que le *lobelia syphilitica*, la *salsepareille*, le *gaïac*, etc. Je lui répondis que les végétaux qu'il me citait étaient exotiques, et que celui que j'annonçais était indigène, et qu'il avait des propriétés anti-syphilitiques bien plus caractérisées que tous ceux qui avaient été employés jusqu'à ce jour, puisqu'il n'en fallait qu'une petite quantité pour guérir une maladie compliquée; qu'enfin je n'avais exprimé que la vérité dans le mémoire que j'avais adressé au ministre et que S. Exc. a envoyé à l'école de médecine.

Il me répliqua qu'on savait bien la manière dont on s'exprimait lorsqu'on voulait faire adopter quelque chose; qu'au surplus il s'agirait d'abord de s'assurer si le moyen que je proposais était nouveau, ou s'il n'avait pas déja été indiqué contre cette maladie. Sur ce que je l'assurai qu'il n'avait jamais été classé parmi les anti-vénériens connus, il me demanda quelle preuve j'en avais? Je le priai de croire que je ne m'étais pas livré au traitement des maladies vénériennes sans préalablement avoir consulté les auteurs qui en ont traité, et que la plus grande partie des écrivains qui ont transmis leurs observations ont fait connaître tous les moyens qui ont été employés antérieurement à eux. Il me répliqua encore qu'il serait très-possible que les ouvrages que j'avais consultés n'en fissent pas mention; mais que cela pouvait exister dans d'autres; que l'école de médecine avait plus d'auteurs que moi à sa disposition; ce que je ne lui contestai pas, en lui observant néanmoins que les bibliothèques publiques étant ouvertes à tout le monde, elles pouvaient offrir les mêmes ressources. Il paraît, lui dis-je, monsieur, d'après votre entretien, que vos dispositions en ma faveur ne sont pas plus heureuses que celles que vous marquez pour l'objet de ma proposition : si d'avance vous êtes prévenu contre, vous m'obligerez beaucoup de me le faire connaître de prime-abord.

Alors M. Touret m'assura, d'un ton très-affable, qu'il n'avait aucune prévention et qu'il ferait son possible pour que les essais que je demandais n'éprouvassent pas de retard. Il faut, me dit-il, que vous me donniez le nom de la plante qui vous fournit le remède, dans un billet cacheté ; que vous me remettiez en même temps la manière exacte d'en faire les préparations pharmaceutiques, ainsi que la façon de l'administrer aux malades. Je lui promis de lui remettre le tout le lendemain.

En effet je m'y transportai le jour suivant, et je lui remis directement un paquet contenant les trois pièces ci-dessus mentionnées, dans une enveloppe cachetée. Il me reçut ce jour-là d'une manière très-gracieuse, en me promettant d'activer la chose le plus qu'il lui serait possible ; et me promit en outre la plus exacte discrétion.

L'école de médecine s'assembla le jeudi suivant 19 mai; ma demande lui fut soumise, et il lui fut fait lecture du mémoire que j'avais adressé au ministre de l'intérieur, daté de Rochefort, le 21 janvier. Ce mémoire contenait la copie des lettres de MM. Voisin, chirurgien en chef de l'hôpital de Versailles; Sédillot, secrétaire général de la société de médecine; et Cullerier, chirurgien en chef de l'hospice des vénériens de Paris; qui me donnaient les résultats des essais qu'ils avaient faits de ce remède; j'avais ajouté ensuite que, malgré qu'à l'appui de mon expérience je donnais les rapports faits par des hommes avantageusement connus par leurs lumières et leur probité, je sentais parfaitement que ces preuves étaient insuffisantes et que je demandais que les essais en fussent répétés par des commissaires nommés *ad hoc* par le ministre, auxquels je confierais le secret de ma découverte après les premiers essais qui auraient été faits avec le remède fourni par moi, afin qu'ils puissent se convaincre de l'identité des effets.

Malgré que ma proposition n'eût rien d'amphibologique, rien qui annonçât la plus légère trace de charlatanisme; qu'elle fût adressée à l'école de médecine pour en vérifier et reconnaître les effets par de nouvelles expériences, cette compagnie de savants n'en a pas moins délibéré pendant quatre séances pour décider si elle admettrait les essais demandés par le ministre, ou si elle les rejetterait. Enfin elle se détermina pour l'affirmative, le 2 de juin, et arrêta que ces essais seraient confiés à des commissaires pris dans son sein, qu'elle nomma dans cette dernière séance.

Le lendemain, 3 de juin, je me rendis encore chez M. Touret pour lui demander le résultat de la délibération qui avait eu lieu la veille; il m'annonça que l'école de médecine avait statué sur l'objet de ma demande, en arrêtant qu'il serait fait des essais du remède que j'avais proposé, et qu'à cet effet elle avait nommé des commissaires, qui en étaient spécialement chargés : ces commissaires étaient MM. *de Jussieu*, ancien professeur de botanique au jardin des plantes, et maintenant professeur d'histoire naturelle médicale à l'école de médecine, pour faire un rapport tendant à éclairer l'école, sur la nouveauté du remède, ainsi que je l'avais annoncé.

Déyeux, professeur de chimie à l'école de médecine, pour opérer les préparations pharmaceutiques du remède, conformément à la formule que j'en avais donnée à l'école ;

Sené, professeur de médecine légale, pour en faire l'application aux malades, d'après l'instruction que j'en avais remise.

16.

Après avoir été instruit, par le directeur de l'école de médecine, des noms de MM. les commissaires, et du desir de M. Déyeux d'avoir un échantillon du végétal déposé par moi, je crus qu'il était de la bienséance de leur rendre visite, et que je pouvais profiter de cette occasion pour les engager à mettre, dans leurs opérations, le plus de célérité possible. M. Déyeux était alors à la campagne, et je ne pus le rencontrer que le lundi 6. M'étant présenté chez lui ce jour-là, et après lui avoir remis l'échantillon du végétal qu'il m'avait fait demander, je lui témoignai combien j'étais charmé qu'il fût nommé commissaire pour cet objet, en l'assurant que ma confiance égalait celle que l'école de médecine lui avait donnée pour la préparation du nouveau remède que je venais de proposer. M. Déyeux me répondit avec toute l'honnêteté possible, en me disant que l'école de médecine avait été entraînée à souscrire à ma demande par la franchise avec laquelle je m'exprimais dans le mémoire qui lui avait été adressé par le ministre; que la bonne-foi était toujours facile à distinguer d'avec le charlatanisme, et que quand on mettait autant de loyauté dans sa manière de s'annoncer, on devait nécessairement entraîner les opinions en sa faveur; que d'après cela je de-

vais compter sur son zèle à seconder mes intentions. Je lui témoignai ma reconnaissance des
heureuses dispositions dont il paraissait animé,
et je le priai en même-temps de vouloir mettre
le plus de célérité possible dans le travail dont
il était chargé afin que je pusse en connaître
promptement les résultats; ce qu'il promit sans
aucunes difficultés.

Je lui témoignai le desir que j'avais de rejoindre mes foyers; mais que si ma présence
pouvait être utile pour les opérations qui allaient se commencer, je différerais mon départ.
Il me répondit que les éclaircissements que
jamais donnés pour la préparation de ce remède
étaient si intelligibles, qu'il était impossible
de s'en écarter, et que je pouvais être sûr de
toute l'exactitude qui serait mise dans cette
préparation. Il s'offrit même de correspondre
avec moi lorsque j'aurais quitté Paris; ce que
j'acceptai avec reconnaissance.

Cependant, pendant l'entretien que j'eus avec
lui, il ne me dissimula pas sa prévention contre
le remède qu'il devait préparer; je lui observai
même à ce sujet, que les hommes d'un mérite
distingué ne devaient jamais se laisser entraîner
ni par la prévention, ni par la superstition ;
que ces deux passions obscurcissaient toujours
les lumières des personnes chez qui elles trou-

vaient asyle; et que de même que l'on ne devait pas condamner sans entendre, il ne fallait pas juger les choses sans en avoir une connaissance parfaite.

Le lendemain 7, j'allai rendre visite à M. de Jussieu, qui me reçut également de la manière la plus agréable. Nous eûmes un entretien assez long sur les vertus du végétal dont on devait s'occuper; il me fit un détail précis des recherches qu'il avait faites pour faire son rapport à l'école de médecine, dont le résultat se trouva parfaitement d'accord avec ce que j'annonçais dans mon mémoire, relativement à sa propriété antisyphilitique; il ne me dissimula pas non plus son incrédulité sur cette nouvelle vertu : il me dit que, néanmoins, ses vœux les plus sincères étaient pour que les expériences qui allaient se faire puissent en justifier l'efficacité, pour le bonheur de l'humanité.

Ce même jour je rencontrai M. Sené (c'était pour la troisième fois que j'allais chez lui), il me reçut aussi avec beaucoup d'honnêteté; et dans le court entretien que nous eûmes ensemble, loin de paraître prévenu contre l'objet qui donnait lieu à mes visites, il me dit qu'il ne voyait pas de raison pour que les résultats ne fussent pas les mêmes à l'école de médecine, qu'ils l'avaient été entre les mains de ceux qui l'avaient précédemment éprouvé.

Je crus devoir rendre compte au ministre des dispositions qui venaient d'être prises par l'école de médecine, et à cet effet je lui écrivis le même jour 7 de juin, pour lui faire connaître la nomination des trois commissaires qu'elle avait choisis parmi ses membres.

Je lui fis également connaître que mon intention était de me retirer chez moi pendant que MM. les commissaires procéderaient aux essais dont ils étaient chargés, me reposant entièrement sur l'exactitude de leurs observations, et sur la justice de leur rapport à l'autorité.

Le même jour je passai chez M. Touret, pour le prévenir que j'allais me disposer à partir, et le prier en même-temps de vouloir me dire quelle serait à-peu-près la durée des essais qui allaient se commencer ; il me répondit que ce travail ne pourrait être terminé avant trois mois, ce que je trouvai fort-long.

Je profitai de ce moment pour le prier de me faire délivrer un extrait de la délibération par laquelle l'école de médecine avait arrêté qu'il serait fait des essais de mon remède ; mais il s'y refusa formellement, quelques observations que j'aie pu lui faire.

Le lendemain je me rendis chez M. Bellanger,

à Versailles, pour lui communiquer l'état où se trouvaient les choses, et en même-temps lui faire part de mes dispositions pour mon prochain départ pour Rochefort.

Il s'y trouvait présente une personne de qui j'étais particulièrement estimé, et qui s'intéressait beaucoup au succès de mon objet. Cette personne, très-versée dans la connaissance des hommes et des choses, me fit observer que si je partais, personne ne pourrait me remplacer dans la poursuite de mon affaire, et que mon objet se trouverait réduit au néant; que toutes les promesses que ces messieurs me faisaient, et l'intérêt qu'ils paraissaient prendre à moi, étaient positivement inverses de leur façon de penser, et qu'ils seraient très-flattés de mon absence pour pouvoir plus sûrement m'oublier; que toutes les correspondances que je chercherais à entretenir seraient parfaitement inutiles; et que malgré que je reviendrais à Paris pour solliciter un résultat, je ne pourrais y parvenir, parce qu'ils seraient capables de dire au ministre que cet objet avait été examiné dans le temps sans qu'on en ait obtenu aucun succès. Les hommes, me dit cette personne, à qui vous avez à faire, sont capables de tout supposer pour vous écarter, quelqu'utile que soit l'objet de votre proposition.

M. Bellanger présent, ajouta : Voici le langage que m'a tenu à ce sujet un chef de bureau du ministère, quand j'allais lui parler pour votre affaire : il m'a dit que la chose deviendrait d'autant plus difficile, que l'intégrité des juges était très-équivoque, et que pour parvenir à obtenir ce que je demandais, il y avait trois choses à vaincre, la prévention, la jalousie, et la paresse.

Je sentis que toutes ces observations n'étaient dictées que par l'intérêt que l'on prenait à moi; mais ayant été entraîné jusqu'à ce moment par le desir de rejoindre ma maison, et par l'espoir que MM. les commissaires s'occuperaient, sans ma présence, de satisfaire à la demande du ministre, tout cela formait un singulier contraste. Cependant ce langage très-significatif, tenu par des personnes qui n'avaient d'autre motif que celui qu'inspire l'attachement, détourna subitement le bandeau qui avait obscurci ma vue, me fit apercevoir le chemin hérissé et tortueux dans lequel on m'avait dirigé avant d'avoir aperçu les écueils dont il était rempli, et la perfidie des pilotes chargés de conduire la barque.

Je me hâtai de revenir à Paris pour tâcher d'activer les essais qui devaient se faire. Malgré mes fréquentes démarches auprès des commissaires, notamment auprès de M. Déyeux, chargé de la préparation du remède, et malgré les officieuses promesses qu'il me faisait chaque fois, vingt-cinq jours s'écoulèrent sans qu'il y eût rien de disposé pour en venir aux faits.

Fatigué de mes démarches pour arriver à un résultat quelconque, autant que ces messieurs devaient l'être de ma présence, je pris le parti d'écrire au ministre, le 27 juin, la lettre suivante :

MONSEIGNEUR,

« Le 7 de ce mois j'eus l'honneur de faire connaître à V. Exc. les dispositions prises par l'école de médecine, dans sa séance du 2, au sujet de la découverte que je vous avais soumise, et dont vous avez ordonné le renvoi à son examen.

« Je vous exposais, Monseigneur, que pendant les essais auxquels MM. les commissaires allaient se livrer pour en connaître les effets, je me proposais de me retirer chez moi pour suivre mes travaux habituels, et réparer, le plus possible, les sacrifices occasionnés par une longue absence.

« Une réflexion plus juste m'a suggéré que, si je me retirais avant que les commissaires eussent commencé leurs travaux, la chose pourrait bien rester éternellement ensevelie dans l'oubli, puisque malgré toutes mes démarches, depuis vingt-cinq jours que l'école de médecine a pris son arrêté, il n'y a encore aucunes dispositions de prises pour les expériences à faire.

« Un mot de V. Exc., pour manifester à ces messieurs le desir qu'elle a d'en connaître promptement les résultats, est capable de tout activer; j'ose donc vous supplier, Monseigneur, de vouloir leur demander un prompt rapport sur l'état où se trouve la chose.

« Comme cette dernière démarche de ma part auprès de V. Exc., pourrait peut-être nuire à l'objet de ma réclamation si ces messieurs en étaient instruits, je la supplie de vouloir la soustraire à leur connaissance.

Daignez agréer l'assurance du profond respect, avec lequel j'ai l'honneur d'être,

MONSEIGNEUR,

Votre très-humble et très-obéissant serviteur. »

Le ministre ne tarda pas à satisfaire à ma demande ; ce qui m'en fit apercevoir, ce fut l'empressement que mit M. Déyeux à faire commencer la préparation dont il était chargé.

M'étant transporté chez lui le 29, il me dit

qu'on allait travailler de suite à cette opération, et qu'il me priait de me joindre à M. Barruel, pharmacien de l'école de médecine, homme d'une discrétion connue, auquel je pouvais me confier en toute sûreté; (il l'avait préalablement rendu dépositaire du secret que je n'avais confié à l'école de médecine que par ordre du ministre.) Comme ce jour-là il partait pour Saint-Omer, il chargea M. Barruel du soin de la préparation, sous ma direction. Le 1er de juillet nous commençâmes cette opération au laboratoire de l'hospice chimique; elle dura neuf jours; mais elle aurait bien pu être terminée le troisième jour, si on n'eût pas affecté d'y mettre autant de lenteurs.

Après la préparation finie, j'allai en prévenir M. Touret, et le prier de prendre les moyens nécessaires pour qu'on pût, le plutôt possible, en faire l'application aux malades. Il me répondit qu'il fallait attendre le retour de M. Déyeux, et que sans lui on ne pouvait rien faire. M. Déyeux arriva le 8 de juillet; mais je ne pus le voir que le 11. Ce jour-là, il me dit qu'il verrait M. Touret, et qu'il s'entendrait avec lui sur les moyens de se procurer des malades pour commencer les traitements.

M. Déyeux qui, dans le principe m'avait témoigné beaucoup de prévention contre le remède que j'avais proposé, était revenu sur ses pas, d'après le rapport que lui avait fait M. Barruel sur les effets qu'il en avait obtenus sur un de ses amis (1).

Le vendredi 15 juillet, j'allai trouver M. Déyeux au laboratoire de l'école de médecine, pour connaître de lui les dispositions qui avaient été prises; il m'annonça que cela ne le regardait plus, que l'école de médecine, dans une assemblée de la veille, avait nommé M. Dubois seul commissaire pour les traitements des malades qui devaient être envoyés pour les essais, et que je n'aurais qu'à le voir et me concerter avec lui pour cela (2).

---

(1) M. Barruel me dit, au commencement de juillet, qu'il avait un ami fortement attaqué du vice syphilitique, dont l'aversion pour le mercure et ses préparations était invincible; je lui conseillai de le mettre à l'usage de mon remède végétal; il en fit part à son ami, qui y consentit, et m'en fit demander un traitement, que je remis à M. Barruel avec l'instruction nécessaire à son usage; il le prit d'après la méthode ordinaire, et il a été guéri en assez peu de temps.

(2) Je fus d'autant plus flatté d'apprendre la nomination de M. Dubois pour les essais qui allaient se faire, que, m'étant trouvé un jour chez lui avec un de ses amis qui lui parla de la découverte qui était soumise à l'examen de l'école de médecine, M. Dubois me témoigna le

Le samedi matin 16, j'allai chez lui; il m'annonça que l'on ne pourrait recevoir les malades à son petit hôpital que le lundi 25. Je lui dis qu'avant cette époque j'aurais le plaisir de le voir et de lui donner tous les éclaircissements qu'il desirerait. Il me répondit que l'école de médecine ne lui en avait remis aucun, et qu'il faudrait bien qu'il les tînt de moi. En effet j'y retournai le jeudi suivant pour lui remettre une instruction sur la manière d'administrer le remède. Il me demanda quelle était la nature de ce médicament, et je lui nommai confidentiellement le végétal.

Je le priai de me dire si c'était lui qui devait faire rendre les malades à l'hôpital. Il me répondit que c'était M. Touret qui en était chargé, et que je ferais bien de le voir à ce sujet.

J'allai le même jour chez M. Touret, qui écrivit sur-le-champ au bureau de l'administration, pour qu'on les envoyât le jour indiqué. Le samedi je repassai chez M. Dubois, qui me dit que les traitements commenceraient le mardi 26, et que je n'aurais qu'à m'y rendre ce jour-

---

desir d'en voir confirmer les effets, en me disant que la chose serait très-avantageuse pour l'art, et plus encore pour l'humanité.

là. En effet je m'y rendis, mais les traitements ne commencèrent pas, parce que le remède n'avait pas été remis à M. Dubois, et qu'il ignorait même ceux qui s'en trouvaient dépositaires.

Je me rendis de suite à l'hospice chimique, pour prier M. Barruel de remettre lui-même ce remède à M. Dubois. Ce pharmacien se trouvant absent, je chargeai M. Richard, son cousin, de vouloir bien lui faire cette recommandation aussitôt sa rentrée.

M. Richard chercha dans un petit magasin qui se trouve derrière la pharmacie, et trouva la boîte comme une chose oubliée; il voulut m'en charger; mais dans la crainte d'être suspecté, je le priai de la faire parvenir par son cousin.

Comme ce remède parvint fort tard à M. Dubois, les malades ne purent en commencer l'usage ce jour-là. Le lendemain je m'y rendis à sept heures; mais un incident d'une autre espèce s'opposa à ce que les malades commençassent leur traitement. M. Dubois n'avait pas ordonné la tisane qu'ils devaient prendre avec le remède. Le 28 je m'y rendis à la même heure: le pharmacien ce jour-là l'avait oubliée à son tour; il fallut le chercher pour la lui demander; ce qui entraîna assez de temps pour que les malades ne pussent prendre leur première dose avant onze heures; c'est-à-dire, après leur déjeûner (1).

J'ai omis de rapporter à la date du 25 juillet, la lettre qui me fut adressée par S. Exc. le ministre de l'intérieur en réponse à la mienne du 27 de juin. Elle est conçue en ces termes:

Le ministre de l'intérieur, comte de l'Empire, à M. Papin, pharmacien.

« Je vous préviens, Monsieur, que, conformément à la demande que vous m'en avez adressée, j'ai invité l'école de médecine à accélérer les expériences que l'on doit faire du remède antivénérien, dont vous êtes propriétaire.

Je vous salue, Signé *Crétet.* »

Je dois observer que le nombre des malades sur lesquels on devait faire les essais, était de quatre ; que ces malades furent choisis et envoyés à M. Dubois, par M. Cullerier ; que le procès-verbal qui devait constater tous les simp-

---

(1) D'après ces détails, qui sont de la plus grande exactitude, il serait inutile de se permettre quelques réflexions sur la manière dont cette petite administration est dirigée ; il est facile d'en juger. On la nomme l'*hospice de perfectionnement.*

tômes de leurs maladies, devait être dressé en ma présence, d'après toutes les règles de la justice et de l'équité, mais que cette formalité, usitée dans toutes les circonstances de cette espèce, fut soigneusement écartée par M. le commissaire de l'école de médecine. Il fit dresser ce procès-verbal par M. Patrix, qu'il substitua aux fonctions dont il était spécialement chargé par sa compagnie; de sorte que c'était M. Patrix qui suivait les traitements, et M. le commissaire ne se montrait dans la salle où se trouvaient les malades, que tous les cinq à six jours, pour y faire une légère inspection.

Les 29, 30 et 31 juillet, 1er et 2 août, chaque jour les malades continuèrent de prendre le remède, en ma présence, conformément à l'instruction que j'avais donnée.

Le 3, je m'y rendis comme à l'ordinaire, à sept heures du matin; M. Patrix me dit qu'il était trop de bonne heure, et qu'il ne pourrait se rendre à l'hospice que sur les huit heures et demie; il ajouta que si je ne voulais pas attendre, je pouvais m'en dispenser; qu'il mettrait toute l'exactitude possible à suivre l'administration du remède ainsi qu'elle était prescrite.

Je répondis à M. Patrix que si je me rendais si exactement aux visites, ce n'était que parce que M. Dubois m'avait témoigné qu'il verrait avec plaisir que je les suivisse pendant quelques jours; mais que je n'y étais conduit par aucune espèce de défiance; que M. Dubois lui avait donné sa confiance, parce qu'il la méritait sans doute, et que d'après cela je devais lui donner la mienne. Puisqu'il en est ainsi, ajoutai-je, je ne vais pas attendre la visite, et je ne reviendrai que la semaine prochaine, attendu que j'irai passer quelques jours à Versailles, chez mes parents.

J'effectuai en effet ce petit voyage, et le lundi 8, je retournai à Paris, mais trop tard pour que je puisse aller à la visite, et je ne pus m'y trouver que le lendemain 9. Ce jour-là je me rendis chez M. Dubois, qui, aussitôt que je fus entré, prit un ton *sententieux et sévère*, en me disant : *Pensez-vous, monsieur, que je puisse faire continuer l'usage d'un remède inconnu à des malades qui souffrent sans cesse sans en éprouver aucuns soulagements? Savez-vous que j'ai une quantité d'élèves qui suivent mes visites pour leur instruction; que voulez-vous qu'ils disent en me voyant persister à donner un médicament qui n'apporte aucun changement à l'état de souffrance des malades : répondez-moi à cela ?*

D'abord, monsieur, je vous répondrai que

le médicament ne vous est pas inconnu comme vous le dites; et, de plus, je vous demanderai quel est le remède qui, en aussi peu de temps, aurait pu apporter des effets sensibles à des malades aussi infectés de vérole que ceux qu'on vous a choisis (1).

Vous ne répondez pas, me dit-il, à ma question; que voulez-vous que je dise aux élèves qui me suivent ?

Il est facile de répondre à vos élèves (si toutefois ils vous faisaient des questions là-dessus), qu'il faut donner au remède le temps d'agir ; car ils n'en ont commencé l'usage que le 28 , et vous l'avez fait cesser le 2, ce qui ne fait que six jours. Faites-moi le plaisir de me dire quel est le médicament qui, en aussi peu de temps, eût pu appaiser des accidents aussi graves ?

---

(1) Les quatre malades destinés à ces essais furent choisis par M. Cullerier, chirurgien en chef de l'hospice des vénériens, ainsi que je l'ai déja dit; tous étaient pourvus des symptômes les plus marquants de la maladie syphilitique; mais il y en avait un entre autres qui venait d'être traité sans aucun succès, et que l'on avait renvoyé de l'hôpital comme incurable. C'était pour la neuvième fois qu'il avait attrapé cette maladie. Ces faits ont été consignés dans le procès-verbal qui a été dressé à leur entrée, pour constater l'état où ils se trouvaient. M. Patrix me le communiqua.

Je sens bien, me dit-il, que vous allez vous étayer de cela; mais celui dont je me sers constamment, qui est le *sublimé-corrosif*, donné dans une tisane sudorifique (1), ne manque jamais de produire les meilleurs effets.

Je lui répondis : Les effets du sublimé-corrosif me sont parfaitement connus. Je sais qu'ils sont lents , trompeurs , quelquefois très-incertains, et souvent dangereux. La preuve qu'ils sont lents, c'est que l'on calcule la dose de ce sel à un demi-grain par jour; que l'on en fait dissoudre 15 ou 16 grains dans une pinte d'eau distillée, ou autre véhicule ; que quelquefois on en donne jusqu'à trois pintes à un malade, et même au-delà, et rarement moins de deux. Alors ce remède est donc très-long , puisque la pinte contient de 60 à 64 cuillerées; à deux cuillerées par jour, cela fait donc un mois pour chaque bouteille. Veuillez me dire, je vous prie, si les malades ont obtenu du mieux depuis que vous les avez mis à l'usage de la liqueur de Vanswieten ? Oui, me dit-il, ils ont éprouvé du mieux (2).

---

(1) Cette tisane sudorifique se compose avec la racine de bardane, l'orge et la réglisse, dont on fait faire une décoction selon l'art, par la *portière*, ou *l'infirmier de l'hospice de perfectionnement.*

(2) Je suis bien fâché de donner un démenti à M. Dubois,

Malgré tout ce que vous me dites à l'avantage du sublimé-corrosif, ce ne sera jamais un remède que j'adopterai, en raison des accidents que je lui ai souvent vu produire.

Il me répondit à cela, que malgré qu'il le fît prendre journellement, il n'en avait jamais éprouvé de mauvais effets.

Je lui dis que je pensais bien qu'un praticien aussi éclairé que lui savait prévenir tous les accidents qu'occasionnait ce remède; mais que dans l'immense quantité de personnes qui l'administraient, il n'y en avait peut-être pas deux sur mille qui pussent se flatter d'en obtenir un succès constant et sans danger.

Alors M. Dubois prit un ton plus convenable, et me dit que si je voulais suivre constamment les traitements avec M. Patrix, il allait faire reprendre aux malades l'usage de mon remède; j'acceptai cette proposition, et de suite je me transportai à l'hospice avec M. Patrix, pour leur en administrer la dose ordinaire.

---

mais j'y suis forcé pour l'exactitude des faits; l'inspection des malades et les questions que je leur fis, me prouvèrent qu'ils n'avaient pas éprouvé de mieux; mais ce qui confirmait encore cette vérité, c'est que le bulletin journalier de leur état, tenu par M. Patrix, ne faisait mention d'aucun changement avantageux.

La première chose dont je m'aperçus en entrant dans la salle où se trouvaient les malades, fut que l'on avait mêlé la liqueur de Vanswieten à la tisane qu'ils devaient prendre dans le jour, et cela dans un vase d'étain; eux-mêmes me demandèrent s'ils devaient prendre, avec le remède que je leur faisais donner, celui qui était dans leur pinte; je leur dis qu'il n'y avait sans doute que de la tisane; ils me répondirent qu'on y avait mêlé la liqueur; j'observai particulièrement à M. Patrix que, si les lois des affinités n'étaient pas fausses, le muriate sur-oxigéné de mercure devait se trouver décomposé par le métal, et former un muriate d'étain : cette observation parut lui faire une certaine peine, et je m'en tins là.

Ayant examiné sans affectation la bouteille qui contenait la solution de sublimé-corrosif, qui fut présentée à M. Patrix par l'infirmier, je m'aperçus qu'il n'en manquait qu'à-peu-près deux onces; je dis alors au substitut du commissaire : Si les malades n'ont pris dans six jours que ce qui manque à cette bouteille, il faut que le remède ait bien de la vertu, pour que deux onces divisées entre quatre aient pu avoir produit les effets que M. Dubois a annoncés.

On a cherché tous les moyens possibles de me dégoûter des essais que je voulais obtenir, tant par les lenteurs affectées que par les détours qu'on n'a cessé de prendre pour m'éconduire et m'évincer; et lorsque, par mes démarches infatigables, les essais étaient prêts de se commencer, M. Dubois, nommé alors pour les suivre, dit à un de ses amis, qui est aussi le mien (M. Caubet), qu'il devait me conseiller en ami d'abandonner mon projet et de me retirer chez moi; que la chose ne me présentait rien d'avantageux, et qu'après avoir dépensé beaucoup d'argent je ne réussirais pas.

M. Caubet me rendit parfaitement compte de la commission dont il était chargé. Je ne pus me dispenser de lui répondre dans ce moment avec humeur, que, si M. Dubois avait médité le conseil qu'il me donnait, c'était une perfidie, attendu qu'il me conseillait une bassesse dont je n'étais pas capable; que si M. Dubois, ou tout autre membre de l'école de médecine, m'avait donné ce conseil avant d'être devenu dépositaire de ma découverte (dépôt que je ne leur ai confié que sur la foi de la discrétion et de l'honneur), alors j'aurais pu attribuer cet avis à sa manière de voir; mais qu'il était indécent que l'on me donnât un pareil conseil après avoir abusé de ma crédulité et de la confiance du ministre; que si j'étais assez lâche pour suivre une semblable instigation, je me déshonorerais dans l'esprit de l'autorité à laquelle je me suis adressé en principe, dans l'esprit de tous ceux qui me connaissent et qui savent le sujet qui me retient à Paris. Je lui dis de plus : lorsque le ministre demanderait un rapport sur le résultat des essais de l'école de médecine, celui qui en est l'organe ne manquerait pas de dire que, d'après les sévères dispositions que la commission prenait pour la vérification des faits que j'avais annoncés dans mon mémoire à S. Exc., ne m'étant pas trouvé capable de les soutenir, j'avais pris la fuite pour me soustraire à la confusion et à la honte dont leurs rigoureuses expériences m'auraient couvert.

Voilà ma réponse à M. Caubet, que je priai instamment de transmettre à M. Dubois; j'ignore s'il l'a fait; au surplus, si c'est sans réflexion que M. Dubois l'a chargé de me communiquer cet avis, il a dû voir qu'il n'y a rien d'inconsidéré dans mes expressions; et dans le cas contraire, il aura dû s'apercevoir que je n'étais pas d'humeur à me laisser séduire par des insinuations qui ne pouvaient être dictées que par les passions les plus condamnables.

Revenons au sujet principal de mon objet,

qui est la reprise du traitement de nos quatre malades. On se rappellera que les traitements commencèrent le 28 de juillet, et qu'ils ont continué jusqu'au 2 août inclusivement; que depuis le 3 jusques et compris le 8, ces malades ont été mis (par ordre de M. Dubois), à l'usage du sublimé-corrosif (1), et que le 9,

---

(1) M. Dubois ayant été instruit par M. Patrix que je m'étais absenté, me crut parti définitivement, et il se hâta le même jour, de faire cesser les traitements commencés, sous prétexte que les malades n'avaient pas éprouvé de soulagement dans l'espace de six jours, pendant lesquels ils avaient usé du remède, et pendant lequel temps je n'avais pu obtenir aucun des topiques nécessaires à leurs pansements. Ces faits sont de la plus grande exactitude; M. Dubois, lui-même, ne pourra pas en disconvenir.

Un jour j'avais prescrit à un de ces malades un cataplasme de farine de graine de lin, pour être continué pendant quelques jours; chaque visite je répétais la même demande, sans avoir pu obtenir ce topique avant le quatrième jour, et encore fallut-il renoncer à ce moyen faute de pouvoir s'en procurer d'autres pour le renouveler deux fois par jour. J'ai attendu pendant trois jours, une once de cérat avec vingt-quatre grains d'acétate de plomb crystallisé et mêlés ensemble. Je demandai une cuillerée d'huile d'olives, qu'on me fit attendre également pendant trois jours, et encore me fit-on donner de mauvaise huile à brûler, qui était si rance, que je ne pus l'employer, par la crainte d'occasionner beaucoup d'irritation à la partie sur laquelle je devais l'appliquer. J'ai demandé différentes choses que je n'ai pu obtenir.

ils reprirent le traitement végétal qui avait été commencé.

J'ai continué de suivre régulièrement matin et soir l'administration du remède avec M. Patrix, et je voyais avec satisfaction que le mieux se manifestait chaque jour de plus en plus. Le 14, M. Dubois alla y faire son inspection, et M. Patrix me rapporta le même jour qu'il avait trouvé un mieux sensible. Si ces malades eussent reçu exactement les secours accessoires à leur traitement interne, leur guérison eût marché bien plus rapidement encore; mais chaque fois que je leur ordonnais quelques remèdes externes, comme cataplasmes, onguents, emplâtres, lotions ou injections, il fallait attendre jusqu'à trois, quatre, cinq et six jours l'objet demandé, et encore finissait-on quelquefois par ne pas l'obtenir.

Le 16 août, un des quatre malades est sorti sous prétexte (a-t-on dit), d'aller chez lui pour y chercher du *linge à pansement et une seringue à injections*, et on ne l'a plus vu reparaître à l'hospice (1.) Je priai M. Patrix de vouloir

______

(1) Peut-être même l'a-t-on fait passer dans un autre hôpital; quoi qu'il en soit, on peut aisément le soupçonner pour la vraisemblance de cette assertion; car si à l'hos-

prévenir M. Dubois de l'évasion de ce malade; et le lendemain il me dit s'en être acquitté sans avoir reçu de réponse significative.

Le 19, desirant m'assurer si l'intention de M. Dubois était de remplacer le malade qui était parti, j'allai chez lui pour lui en faire la demande; il me répondit qu'en le remplaçant de suite, il faudrait commencer un seul traitement, et qu'il valait mieux attendre la guérison des trois qui étaient à l'hospice, et qu'alors il en ferait venir six autres pour les remplacer, et que tous les traitements marche-

---

pice où on les avait placés on eût fourni aux malades tout ce qui leur était nécessaire, ainsi que le prescrivent tous les réglements concernant les hôpitaux civils, militaires et de charité, à coup-sûr ce vénérien n'aurait pas eu de prétexte de sortir. De plus, puisque M. Dubois avait dit qu'il était satisfait que ces malades fussent tous domiciliés à Paris, afin de pouvoir s'assurer quelque temps après leur sortie de l'hôpital, si la maladie ne serait pas susceptible de reparaître; alors il connaissait donc leur demeure, et il lui aurait donc été possible de faire rentrer ce fugitif.

Lorsque le langage de M. Dubois, relativement au retour de la maladie me fut rapporté, je répondis que je ne donnais pas ce remède comme préservatif, vu la possibilité que ces individus encourussent les dangers d'une nouvelle maladie, puisqu'un d'entre eux en était possesseur pour la neuvième fois.

raient ensemble, ce qui vaudrait beaucoup mieux.

Le 25, je me rendis chez lui à l'heure ordinaire, pour prendre M. Patrix, afin de nous rendre à l'hospice, administrer le remède aux malades; M. Dubois m'ayant aperçu me fit entrer dans son cabinet, et me dit, au premier abord, qu'il me croyait parti; je lui répondis que je n'avais pas de motifs pour abandonner Paris furtivement, et que jamais je ne quittais un endroit sans rien dire (je dois observer que je l'avais salué la veille). Il me dit ensuite qu'il devait me prévenir que n'ayant à sa disposition aucuns moyens de retenir les malades dans leur salle et de les empêcher de sortir, ainsi que cela devait avoir lieu dans des essais, il ne pouvait répondre de rien; que d'après cela qu'ils fussent guéris ou qu'ils ne le fussent pas, il ne certifierait jamais l'effet de mon remède, et qu'il ne signerait aucuns certificats qui pussent en attester les effets bons ou mauvais; qu'au surplus n'adoptant point cette méthode de traiter, il ne lui donnerait point son approbation; même quand le ministre en demanderait le rapport.

Je n'ai point non plus, continua-t-il, à ma disposition les moyens de faire donner aux malades les remèdes accessoires que vous jugez utile d'ordonner à leurs traitements; d'après cela je dois renoncer à continuer les essais commencés.

J'ai toujours cru, lui répondis-je, et je crois encore que si les malades n'ont pas été retenus dans leur salle, ainsi qu'ils devaient l'être; et que si les remèdes accessoires à leurs traitements ne leur ont pas été plus exactement fournis, que tout cela a dépendu de votre volonté; et je ne puis vous dissimuler que mon embarras était toujours d'en définir la cause; mais vous le dissipez en ce moment, et ce n'est plus pour moi un problême. J'étais d'autant plus fondé à croire que toutes les entraves qui se présentaient chaque jour étaient dépendantes de vous, que j'avais la certitude que le ministre, en ordonnant les essais de mon remède, avait la ferme intention qu'ils fussent régulièrement faits, afin qu'ils pussent présenter des résultats positifs et sans équivoque; il en avait chargé l'école de médecine en s'en rapportant à sa sagacité et à sa justice, sur les moyens à prendre pour satisfaire ses intentions; l'école de médecine en vous transmettant ses pouvoirs vous a transmis la volonté du ministre, et je me plais à croire que c'était avec l'intention que cette noble tâche fût exactement remplie, et que rien ne fût négligé pour y parvenir.

Ce qui m'étonne beaucoup, d'après la prévention dont vous êtes animé, c'est que vous n'ayez pas refusé la commission de cet examen et que vous ayez attendu jusqu'à ce moment à me prévenir de votre ferme résolution à tout rejeter, quels qu'en fussent les résultats.

Il me répondit qu'il était très-fâché de s'être chargé de suivre ces essais; qu'il avait fait son possible pour s'y refuser; mais qu'il n'avait pu résister aux instances qui lui avaient été faites par ses collègues (1).

Que quant à sa manière de voir la chose, il m'avait fait prévenir dans le temps par M. Caubet, que je ferais bien de renoncer à ce projet, attendu qu'il avait la certitude que je ne réussirais pas (2). Permettez-moi, lui dis-je, une observation sur ce que vous me faites l'honneur de me dire. Veuillez vous rappeler que m'étant trouvé un jour chez vous avec M. Caubet, qui vous fit connaître le motif de mes relations avec l'école de médecine, nous eûmes à

----

(1) Quand un homme s'exprime de cette manière, et que le même jour il accepte sans difficulté une nouvelle commission pour recommencer les mêmes essais, que doit-on supposer de ses intentions?

(2) Sa certitude était d'autant plus fondée, qu'il savait qu'il allait en devenir le seul arbitre.

ce sujet un entretien qui me conduisit à vous donner communication de la lettre de M. Voisin, ainsi que de celle de MM. Sédillot et Cullerier; vous me répondîtes, que si les effets de cette découverte pouvaient se confirmer, ce serait une chose extrêmement précieuse, tant pour l'humanité que pour la médecine; que je pouvais être assuré que vous feriez votre possible pour en faire accélérer les essais; ce qui était le but de ma démarche auprès de vous. Comment se fait-il, monsieur, qu'aujourd'hui vous me teniez un langage si diamétralement opposé?... Pouvais-je m'attendre à une pareille contradiction avec vous-même?

Si je vous ai tenu ce langage dans le temps, me dit-il, c'était sans doute sans réflexion. Au surplus, je ne vois pas la nécessité de se casser la tête pour chercher de nouveaux moyens de guérir la maladie vénérienne, puisque nous en avons un dont l'efficacité est reconnue par toutes les facultés.

Pouvez-vous, lui dis-je, employer le muriate sur-oxigéné de mercure, dont vous faites un si pompeux éloge, à tous les tempéraments; aux sujets attaqués de maladies nerveuses, d'obstructions portées à un certain degré, aux phthisiques, aux scorbutiques, etc., etc.? D'ailleurs je ne dois pas vous parler des accidents qu'occasionne le mercure, et notamment ses préparations salines, parce que vous les connaissez mieux que personne. Vous n'en conviendrez pas sans doute, puisque dans ce moment vous vous en déclarez l'apôtre; mais j'en appelle à tous les praticiens de bonne foi, à tous les auteurs anciens et modernes, je suis sûr que le sentiment de tous sera opposé à celui que vous soutenez en ce moment.

Je vous le répète, me dit-il, je n'ai jamais obtenu que de très-bons effets du sublimé-corrosif, même dans les cas que vous venez de me citer; d'ailleurs le scorbut et la vérole n'existent pas ensemble.

Je vous assure, monsieur, lui dis-je, que plus d'une fois je me suis convaincu du contraire de ce que vous dites là. Il me dit, qu'alors on devait traiter les deux maladies séparément.

Je le sais, lui répondis-je, tous les praticiens l'indiquent ainsi; mais je crois qu'il est bien plus avantageux pour le malade et plus satisfaisant pour le médecin (philanthrope) de traiter les deux maladies ensemble; ce qui peut s'effectuer d'une manière efficace avec le remède végétal que je propose, ainsi que je l'ai éprouvé plusieurs fois. J'ajoutai que dans l'administration du mercure, même dans les cas ordinaires, les dangers étaient d'autant plus éminents, que quelquefois ils étaient occasionnés par la nature du médicament; mais souvent par la manière dont il se trouvait administré, attendu que les talents n'en dirigeaient pas toujours l'emploi. Il me répondit à cela, que m'importe que les autres tuent pourvu que je guérisse...

Je ne répondis point à un pareil langage, parce que M. Dubois était chez lui, et qu'il mettait beaucoup d'entêtement à soutenir le paradoxe qu'il avait mis en avant.

Voulant terminer ce fastidieux et désagréable dialogue, je lui dis : D'après la manière dont je me vois éconduit par vous, je dois instruire l'école de médecine de ce qui vient de se passer, et lui mettre sous les yeux la position désagréable dans laquelle vous me mettez, pour ainsi dire, au moment où je devais prétendre à des résultats satisfaisants.

Songez, me dit-il d'un ton élevé, que si, dans le rapport que vous allez faire à l'école de mé-decine, vous dites quelque chose contre moi, je me vengerai en disant beaucoup de mal de vous. Je lui répondis que j'étais incapable de m'écarter de la vérité dans mon rapport, et que e ne le croyais pas encore assez injuste pour dire du mal de moi, puisque je ne lui en avais jamais donné le sujet : Oh! me dit-il, on ne manque pas d'en trouver lorsqu'il s'agit d'exercer sa vengeance. Mais, lui répondis-je, cela devient alors une calomnie,et je pense encore que c'est une chose au-dessous de vous ; je défie à qui que ce soit de rien articuler contre ma délicatesse. M. Patrix est ici présent, demandez-lui si je ne me suis pas constamment conduit d'une manière irréprochable dans les traitements que nous avons suivis ensemble ; s'il m'est arrivé une seule fois de mettre le pied dans la salle où sont les malades sans être accompagné par lui : il peut vous certifier que souvent je lui ai dit (quand les malades attendaient plusieurs jours un remède que je leur avais ordonné, et dont quelquefois ils étaient forcés de se passer, parce qu'on ne le leur donnait pas), que si, avec mon argent, je pouvais le leur procurer, ce serait pour moi un moyen agréable d'abréger leurs souffrances et de hâter leur guérison; mais que je ne pouvais pas me le permettre, dans la crainte de donner des suspicions, dont la malignité n'aurait pas manqué de faire usage contre moi.

M. Dubois me fit pourtant la grace de me dire qu'il était vrai que je m'étais conduit avec beaucoup d'honnêteté; mais, sans perdre de vue son objet, il me dit que je pouvais exposer à l'école de médecine qu'il cessait les essais de mon remède, parce qu'il ne lui était pas possible d'interdire aux malades la facilité qu'ils avaient de sortir hors de l'hospice, et qu'il n'avait aucuns moyens de leur procurer les remèdes que nécessitait leur état pendant les traitements. Il ajouta que l'école s'assemblait le même jour, que j'avais le temps de lui faire un rapport, et qu'il s'y rendrait pour l'appuyer, *s'il était conçu comme il devait l'étre.* Je me retirai aussitôt pour faire l'adresse suivante, que je portai de suite à M. Touret, directeur de l'école de médecine.

A MM. les Docteurs, membres de l'école de mé-decine de Paris, réunis en séance.

MESSIEURS,

« Par le mémoire que j'adressai à S. Exc. le ministre de l'intérieur, daté de Rochefort, le 21 janvier dernier, je lui exposai que, par suite d'un grand nombre d'expériences, j'étais parvenu à découvrir, dans un végétal indigène, une propriété antisyphilitique supérieure à celle de tous les végétaux qui ont été employés jusqu'à ce jour contre la même maladie; que douze ans d'expériences et de succès constants m'avaient confirmé l'efficacité de ce remède, et je rapportais en outre les essais qui en avaient

18.

été faits par des hommes dont le mérite et la bonne foi étaient trop généralement connus pour être soupçonnés. Le rapport qu'ils en firent confirma d'une manière positive le jugement que j'avais porté en faveur de ce nouveau remède.

« Je demandais à S. Exc. qu'elle voulût en ordonner de nouveaux essais, et que je m'engageais à fournir la quantité de ce médicament qui serait jugée nécessaire aux premières épreuves, et par suite, que je confierais aux commissaires nommés à cet effet tout ce qui pourrait les éclairer sur la nature du remède, et les mettre à même de se convaincre de son identité.

« Le ministre ayant jugé l'importance d'une pareille découverte, et voulant s'assurer des faits, renvoya mon mémoire à l'école de médecine, en l'invitant de prendre les moyens nécessaires pour lui faire un rapport exact sur les résultats.

« Cette compagnie savante délibéra, d'après la demande de S. Exc. sur le préalable qu'elle aurait à remplir, et M. Touret, directeur, écrivit sa décision à M. Bellanger, mon parent, résidant à Versailles, qui me transmit le contenu de sa lettre. Ce préalable était que je remettrais à l'école de médecine, *le nom du végétal qui me fournit le remède*, *le modus fa-*

ciendi de ses préparations pharmaceutiques, et *la manière d'en faire l'application aux malades.*

« Pour seconder les intentions du ministre, et satisfaire l'école de médecine dans les demandes qu'elle pourrait me faire, je me rendis à Paris au mois d'avril dernier, et après m'être présenté chez M. Touret, qui me répéta la demande qu'il avait faite par sa lettre, je consentis d'y souscrire en lui déposant le fruit de mes recherches.

« L'école de médecine délibéra pendant plusieurs séances sur cet objet, et enfin elle arrêta définitivement, le 2 de juin, que les essais de mon remède seraient faits par des commissaires pris dans son sein, qu'elle s'occupa de nommer de suite.

« Ces commissaires étaient : MM. Déyeux, de Jussieu et Suë, tous professeurs de l'école. M. Déyeux, chargé de la préparation, la fit exécuter par M. Barruel, pharmacien de l'école de médecine. L'opération commença le 1er de juillet et finit le 8.

« Le 14 du même mois, l'école de médecine assemblée, chargea M. Dubois, l'un de ses membres, de faire l'application du remède aux vénériens qui seraient envoyés à l'*hospice de perfectionnement*, et le 28, les traitements commencèrent sur quatre malades. M. Patrix, l'un des élèves de M. Dubois, fut chargé par lui de l'administration du remède, et j'assistai à ses visites jusqu'au 2 août. M'étant absenté le 3, après en avoir prévenu le délégué de M. Dubois, les traitements furent suspendus par ordre de ce dernier, jusqu'au 9, jour de mon retour; et depuis cette époque jusqu'a ce jour, j'ai assisté à toutes les distributions qui ont été faites matin et soir.

« Le 16, un des quatre malades abandonna furtivement l'hospice pour n'y plus reparaître, et à cette époque M. Dubois avait observé que les quatre malades avaient éprouvé un mieux sensible, d'après le récit que m'en fit M. Patrix.

M. Dubois, alléguant maintenant la difficulté de retenir les malades dans leur salle, de leur faire fournir exactement les médicaments externes accessoires et indispensables à leurs traitements internes, m'a déclaré ce matin 25 août, qu'il ne pouvait répondre de rien, en raison de ce qu'il n'avait aucuns moyens coërcitifs de les retenir, ainsi que cela devait avoir lieu pour des essais; que, d'après cela, *que les malades fussent guéris ou qu'ils ne le fussent pas, il n'attesterait, ni ne certifierait jamais les effets du remède employé, dans la crainte de se compromettre, et qu'il s'y refuserait même quoique les malades seraient guéris, et que le rapport en serait demandé par le ministre.*

« D'après ce langage expressif, qu'il m'était impossible de prévoir de la part de M. Dubois, je crois devoir vous faire connaître, messieurs, la position désagréable dans laquelle me jette cette manière d'opérer. Si, dans le principe, l'école de médecine m'eût annoncé qu'elle ne voulait pas se charger des essais que j'avais demandé au ministre, par ce moyen *direct*, elle m'eût épargné beaucoup de peines, de sollicitudes et de dépenses; mais c'est après cinq mois de sacrifices constants; après que j'ai eu confié le secret de ma découverte sur la foi de l'honneur, de la discrétion et de la délicatesse, que je me vois débouté de toute espérance de résultats, sans allégation de motifs péremptoires !......

« Je pense, messieurs, que d'après l'exposé que j'ai l'honneur de vous faire, vous voudrez bien délibérer de nouveau sur l'objet de ma demande, et employer tous les moyens qui vous seront dictés par votre sagesse, et ceux qui sont en votre pouvoir, pour me rendre la justice que je réclame.

«Dans cette attente, j'ai l'honneur d'être avec respect,

MESSIEURS,

Votre très-humble etc. »

Le lendemain 26, je me transportai chez M. Touret, pour le prier de vouloir me faire connaître les nouvelles dispositions prises par l'école de médecine, dans sa séance de la veille, et après lui en avoir fait la demande, il me répondit que, dans sa délibération, elle avait nommé trois nouveaux commissaires pour l'examen de mon objet. Malgré la mauvaise humeur avec laquelle il m'accueillit, je l'invitai de vouloir me les faire connaître; il me répondit d'une manière aussi brève que peu intelligible, que c'était MM. Dubois, Tillaye; quant au troisième, je préférai l'ignorer quelques jours de plus, que de le faire répéter, dans la crainte de lui occasionner quelque révolution humorale.

Ce qui m'aurait paru incompréhensible dans une circonstance où je n'aurais pas connu les hommes à qui j'avais affaire, ne fit que me confirmer mon opinion dans celle-ci. Car celui qui est sans détour croit tout naturellement ce qu'un autre lui dit d'un air de bonne foi. M. Dubois m'avait témoigné le matin, avec un ton de franchise, combien il était fâché d'avoir accepté cette commission; il me dit même qu'il était très-repentant de s'être laissé aller aux instances de ses collégues, et que c'était malgré lui qu'ils l'avaient contraint à cela. Il est à la vérité de la nature de l'homme d'être faible;

et ce qui le prouve de la manière la plus incontestable,, c'est que le même M. Dubois a encore accepté, le même jour, la même commission. Il faut cependant observer que jusques-là il n'avait fait qu'ébaucher l'objet de son entreprise, et il avait à cœur de la terminer. L'école de médecine sentant bien qu'elle ne pouvait choisir un homme plus capable de remplir ses intentions, ne manqua pas de persévérer dans son choix, en se reposant entièrement sur lui pour tout diriger à son gré.

Après avoir pris une connaissance exacte de tout ce qui venait de se passer, je crus devoir en donner avis au ministre, et pour y parvenir, je le priai de vouloir m'accorder une audience, que j'obtins le 29 août, dans laquelle je lui exposai les faits contenus dans l'adresse ci-après.

A S. Exc. le Ministre de l'intérieur, comte de l'empire.

Monseigneur,

« Dans les premiers jours de mai dernier, j'eus l'honneur d'obtenir de V. Exc. la faveur d'une audience particulière, dans laquelle je lui donnai quelques développements sur les avantages d'une découverte que je lui avais précédemment annoncée dans un exposé que je lui adressai de Rochefort.

« Les nombreux et satisfaisants résultats que j'en avais obtenus pour la guérison de la maladie syphilitique, quoiqu'appuyés par les récits de praticiens d'un mérite connu, étaient insuffisants ; je demandai à V. Exc. qu'elle voulût bien les faire constater par des hommes revêtus d'un caractère capable de donner à ce remède l'authenticité dont il est susceptible. Pour satisfaire à ma demande, elle renvoya mon mémoire à l'école de médecine, qui ne tarda pas à me faire connaître le préalable qu'elle exigeait de moi.

« Comme il s'agissait de la rendre dépositaire de ma découverte, je crus devoir soumettre cette condition à V. Exc., qui m'engagea d'y satisfaire avec confiance. En effet, d'après son avis, je m'empressai d'y souscrire, et depuis cette époque l'école de médecine n'a cessé de m'éconduire par tous les moyens possibles.

« D'abord elle délibéra pendant quatre séances, de semaine en semaine, à l'effet de décider si elle admettrait les essais demandés par V. Exc., ou si elle les rejetterait ; enfin elle arrêta le 2 de juin, qu'il y serait procédé, et les commissaires furent nommés ainsi que j'ai eu l'honneur de vous en rendre compte. Après cette époque, malgré mes démarches multipliées auprès des commissaires, et mon recours à votre autorité, ils ont mis quarante-cinq jours avant de faire aucune des expériences qui devaient les éclairer sur le mérite de la chose; elles furent commencées le 28 de juillet, sur quatre malades qui furent choisis pour ces essais, et les traitements furent interrompus depuis le 3 août jusqu'au 8 inclusivement, sans que j'aie pu pénétrer d'autres motifs que celui de la prévention qu'on avait contre mon remède. Le 9, d'après mes observations, les malades en reprirent l'usage; le 16, un d'eux s'échappa de l'hospice, où il n'a plus reparu. A cette époque, M. Dubois, commissaire postérieurement nommé pour ces essais, reconnut un mieux sensible dans les symptômes de leurs maladies. Ce langage de M. Dubois me fut rapporté par l'élève qu'il avait choisi pour le remplacer dans ces traitements.

« Ayant fait quelques observations à M. Dubois sur les inconvénients de laisser aux malades la liberté de sortir de l'hospice, et sur le désagrément de les voir souvent attendre pendant plusieurs jours, et quelquefois inutilement, les remèdes externes indispensables à leurs traitements; il me dit le 25 de ce mois, qu'en raison de ce qu'il n'avait aucuns moyens coërcitifs de retenir les malades dans leur salle, ni de leur faire donner les remèdes accessoires à leurs traitements, il ne répondait de rien ; et que les malades fussent guéris ou qu'ils ne le fussent pas, il ne donnerait aucuns certificats ni attestations, parce qu'il ne voulait pas donner son approbation à un remède qu'il n'adoptait pas.

« Lui ayant observé que, d'après une pareille prévention, il n'aurait pas dû accepter la commission qui lui avait été déléguée ; il me répondit que c'était malgré lui qu'il l'avait acceptée, et qu'il avait fait son possible pour la refuser.

« Je lui dis que, d'après cette déclaration formelle de sa part, je ne pouvais me dispenser d'en instruire l'école de médecine, et qu'il ne devait pas le trouver mauvais ; il me répliqua qu'il s'en formaliserait d'autant moins, qu'il se trouverait à l'assemblée qui devait avoir lieu le même jour, et qu'il lui répéterait la même chose.

« D'après cela, Monseigneur, j'écrivis de suite à l'école de médecine pour lui démontrer la disgrace que m'occasionnait une pareille irrégularité ; je lui dis avec justice, que, si dès le principe elle avait refusé de se charger des essais que j'avais sollicités de V. Exc., elle m'aurait épargné beaucoup de peines, de sollicitudes et de dépenses ; mais que c'était après cinq mois de sacrifices constants, et après que je lui ai eu confié le secret de ma découverte, sur la foi de l'honneur et de la délicatesse, qu'elle cherche à m'enlever, par des moyens détournés, toute espérance de résultat !... Que j'osais espérer néanmoins que ses réflexions ultérieures la conduiraient à me rendre la justice que je réclamais et que j'avais droit d'attendre d'elle.

« Le lendemain 26, je passai chez M. Touret, pour lui demander le résultat de la délibération ; il me dit que l'école avait nommé trois commissaires pour recommencer les essais à l'hospice des vénériens ; il me les nomma d'après ma demande, mais je ne pus saisir que les noms de MM. Dubois et Tillaye ; il ajouta qu'il devait faire part à V. Exc. des nouvelles dispositions qui venaient d'être prises, afin qu'elle voulût donner des ordres en conséquence.

« Je connais, Monseigneur, toute la prévention dont les membres de l'école de médecine sont animés ; la découverte que j'ai soumise à V. Exc. a réveillé chez eux cette passion au point que chacun de ceux à qui j'ai eu occasion de parler, n'a pu au premier abord se dispenser de la mettre en avant. MM. Touret, Déyeux, de Jussieu et Dubois, ne m'ont pas dissimulé la leur, et je connais par tradition celle des autres membres ; d'après cela que dois-je augurer de leur jugement?

« Animé de l'intérêt que l'objet peut présenter à la société entière; de l'honneur d'ajouter une découverte aussi intéressante que précieuse pour l'humanité, à celles que le gouvernement s'empresse d'accueillir et de protéger, je supplie V, Exc. d'employer son autorité pour que les essais qu'elle a ordonnés puissent s'effectuer par des hommes dépouillés de préventions, et qu'ils ne puissent prononcer sur les effets de ce remède qu'après des expériences rigoureusement suivies.

« Osant tout espérer de la justice de V. Exc., j'ai l'honneur d'être, avec un très-profond respect,

MONSEIGNEUR,

Votre très-humble et très-obéissant serviteur. »

Pendant l'audience que le ministre daigna m'accorder, j'entrai dans quelques détails sur la manière avec laquelle les commissaires nommés par l'école de médecine dirigeaient la chose; je lui fis connaître avec quels soins ces messieurs cherchaient à trouver l'occasion de m'écarter, et avec quelle prévention ils traitaient l'objet qu'ils étaient spécialement chargés d'examiner.

S. Exc. me répondit que la prévention était terrible parmi les membres de la faculté, et que de tous les temps ils s'étaient conduits de la sorte. Il me semble, me dit-il, que dans le principe M. Dubois ne faisait pas partie de cette commission? Non, lui répondis-je, Monseigneur, c'était M. Suë qui était nommé pour suivre, examiner et constater les effets de ce médicament; mais l'école de médecine lui a jugé trop de vélléité sans doute; c'est pourquoi elle s'est hâtée de le remplacer par M. Dubois. Quelle preuve, me dit-il, avez-vous de ce que vous avancez? La preuve que j'en ai, Monseigneur, est que la première fois que j'ai vu M. Suë, après lui avoir fait connaître le sujet de ma visite, il me dit qu'il connaissait le mémoire que j'avais adressé à V. Exc., et que puisque les effets de ce remède avaient déja été vérifiés et reconnus par des hommes de mérite, il n'y avait pas de raison pour qu'il ne produisît pas les mêmes effets dans les nouveaux essais qui allaient se faire. Quant à moi, ajouta-t-il, je ne suis dirigé par aucun intérêt particulier ; je vous atteste que je desire de bon cœur, tant pour celui de l'humanité que pour l'avantage de la médecine, que son efficacité soit constatée afin qu'on puisse abandonner pour toujours l'usage du mercure, qui est assez constamment suivi d'accidents plus ou moins fâcheux.

Le contraste de ce langage avec celui de M. Dubois, qui s'est déclaré l'apôtre du sublimé-corrosif dans le dernier entretien que j'ai eu avec lui, démontre, de la manière la plus évidente, que l'intérêt que chacun attache aux essais que je sollicite est bien différent.

Sans doute, me dit S. Exc.; mais ne vous découragez pas, on va incessamment s'occuper de votre objet; je vais apostiller le mémoire que vous me remettez de manière à ce que la chose se termine le plutôt possible ; et vous recevrez bientôt réponse.

Huit jours après je passai au bureau de M. Frerson, pour m'informer s'il y avait eu quelques dispositions de prises au sujet de mon affaire; mais sur ce qu'il me dit que cela pouvait traîner encore long-temps, je pris le parti de quitter la capitale, et aussitôt rendu à Rochefort, je reçus une lettre du ministre, datée du 24 septembre ; elle était conçue en ces termes :

Le ministre de l'intérieur, comte de l'Empire,
à M. Papin.

« Je vous préviens, monsieur, que j'ai décidé

qu'il serait fait des expériences de votre remède antisyphilitique dans l'hôpital des vénériens de Paris, sous la surveillance de MM. *Dubois, Petit-Radel, Tillaye,* et *Cullerier.*

Veuillez-vous concerter en conséquence avec ces docteurs.

Je vous salue, signé *Crétet.* »

Aussitôt que le ministre m'eut instruit de la nomination définitive de MM les commissaires, je leur écrivis à chacun en particulier, sous la date du 5 octobre, en leur faisant part que S. Exc. m'engageait de me concerter avec eux, pour les nouvelles épreuves qui allaient se commencer.

Ne pouvant me concerter autrement que par correspondance, je sollicitai de ces messieurs la justice que l'on a droit d'attendre de personnes intègres, en les assurant que je me reposais sur leur surveillance; mais, comme ils n'avaient pas l'intention de se trouver en contradiction avec eux - mêmes, tous se sont dispensés de me répondre; ce qui n'a pas été pour moi un sujet de surprise.

D'après les dispositions que M. Cullerier, chirurgien en chef de l'hôpital des vénériens, m'avait démontrées, je crus devoir demander au ministre de vouloir l'adjoindre à la commission nommée par l'école de médecine, et S. Exc. voulut bien avoir égard à ma demande. Lorsqu'il s'est trouvé membre de cette commission, ce n'a plus été le même M. Cullerier à qui j'avais parlé plusieurs fois, et avec qui je m'étais entretenu des effets de ce même remède, dont il avait lui-même fait l'essai avec M. Sédillot, sur la recommandation de M. Voisin, et ma demande à la société de médecine.

Dans la lettre que je lui écrivis, je lui témoignai ma satisfaction de ce que le ministre avait bien voulu l'adjoindre à la commission; et comme je pensais qu'il serait seul chargé des essais ordonnés, je lui adressai une instruction très-étendue sur la manière d'administrer ce médicament, en le priant, s'il lui restait quelques incertitudes, de vouloir me les faire connaître, afin que je pusse m'empresser de satisfaire à ses observations.

M. Cullerier, de convention sans doute avec ses collaborateurs, s'est parfaitement conformé à leur manière d'agir, et n'a nullement répondu aux choses honnêtes que je me suis plu naïvement à lui dire, parce que je pensais qu'il était toujours en possession de la franchise qu'il m'avait témoignée.

CHAPITRE XI.

*Découverte d'un ancien condisciple et ami par-
ticulier, médecin à Paris; entretien sur l'objet
qui m'a retenu dans la capitale; prédictions
des résultats qui devaient s'ensuivre, et citations de plusieurs exemples notoirement connus,
sur lesquels il fondait son opinion.*

J E vais, pendant quelques moments, m'écarter
de mon objet; mais je ferai en sorte de me
rendre laconique, afin d'y rentrer le plus
promptement possible.

Dans le temps où j'habitai Paris pour mon
instruction, après y avoir exercé mon état pendant trois ans chez des pharmaciens distingués,
je formai le projet, avec le consentement de
mes parents, de fréquenter les écoles pendant
à-peu-près autant de temps. A l'époque où je
me mis en chambre garnie pour suivre les
cours de divers professeurs, j'eus occasion de
faire la connaissance d'un étudiant en médecine, originaire de Dijon, avec lequel je me
liai d'une manière particulière; il exista entre
nous une si grande sympathie de caractère,

que pendant trois ans nous logeâmes dans le même hôtel, nous vécûmes ensemble chez les mêmes traiteurs, et suivîmes constamment les mêmes professeurs, qui étaient *MM. Bucquet, Macquer, Rouelle, Bayen, Darcet, Déyeux et Mitouart, pour la chimie; Demachy, pour la pharmacie; Brisson, pour la physique; Parmentier et Valmont de Bomare, pour l'histoire naturelle, et de Jussieu, pour la botanique.*

Au bout de trois ans cet ami fut appelé dans sa famille, pour régler avec ses frères et sœurs, la succession de sa mère qui venait de mourir. Il me promit en partant de revenir dans deux mois au plus tard; mais quatre mois s'écoulèrent sans qu'il me donnât aucun signe d'existence.

C'était à l'époque où le gouvernement français élevait une marine formidable, pour soutenir la guerre des Américains contre les Anglais, dont ils voulaient se rendre indépendants. Toutes ces dispositions hostiles mirent Paris dans le cas de fournir un grand nombre d'officiers de santé pour être employés aux différents armements qui avaient lieu dans tous les ports de France, notamment dans celui de Brest.

Beaucoup de jeunes gens de ma connaissance demandèrent et obtinrent du service pour la marine et m'engagèrent de les imiter. Je fis d'abord quelques réflexions; mais me trouvant séparé d'un ami à qui j'étais sincèrement attaché, et craignant de ne plus le revoir, je me déterminai à m'adresser à M. Poissonnier, inspecteur et directeur-général des hôpitaux de la marine, qui me donna un ordre pour me rendre à Brest.

Comme il arrivait fréquemment dans ce port des levées de chirurgiens et de pharmaciens venant de Paris, et que dans le nombre j'en connaissais plusieurs pour les avoir vus dans les écoles, je ne manquais pas chaque fois que j'en voyais de nouveaux, de m'informer de mon ami, qui ne sortait jamais de ma mémoire.

Un jour il arriva quatre jeunes gens de la Bourgogne, et j'en fus instruit par M. Gesnouin, pharmacien en chef; je me mis de suite à leur recherche et étant parvenu à les rencontrer, je leur demandai des renseignements sur le sort de mon ami; quelles furent ma surprise et ma douleur en apprenant qu'il était mort peu de jours après son arrivée à Dijon!..... Je pensais souvent à lui, sans pouvoir lui prodiguer autre chose que des regrets inutiles. Il est heureux que le temps qui s'écoule finit par rendre les objets moins sensibles, sur-tout quand ils sont de nature à imprimer un sentiment douloureux.

Lors de mon dernier voyage à Paris, en 1808, je rencontrais fréquemment des objets qui me rappellaient mon ancien camarade d'études; ils imprimaient en moi une tristesse dont j'avais peine à me dégager, malgré que je fisse mon possible pour m'en distraire.

M'étant trouvé un jour à dîner chez une personne que j'avais souvent occasion de voir, je fus placé à table à côté du médecin de la maison avec lequel j'eus pendant le repas un entretien assez long. Dans le cours de cette conversation, il me parla d'un médecin qui portait le même nom que celui pour lequel je n'avais cessé d'avoir des regrets depuis mon départ de Paris pour Brest. Je l'interrompis pour lui dire que ce nom me rappelait la perte d'un ami à qui j'avais été fortement attaché : je lui racontai les liaisons d'intimité qui avaient existé entre nous; la manière dont nous nous étions séparés, et enfin les peines que j'avais éprouvées par suite de cette séparation.

Il me dit : Le médecin dont je vous parle est celui que vous avez tant regretté et que vous paraissez regretter encore; je vous atteste qu'il n'est pas mort, car je l'ai vu ce matin fort bien portant. Je me rappelle très-bien que dans le temps que vous me citez, le bruit se répandit parmi ses connaissances, qu'il était allé à Dijon pour s'y faire enterrer; mais ce qui donna lieu à cette erreur fut la perte d'un de ses cousins qui mourut à cette époque. Cependant votre ami fut très-malade à son arrivée dans sa famille, et sa maladie retarda de sept ou huit mois son retour à Paris.

Lorsque vous le verrez, me dit-il, vous le reconnaîtrez facilement; il a toujours conservé le ton de franchise que vous lui avez connu; car il n'a jamais su dissimuler sa façon de penser, ce qui lui a souvent fait des ennemis, sur-tout parmi ses confrères; mais cela n'empêche pas que la plus grande partie des personnes qui le connaissent lui rendent justice, et il jouit à Paris, comme médecin et comme citoyen, d'une réputation très-distinguée.

A ce tableau je reconnu mon ancien ami. Il est impossible d'exprimer l'impression que me fit éprouver ce récit, et ce ne fut qu'après quelques moments, que je pus le prier de me faire connaître sa demeure. Il me donna en effet son adresse, et le lendemain matin je cherchai avec empressement à me convaincre d'une vérité dont, malgré les apparences, je doutai jusqu'au moment où j'eus le plaisir de l'embrasser. Dans cette première entrevue notre joie fut réciproque.

Revenus l'un et l'autre de notre premier étonnement, nous entrâmes dans quelques détails, sur les particularités de notre existence pendant le long intervalle qui nous avait séparés; mais comme j'avais un rendez-vous, et que l'heure me pressait de m'y rendre, je le quittai en lui promettant d'aller dîner avec lui le lendemain, d'après l'invitation pressante qu'il m'en fit.

Je ne manquai pas d'effectuer ma promesse; et à peine fûmes-nous réunis que nous reprîmes nos entretiens de la veille. Après une longue digression, il me demanda quel était le sujet qui avait nécessité mon voyage à Paris, et si je croyais y prolonger mon séjour encore quelque temps. Pour répondre à cette question fort amicale, je lui fis un narré très-laconique du sujet qui me retenait dans cette capitale, et pour le mettre plus particulièrement au fait de mon affaire, je lui communiquai mon mémoire du 21 janvier, au ministre de l'intérieur. Il le lut avec beaucoup d'attention; il le médita quelques instants, et ensuite il me dit : J'ai observé attentivement les expressions de la lettre de M. Voisin, elles ne laissent aucun doute sur les effets avantageux qu'il a obtenus de votre remède, et le témoignage d'un homme comme lui ne peut être suspecté, attendu qu'il est bien connu pour réunir à une scrupuleuse délicatesse, les talents les plus distingués.

Le style de la lettre de MM. Sédillot et Cullerier ne présente pas la même clarté ; cependant la réticence qu'ils ont mise ne peut être
interprétée qu'en faveur de la chose ; car si le
remède eût été inerte, ils n'auraient pas cherché à le connaître. S'il a produit l'effet que vous
leur aviez annoncé, ils sentaient bien qu'en
vous faisant un rapport exact et dicté par la
vérité, ils ne pouvaient prétendre qu'à des remerciements de votre part ; c'est pourquoi ils
ont cru devoir hasarder un subterfuge dont le
succès devait nécessairement se trouver subordonné à votre crédulité. Vous avez été, à mon
avis, extrêmement sage, en répondant négati-
vement à leur demande ; car si vous y eussiez
obtempéré, votre complaisance aurait pu vous
occasionner des regrets.

Ces pièces sont un bon appui aux nombreuses
expériences que vous avez faites, et les effets
constants que vous en avez obtenus démontrent
clairement son efficacité ; au surplus quand un
remède agit d'une manière satisfaisante sur quarante ou cinquante malades, et qu'on en obtient
toujours les mêmes résultats, il n'y a pas de
raison pour qu'il n'exerce pas les mêmes vertus
sur un plus grand nombre, à moins qu'il n'y
ait complication imprévue, ou que le mal ne
soit devenu incurable, ce qui peut être l'effet
d'une cause occulte.

Je sens comme vous, lui dis-je, que les effets constants que l'on a obtenus sur quarante ou cinquante malades, sont capables de fixer l'observateur sur l'efficacité d'un remède; mais il est certain que, quoiqu'alors je l'eusse éprouvé plus de deux cents fois avec le même succès, ce n'a été qu'après les essais faits par M. Voisin, et le compte qu'il m'en a rendu que j'ai eu la conviction la plus complète de son efficacité, et que je me suis déterminé à en présenter les résultats au ministre..

Si vous avez ici de ce remède, me dit-il, faites-moi le plaisir de m'en remettre quelques traitements, avec une instruction sur la manière de l'administrer; je serai charmé d'en faire l'essai sur quelques malades, et je vous dirai ensuite ce que j'en penserai.

Vous pouvez compter, lui répondis-je, que demain je satisferai à votre demande, avec d'autant plus de plaisir, que je serai flatté que vous jugiez de ses effets.

Maintenant où en êtes-vous, me dit-il? Avez-vous vu le ministre de l'intérieur depuis que vous êtes à Paris?

Oui, lui répondis-je; j'obtins de lui une audience au commencement de mai, dans laquelle il me reçut avec beaucoup d'aménité; mais pour vous mettre au cours de l'état où en sont les choses, je vous communiquerai le journal de tout ce qui s'est fait depuis mon arrivée dans ce pays-ci, et vous me ferez part de votre manière de penser sur cet objet. Quelqu'un entra et je me retirai.

Le lendemain 9 juillet, je lui remis les objets que je lui avais promis; c'est-à-dire le journal que je tenais régulièrement sur tout ce qui était relatif aux essais ordonnés. Je lui remis également quatre traitements du remède antisyphilitique qu'il m'avait demandés, ainsi qu'une instruction sur la manière d'en faire l'application.

Comme j'avais beaucoup d'occupations à cette époque, je le quittai assez promptement, et ne pus le revoir que quinze jours après, encore ce fut lui qui vint à mon hôtel pour s'informer si je n'étais pas retenu par quelque indisposition. Il resta peu de temps avec moi et me fit promettre d'aller le lendemain passer la journée avec lui.

Je me rendis à son invitation. Après le dîner il me fit passer dans son cabinet, et dans l'entretien que nous eûmes il me dit: J'ai examiné le journal que vous m'avez confié; je l'ai lu avec attention, et je ne vous dissimulerai pas mon opinion sur les résultats que vous en obtiendrez; vous y pouvez compter d'après l'intérêt particulier que je prends à tout ce qui vous concerne.

J'ai vu, continua-t-il, avec plaisir, que le ministre paraît prendre beaucoup d'intérêt à la découverte que vous avez proposée; mais!.. *cui bono ?*.... Cependant elle en mérite d'autant plus, que depuis que l'Europe est en possession de cette terrible maladie, on n'a employé, pour la guérir, que des remèdes incertains ou dangereux; et, quoique ce fléau de l'humanité se soit propagé d'une manière épouvantable depuis plus de trois cents ans qu'il existe parmi nous, nous ne sommes guère plus avancés sur les moyens de le détruire que nous ne l'étions dans le principe.

Si l'école de médecine était animée des mêmes dispositions que le ministre, au sujet de votre découverte ; si elle voulait s'assurer de bonne foi de ses effets, et les constater sans partialité, vous pourriez être assuré que vos succès seraient conformes à l'exactitude de vos observations ; mais ces messieurs ont trop souvent donné des preuves de dispositions contraires en pareil cas, pour que vous puissiez compter sur quelque chose.

Dans mon particulier, je ne puis encore rien statuer sur les épreuves que j'ai commencées; j'ai donné les quatre traitements que vous m'avez remis, à quatre malades, tous bien affectés de la maladie syphilitique, avec des symptômes très-caractéristiques; il y a encore trop peu de temps qu'ils en font usage pour que je puisse prononcer sur ses effets : tout ce que je puis vous dire, c'est que depuis 14, 13 et 12 jours que les malades en ont commencé l'usage, ils m'ont paru hier dans un très-bon état, et j'ai aperçu une amélioration sensible dans tous les symptômes de leurs maladies. Soyez persuadé que quels que soient les résultats de mes essais, je ne manquerai pas de vous les faire connaître.

D'après ce que vous venez de me dire, lui répondis-je, il semble que j'ai tout à redouter de la conduite de l'école de médecine; je vous assure néanmoins que, malgré les lenteurs qu'elle met à effectuer les essais demandés par le ministre, je n'ai nullement soupçonné que ses intentions fussent de m'éconduire et d'agir avec partialité dans la commission dont elle est chargée.

Ah! vous ne soupçonnez pas, me dit-il, que ses intentions soient d'agir avec partialité! eh bien! je vais vous le démontrer *digito et oculo*, et reposez-vous sur sa pratique pour faire tout ce qui est nécessaire pour vous en convaincre.

Songez donc, mon ami, que les hommes ambitieux agissent toujours dans le sens de cette passion; que leur intérêt particulier est constamment leur point de mire; que l'humanité, la justice, l'amitié, ne sont rien pour eux, s'ils ne peuvent les faire tourner à leur profit. Si le remède que vous proposez est un spécifique pour la maladie syphilitique, il est certain que cette découverte est aussi inappréciable pour les malades, qu'avantageuse pour les ressources de l'art; mais il ne faut pas confondre la médecine avec les médecins; dans les circonstances où la médecine s'enrichit, les médecins perdent.

C'est aussi par ce motif qu'ils s'opposeront, autant qu'il leur sera possible, à l'admission de vos moyens, et cela leur sera d'autant plus facile, que les plus intéressés à maintenir les choses dans l'état où elles se trouvent exercent une souveraineté absolue dans cette partie.

Ne perdez pas de vue que la maladie syphilitique et ses dérivés sont pour eux d'un avantage inappréciable; qu'ils procurent des bénéfices immenses à un dixième de nos docteurs; qu'ils donnent ensuite une très grande aisance aux quatre dixièmes du total, ce qui fait la moitié. Dans l'autre moitié une partie fait bonne figure, et le reste a une existence beaucoup au-dessus du besoin. Si dans le nombre il s'en trouve quelques-uns dans la détresse, cela ne doit être attribué qu'à un défaut d'ordre, où peut-être se ruinent-ils a chercher les sources de la fortune de leur confrères.

Imaginez-vous que toutes les fois que les hommes se croient attaqués dans leur intérêt ou dans leur amour - propre, ils deviennent inexorables. Celui qui fixe leur attention est sensé heurter leurs prétentions, et que son idée soit fondée ou non, ils ne négligent rien pour parvenir à lui être contraires. Ceux à qui vous avez affaire dans cette circonstance, se persuadent éprouver cette double offense de votre part; et d'après cela, comment voulez-vous que leur jugement soit favorable à votre attente ?

D'ailleurs, il est notoirement reconnu que la faculté de médecine n'a jamais été disposée à accueillir les découvertes qui lui ont été présentées, si elles ne sont venues de quelques-uns de ses membres ou de ses amis. J.-J. Rousseau, dans sa profession de foi du vicaire savoyard, nous a fait une peinture frappante de l'esprit dont cette compagnie est animée; rappelez-vous de ce passage qui semble avoir puisé son sujet parmi les hommes dont nous parlons, lorsqu'il dit : « Quand ces philosophes seraient en état de découvrir la vérité, qui d'entre eux prendrait intérêt à elle? Chacun sait bien que son système n'est pas mieux fondé que les autres;

mais il le soutient parce qu'il est à lui. Il n'y en a pas un seul qui, venant à connaître le vrai et le faux, ne préférât le mensonge qu'il a trouvé, à la vérité découverte par un autre. »

Quelque faux que soit un systême, si ceux qui l'ont adopté sont intéressés à l'entretenir, les raisonnements les plus justes, les observations les plus claires, les démonstrations les plus évidentes, ne sont pas capables de changer la moindre chose à leur opinion. Il est cependant des sages qui abandonnent la leur pour juger celle des autres; mais c'est une particularité bien rare, sur-tout quand il s'agit de prononcer dans l'intérêt d'un corps, quelque divisé qu'il soit dans toute autre circonstance.

Personne n'ignore que les découvertes les plus utiles ont trouvé de tous temps des contradicteurs, par une suite de l'erreur, de la prévention, de la jalousie, de l'ambition, ou de l'ignorance; mais, comme l'ont dit plusieurs savants, il vient un temps où le bien triomphe et la vérité perce.

Que des hommes sans art et sans culture, dit un écrivain, se laissent abuser par des charlatans, et se battent pour des systêmes qu'ils ne comprennent pas; cela n'est pas étonnant: mais ce qui a droit de surprendre et d'affliger, c'est que les plus éclairés sont sujets à tomber dans le même inconvénient; c'est que les fausses doctrines se propagent parmi les savants comme parmi les ignorants; c'est que d'ailleurs de très-bons esprits donnent et reçoivent avec la même facilité, des erreurs pour des vérités, des visions pour des principes, des sophismes pour des raisons.

Dans quelque classe que ce soit, dit le même auteur, un homme utile vaut un homme célèbre; et malgré que ses travaux offrent moins d'éclat en apparence, ils n'en sont pas moins recommandables.

On a souvent cité certains personnages qui ne veulent pas qu'on pense autrement qu'eux; qui sont en guerre perpétuelle avec les idées neuves, quelque intéressantes qu'elles puissent être pour la société, et qui vont toujours présentant leur grand éteignoir à toutes les lumières naissantes.

Une conséquence très-juste, tirée d'un écrivain distingué, et qui ne peut être contestée, c'est que tout est incroyable à celui qui est aveuglé par le préjugé ou la prévention; tout est incompréhensible à l'homme qui ne se donne pas la peine d'approfondir, et impossible à celui qui, pour tenter, manque de moyens ou de volonté.

Je vois toujours avec regret, me dit-il, que

celui qui a passé une partie de sa vie à faire des recherches susceptibles de contribuer au bonheur de la société; qui, par ses veilles, ses méditations et ses sacrifices en tout genre, atteint, par la réussite de ses expériences, le but qu'il s'était proposé, est encore bien éloigné de jouir de la satisfaction qu'un pénible travail, couronné de succès, semblait devoir lui assurer. Fort de la pureté de ses intentions, et encouragé par les résultats qu'il a obtenus, il s'adresse à l'autorité supérieure, il lui présente sa découverte, et demande, dans l'intérêt général, que tous les faits qu'il expose soient scrupuleusement examinés par des hommes compétents et probes, pour qu'il lui en soit fait un rapport basé sur l'expérience et la vérité.

Un ministre toujours desireux de connaître le vrai, et de voir opérer le bien en y contribuant de tout son pouvoir, accueille favorablement la demande; mais ne pouvant exercer sa justice sans avoir recours à des mandataires, il renvoie l'objet à ceux qui, par état, peuvent constater la réalité des faits avancés.

On se persuaderait sans doute que des juges choisis par le gouvernement, qui sont tout-à-la-fois honorés de sa confiance et de ses faveurs, mettraient de l'importance à souscrire à ses volontés; mais le contraire est trop palpable et trop évident pour laisser quelques doutes à cet égard; on commence par agiter la question à huis-clos, pendant quelques séances, afin de décider si on doit s'occuper de l'objet proposé, ou s'il doit être mis à l'écart : dans le premier cas, on nomme des commissaires capables de suivre ou de détourner les intentions du ministre, suivant que l'intérêt du corps ou l'intérêt particulier les y porte.

Après ce préalable rempli, on temporise le plus possible; on fait naître difficulté sur difficulté; on prend des biais, des détours sur toutes les directions; on argumente, on suppose; on établit des raisonnements sur des probabilités qui tiennent lieu d'expériences; enfin il n'est pas un moyen que l'on ne mette en pratique pour évincer le pétitionnaire et anéantir la découverte.

Cependant on ne doit pas perdre de vue le premier soin de ces messieurs, qui est d'exiger le secret de la découverte, *sine quâ non*. La confiance qu'ils cherchent à inspirer sur leur discrétion engage à les en rendre dépositaires, et aussitôt qu'ils s'en trouvent nantis, leur affabilité disparaît, et le serment de discrétion est oublié.

C'est pourtant sur un pareil travail que l'on

établit un rapport au ministre, dans lequel
on ne manque pas d'établir toutes les fictions qui peuvent lui donner un air de vérité; on le revêtit de toutes les formes, et le
procès se trouve jugé en dernier ressort, si la
faiblesse de la partie lésée l'empêche de faire
appel à un tribunal qui est toujours équitable,
celui de l'opinion publique.

D'après tout ce que vous venez d'avancer,
il paraît, lui dis-je, que vous augurez fort mal
du résultat de mon affaire; mais quelle que soit
votre prophétie, je ne vous dissimule pas que
mon intention est de poursuivre la chose jusqu'au bout, afin de connaître, d'une manière
positive, si les commissaires nommés par l'é-
cole de médecine suivront la route directe,
qui seule doit les conduire au but, ou s'ils
prendront une voie oblique, à dessein de s'en
écarter.

Au surplus, si ces messieurs mettaient à
l'écart les principes qui doivent diriger les
hommes de bonne foi, leur refus tacite d'obéir
aux ordres du ministre, et leur manière de
feindre envers moi, ne seraient par pour eux
un triomphe complet; car, aussitôt que leur
rapport me serait connu, je m'occuperais de
publier ma découverte et de mettre au grand
jour toutes les difficultés qu'ils m'auraient fait

éprouver ; je leur dirais : Si vous eussiez voulu mettre autant de bonne volonté à observer (dans l'intérêt public), l'objet que je vous présentais, comme vous en avez mis pour l'anéantir ; si vous eussiez voulu éclairer de vos lumières les essais qui vous étaient confiés, pour conduire cette découverte, pour ainsi dire naissante, à sa perfection, au lieu de chercher à l'écarter, comme vous vous êtes appliqués à le faire aussitôt qu'elle vous a été soumise, vous eussiez servi l'humanité comme vous le deviez par état ; et cette conduite philanthropique vous eût mis au niveau de la confiance dont vous êtes honorés.

Mais je ne pense pas avoir de semblables reproches à leur adresser ; j'ai au contraire l'espoir que le résultat de leurs expériences sera publié par eux.

Je vous proteste, me répondit-il, que toutes vos espérances, à cet égard, sont purement chimériques ; je puis vous en donner des preuves d'autant plus grandes, que j'ai connu des hommes d'un mérite très-distingué, tel que Mittié, et plusieurs autres que je pourrais vous citer, qui ont présenté des découvertes très-précieuses pour l'humanité, et très-intéressantes pour l'art de guérir ; et tous ont été éconduits par la partialité de leurs juges, même calomniés et traités comme de vils charlatans. Vous pouvez à cet égard jeter les yeux sur les ouvrages du docteur Mittié; vous y verrez avec quelle injustice ils l'ont traité, et les plaintes amères qu'il a fait retentir contre leur conduite odieuse; mais toutes ses clameurs ont été inutiles; la sentence rendue était sans appel.

D'ailleurs, ajouta-t-il, les récits que je vous fais doivent vous paraître d'autant plus dignes de foi, que j'ai vu dans votre journal, qu'une personne éclairée vous tint le même langage, lorsque vous fûtes manifester à M. Bellanger l'intention d'abandonner aux commissaires le soin des essais dont ils étaient chargés, pour vous retirer à Rochefort.

Je lui répondis : Comme je suis trop avancé pour rétrograder, je vais faire toutes les démarches nécessaires pour activer, autant qu'il me sera possible, les expériences qui doivent se faire, et je vous ferai connaître, dans quelques jours, les dispositions qui ont été prises pour arriver à un résultat quelconque. Après ce long entretien je me retirai.

Le 9 août, je reçus de lui une lettre, par laquelle il m'engageait à aller le lendemain dîner avec lui; il me disait aussi qu'il avait quelque chose à me communiquer. Comme je ne pouvais pas me rendre à son invitation, je passai chez lui le même soir pour lui témoigner l'impossibilité où je me trouvais de répondre à son offre amicale; mais ne l'ayant pas trouvé, je lui écrivis pour l'en prévenir.

Le 16, nous nous rencontrâmes sur le pont des Arts, à six heures du matin, et il me témoigna sa surprise de ce que je n'allais pas plus souvent le voir. Je lui fis connaître le peu de moments dont je pouvais disposer, en raison des essais qui se faisaient à l'hospice de perfectionnement, auxquels j'assistais matin et soir. Il me demanda si ce n'était pas MM. Suë et Déyeux qui en étaient chargés; je lui répondis que l'école de médecine avait changé ses dispositions dans sa séance du 14 juillet, et que M. Dubois était seul chargé de suivre les traitements.

Il me dit à cela que l'école de médecine ne pouvait jamais confier ses intérêts en meilleures mains.

J'ai aussi, me dit-il, à vous entretenir des effets de votre remède, et c'est pour cela que je vous écrivis il y a sept ou huit jours. Je suis fort content des résultats que j'en ai obtenus; les quatre malades auxquels je l'ai administré sont parfaitement bien. Je vous entretiendrai plus longuement la première fois que vous

viendrez me voir ; ce que je lui promis d'effectuer le plus promptement possible.

Le vendredi 29, j'allai chez lui avec intention
de lui faire connaître tout ce qui s'était passé
le 25, entre M. le commissaire de l'école de
médecine et moi ; mais ne l'ayant pas rencontré,
je lui écrivis un billet par lequel je lui disais
que je passerais le lendemain pour le voir. Je
lui laissai en même-temps sous enveloppe la
suite de mon journal.

Le lendemain 30, au lieu de m'attendre, il
se rendit chez moi avant six heures du matin,
pour m'engager à aller le même jour à sa campagne, dont la distance n'est qu'à trois lieues
de Paris : j'acceptai sa proposition, et nous par-
tîmes sur les neuf heures.

Pendant la route, notre conversation roula
sur les quatre malades qu'il avait traités avec
le remède que je lui avais fourni ; il me témoigna sa satisfaction des bons effets qu'il en avait
obtenus, en m'engageant beaucoup à publier
cette découverte, qui, depuis long-temps, n'a
cessé de faire l'objet des vœux de tous les amis
de l'humanité.

Parmi les quatre malades que je viens de
traiter par cette méthode, me dit-il, il y en
avait deux que je n'aurais pas répondu de pouvoir guérir dans six mois, par les moyens mer-

curiels, et encore l'état malheureux où ils étaient m'aurait donné beaucoup d'inquiétudes pour les suites ; car je ne saurais vous exprimer à quel point ma sensibilité est affectée quand j'entreprends un malade qui, malgré mes soins, n'obtient qu'une guérison imparfaite ; cependant il m'est arrivé d'éprouver ce désagrément ; mais chaque fois que je l'ai prévu, j'en prévenais d'avance les personnes qui m'avaient donné leur confiance, afin qu'elles ne puissent en conserver aucun ressentiment.

Peu de jours après avoir mis ces deux malades à l'usage de votre remède, j'ai vu les symptômes s'adoucir d'une manière sensible, et au bout de trente-cinq jours, ils étaient totalement disparus. Ce que j'ai trouvé de fort agréable dans ces traitements, c'est que ceux qui venaient de les subir ne montraient dans leur état physique aucune dégradation capable de faire soupçonner qu'ils sortaient d'éprouver une maladie aussi grave.

Quant aux deux autres malades, ils avaient l'un et l'autre une blénorrhagie bien caractérisée ; le premier des deux qui vint réclamer mes soins avait déja éprouvé sept fois cette maladie, et dans les divers traitements qu'il avait subis, les effets du mercure lui avaient tellement affecté le genre nerveux, qu'il lui était resté un tremblement si incommode et par-fois si douloureux, qu'il aurait préféré faire tous les sacrifices possibles, que d'user encore du même remède.

Pour parvenir à calmer ses craintes, j'ai d'abord employé les moyens de la persuasion, et ensuite je suis passé à ceux que vous m'avez fournis. Il a suivi exactement la prescription que je lui ai transmise, et au bout de quelques jours, j'ai aperçu mon malade dans un état plus rassuré et plus rassurant. Enfin il est venu hier me témoigner toute la satisfaction que lui fait éprouver son état de guérison.

Le quatrième est également bien guéri, sans avoir éprouvé la plus légère incommodité de l'effet du remède, ainsi que vous me l'aviez annoncé.

Voilà, mon ami, la vérité dans toute son exactitude; je vous la devais par la confiance que vous avez eue en moi; et si j'ai quelques regrets, c'est de ne pas être apte à transmettre directement ces faits au ministre.

Les miens, lui dis-je, sont que vous n'ayez pas été membre de l'école de médecine, et nommé commissaire dans cette circonstance.

J'en serais bien fâché, me répondit-il avec une certaine précipitation; car si j'avais été membre de cette société, le moindre désagré-

ment que j'aurais pu éprouver eût été d'être
obligé de m'en retirer, par la haine que m'aurait attirée ma franchise de la part de mes collègues : l'ambition et la cupidité ne m'auraient
jamais aveuglé au point de me faire partager
toutes les injustices qui se commettent au préjudice de l'humanité. Ces faits sont si généralement connus, que l'on n'ouvre pas un ouvrage
scientifique ou historique qui ne fasse quelque citation de ce genre.

J'ai oublié, lui dis-je, de vous faire savoir
que dans la dernière audience que j'ai obtenue
du ministre, je le priai de vouloir adjoindre
M. Cullerier à la nouvelle commission qui venait d'être nommée par l'école de médecine;
je crus devoir lui faire cette demande, parce
que M. Cullerier connaissait déja l'effet de ce
médicament, pour en avoir fait des essais avec
M. Sédillot, lorsque tous les deux en furent
chargés par la société de médecine. Vous connaissez le rapport qu'ils me firent à ce sujet, et
je ne pense pas que M. Cullerier puisse y voir
différemment dans cette circonstance, à moins
qu'il n'ait changé, comme cela serait possible.

En douteriez-vous par hasard, me dit-il? Pour-
riez-vous penser qu'il osât se permettre d'agir con-
tradictoirement aux dispositions prises d'avance
par les commissaires de l'école de médecine ?...

Songez donc qu'il se trouve là dans une dépen-
dance absolue, et qu'il aurait tout à craindre
de leur ressentiment, s'il ne faisait abnégation
parfaite de sa manière de voir, pour suivre
aveuglément celle des autres.

Indépendamment des membres de la commission qu'il cherchera à ménager, le directeur
de la faculté n'est-il pas un des administrateurs
de l'hospice des vénériens?... D'ailleurs, pensez-vous que si M. Cullerier heurtait les volontés de ces messieurs, il n'aurait pas à redouter qu'ils ne lui devinssent contraires dans
les prétentions qu'il a de devenir un des professeurs de l'école de médecine?... Pensez donc
qu'avant de chercher à agir conséquemment
avec lui-même, il ne manquera pas de consulter ses intérêts, et de suivre l'impulsion qui
lui présentera le plus d'avantage, sans égard à
aucune autre considération.

Ainsi, de quelque manière que vous vous y
preniez, quelques démarches que vous fassiez,
quelques moyens que vous employiez, rien ne
vous présentera autant de réussite que le conseil que je vous ai donné, de publier vos observations; puisque vous en avez eu l'intention avant
de vous adresser au ministre, je suis fâché que
vous ne l'ayez pas effectuée, ce qui vous aurait
évité beaucoup de peines et de contradictions.

Je lui répondis : Votre raisonnement est juste sans doute ; mais le motif qui m'a dirigé vous eût également paru sage, si vous l'eussiez connu.

Malgré l'intérêt que peut présenter une découverte, il est prudent de ne la publier dans tous ses détails qu'après qu'elle a obtenu l'approbation des gens de l'art, et c'est cette réflexion qui m'a conduit à solliciter du ministre de l'intérieur, qu'il voulût en ordonner des essais authentiques, faits par des hommes revêtus de sa confiance.

Sans ce préalable, il eût été à craindre que la jalousie ou l'ignorance ne prévinssent contre ses effets ; car ces vices de l'esprit humain entraînent trop souvent l'opinion de la multitude.

J'étais bien loin de penser que je me plaçais au milieu des embûches que je cherchais à éviter ; mais je ne m'en suis aperçu que lorsque je n'avais aucun moyen de m'en préserver, de résister à leurs efforts, ni même de rétrograder. Tels sont les motifs qui m'ont dirigé, et tels sont les mauvais succès qui en ont été la suite.

Mon ami, me dit-il, lorsque vous présenterez ce remède au public, vous verrez les opinions partagées, comme elles le sont toujours dans toutes les circonstances qui intéressent particulièrement la société ; les uns montreront, à l'instar de l'école de médecine, beaucoup de préventions ; les autres exerceront une critique d'autant plus sévère, qu'elle sera dictée par l'ambition, l'intérêt ou la jalousie : ceux-ci crieront que tout est perdu, que vous osez heurter de front un système généralement reçu, en voulant témérairement vous aviser d'innover ou de détruire les moyens efficaces qui ont été adoptés par toutes les facultés de l'Europe depuis plusieurs siècles. Enfin les sages ne verront en tout cela que des choses très-ordinaires, et ils ne manqueront pas de dire, pour votre défense, que chaque vérité nouvelle et utile n'a jamais pu se présenter sans éprouver des contradictions sans nombre.

Lorsque nous fûmes rendus au lieu de notre destination, il me fit entrer dans un appartement qui donne sur un superbe jardin anglais, et là nous continuâmes notre entretien jusqu'à l'heure du dîner.

Je ne saurais, me dit-il, vous exprimer à quel point je suis affecté de la conduite qu'on a tenue à votre égard, ou pour mieux dire, que vous vous soyez exposé à être la dupe de gens qui ne cesseront d'en faire, que quand personne ne se présentera pour leur en fournir les moyens.

Dans votre affaire ils ont mis tout le machiavélisme qu'il est possible d'exercer; car
lorsque S. Exc. renvoya votre mémoire à l'école
de médecine, c'était avec l'intention bien positive de connaître si les effets de votre remède
étaient tels que vous les aviez annoncés. D'a-
près cette demande du ministre, n'était-ce
pas le comble de l'indécence, de la part de
ces messieurs, de délibérer, pendant plusieurs
séances pour décider si les essais demandés
par l'autorité supérieure seraient admis ou
rejetés ?

Lorsqu'on se fut prononcé pour l'affirmative;
que la faculté eut nommé des commissaires pour
procéder aux expériences qui devaient fixer son
opinion, et la mettre à même de faire un rapport exact au ministre, donna-t-elle à ces mêmes
commissaires la faculté de transmettre leurs pouvoirs à quelques-uns de leurs élèves, ainsi que
cela a eu lieu ?

Je ne crois pas que l'on puisse rien imaginer
qui démontre plus l'arbitraire, l'indépendance,
et le peu de respect que l'on a pour les ordres
supérieurs, que cette conduite. *Ah! si l'œil du
maître pouvait descendre et se reposer un moment
dans ces petits détails !*

Je regrette infiniment, continua-t-il, de vous
voir quitter la capitale avant d'être entièrement

dégagé de toute espèce de rapports avec l'école de médecine; car vous pouvez compter qu'après votre départ les commissaires temporiseront le plus possible, afin de lasser votre patience, et de vous forcer par ce moyen a abandonner tous les résultats que vous avez provoqués jusqu'à ce moment. Cependant je vous conseille de persister dans vos demandes au ministre; et vous verrez que S. Exc. finira par leur demander impérativement leur rapport, en leur témoignant sa ferme résolution de vous le transmettre.

Vous devez d'avance pressentir que ce rapport sera parfaitement conforme aux dispositions qu'ils vous ont si clairement démontrées, et que l'expérience et la justice n'y auront aucune part. Vous verrez par cette pièce, le renversement absolu de votre édifice; mais ce sera à vous de le garantir ou de le relever.

Sans craindre, lui dis-je, les destructeurs de l'édifice que j'ai élevé avec beaucoup de peine, de temps et de soins, je les vois comme vous, disposés à le renverser jusques dans ses fondements: et malgré la ferme résolution qu'ils ont d'y parvenir, je le défendrai *unguibus et rostro,* contre tous leurs efforts; au surplus j'ai la certitude que la bonté des matériaux, qu'ils ne pourront détruire, mê permettra de le réédifier;

malgré tout ce qu'ils pourraient faire, pour m'en empêcher.

Je ne me suis point laissé intimider par les entraves multipliées qu'on m'a constamment opposées, ni par la manière avec laquelle on a cherché à m'éconduire; tous ces obstacles m'ont inspiré si peu de crainte, que loin de me décourager, ils n'ont fait que stimuler le désir que j'ai de publier mes expériences; et s'il en résulte un bien pour l'humanité, comme je le pense, j'aurai obtenu le véritable prix de mes veilles et de mes sacrifices.

J'aurais, me dit-il, dans vos intérêts, une proposition à vous faire; comme vous serez obligé d'attendre très-long-temps le rapport des commissaires, avant de pouvoir vous occuper de la publication de votre objet, je vous conseille de faire annoncer, dès-à-présent, votre découverte dans les journaux; par ce moyen les effets de ce remède seront connus d'avance, et vous serez amplement dédommagé de toutes les dépenses que vous avez faites jusqu'à ce moment, pour arriver au degré de perfection où vous l'avez porté.

Ah! mon ami, lui dis-je, vous me donnez là un conseil que vous n'avez pas réfléchi! vous savez que la faculté de médecine considère les secrets comme objets de charlatanerie : cette idée seule me fait dédaigner tous les avantages que pourrait présenter l'objet de votre proposition.

Ce que vous dites là, me répondit-il, existait autrefois; mais aujourd'hui cette digue est rompue, et rien ne s'oppose plus à ce genre d'industrie. Vous avez dû voir dernièrement dans les papiers publics, notamment dans le Moniteur du 3 juin, que, M. Alphonse Leroy, un des principaux membres de l'école de médecine, a fait annoncer un remède qu'il vient de découvrir et qui remplace, dit-il, avantageusement le *quinquina*; et afin que ce médicament ne soit pas discrédité par les mauvaises préparations que l'on pourrait en faire, il ne le fait pas connaître; il se contente prudemment d'indiquer un pharmacien de confiance à qui il en a donné le secret; assurant à tous ceux qui en auront besoin, qu'ils pourront se le procurer dans cette pharmacie, pourvu de toutes les qualités desirables.

Vous voyez, mon ami, d'après la citation que je vous fais, que le conseil que je vous donne ne doit pas vous paraître suspect; d'ailleurs, ayant par devers vous la certitude des effets que produit ce remède, vous n'aurez pas la crainte d'être classé parmi les charlatans, qui n'ont d'autres vues que celles d'induire le public en erreur.

On vous qualifierait peut-être d'empirique;
mais vous pourriez partager cette qualification
avec tous les médecins qui traitent la maladie
vénérienne; car, dans l'acception de notre langue,
le mot empirique signifie un médecin qui n'a
que la pratique. Or dans la maladie dont il s'a-
git, les médecins les plus éclairés ne sont pas
plus instruits que vous, sur la manière de raisonner les effets du mercure, malgré qu'ils
l'emploient journellement.

On sait au contraire que la charlatanerie est
l'art de mentir avec audace; d'abuser de la crédulité de ceux qui l'écoutent, et d'être l'ennemie irréconciliable de la délicatesse; que les
moyens qu'elle emploie dans sa pratique la rendent toujours agréable à ceux qui l'accueillent
et lucrative à ceux qui l'exercent.

Elle procure des ressources à beaucoup de
personnes qui pourraient en manquer, et aug-
mente considérablement les facultés de ceux
qui seraient en état de se passer d'elle. Quand
un homme l'exerce assez agréablement pour se
faire rechercher, sa fortune est presque toujours assurée. Il s'ensuit donc que la charlatanerie, tout antagoniste qu'elle est de la bonne
foi, est devenue un objet de mode. Comme le
caméléon, elle se présente sous différentes couleurs, et par le moyen de cet artifice, elle

finit par séduire ceux même qui l'ont en aversion.

Il est un nombre infini de moyens usités en médecine, pour en tirer un parti avantageux; les uns possèdent exclusivement tel ou tel moyen de guérir telle ou telle maladie; d'autres ont des *prôneurs* à gages qui vont par-tout exalter leurs talents, leur humanité, leur charité, etc., etc. Ceux-là ont un portier intelligent, toujours attentif à juger les facultés des personnes qui vont pour se consulter; et ceux des malades qui montrent le plus d'opulence, sont officieusement introduits par un escalier dérobé dans le cabinet du consultant, sans avoir été confondus ni même aperçus de la foule qui attend dans l'antichambre.

Cette complaisance n'est pas gratuite, comme on doit l'entendre; et M. Petit-Jean y trouve également fort bien son compte.

Ceux-ci excellent de complaisance auprès des malades, et leur persuadent qu'ils prennent également les intérêts de leur santé et de leur bourse; ils vont complaisamment leur préparer eux-mêmes ou leur faire préparer chez eux les médicaments qu'ils leur prescrivent, sous prétexte, disent-ils, qu'ils leur reviennent à meilleur marché qu'ils ne leur coûteraient chez le pharmacien.

Ceux-là, sous prétexte d'une plus grande discrétion, fournissent des remèdes pour leur compte, assurant leurs malades qu'ils n'exigent d'eux que leurs déboursés. D'autres ordonnent des remèdes qui ne se trouvent bien préparés que dans des villes très-éloignées, d'où ils se chargent officieusement de les faire venir.

D'autres, enfin, se persuadent de faire ressortir leurs talents, en déprimant par-tout ceux de leurs confrères. Je pourrais vous faire mille citations de cette espèce; mais vous connaissez sans doute, aussi-bien que moi, tous les détours que la turpitude et la cupidité ne cessent de mettre en pratique.

Comment se fait-il, lui dis-je, d'après tout ce que vous m'avez dit de l'opiniâtreté que la faculté de médecine a mise de tous les temps à rejeter toutes les découvertes qui lui ont été soumises, qu'elle se soit relâchée de cette sévérité dans quelques circonstances? Car les dragées de Keyser, les pilules de Béloste, le rob antisyphilitique de Laffecteur, et plusieurs autres remèdes, ont obtenu son approbation, puisque les priviléges de quelques-uns subsistent encore.

Je vous répondrai, me dit-il, que tout cela est une conséquence de sa conduite ordinaire, puisque parmi les remèdes que vous me citez, il y en a qui ont été si préjudiciables à l'humanité : je ne fais pas mention de ceux dont vous ne parlez pas ; mais les propriétaires de ces différents remèdes ont eu sans doute assez de talents pour adoucir la sévérité des juges qui devaient prononcer dans leurs causes.

Depuis long-temps on fait le reproche aux médecins de s'élever constamment contre tout ce qu'ils n'ont point inventé, et malheureusement ils ont souvent justifié cette imputation. Les personnes ingrates ou insouciantes des maladies à venir, s'en servent pour blasphémer et la médecine et les médecins ; elles compulsent impitoyablement les fastes de nos universités et revisent les épigrammes des satiriques pour ressusciter tout ce qui est à la honte de l'art : elles ne taisent que les services qu'elles en ont reçus.

De toutes les nouveautés, dit un de ses détracteurs mais véridique, les médecins n'ont accueilli que la transfusion du sang, la plus meurtrière que l'esprit humain ait jamais imaginé dans ses égarements ; mais en revanche ils se sont opposés de toutes leurs forces à l'introduction de l'*ipécacuanha*.

« Ils ont poursuivi tous leurs confrères qui purgeaient très-bien avec l'*émétique*. La faculté de médecine obtint un arrêt du parlement qui confirmait la proscription qu'elle avait prononcée contre ce remède; et, par suite de cet arrêt, le docteur Paulmier fut dégradé pour avoir persisté à l'employer. Il fut chassé de son corps, comme homme (dit l'historien) qui ne savait pas tuer ses malades dans les règles, et *avec les manières convenues.*

« Les tribunaux, chaque fois qu'ils s'y sont présentés en corps, ont toujours scellé leurs bévues, ont été les ministres de leurs vengeances, les échos de leur ignorance, pour persuader d'autant que l'esprit pur éclaire les compagnies. »

Voilà, me dit-il, des vérités qui nous ont été transmises par des écrivains dignes de foi; jetez les yeux sur cet ouvrage (en me présentant une brochure intitulée, *Mémoire clinique sur les maladies vénériennes*), vous y verrez ce que je viens de vous dire.

« On a vu, continua-t-il, les boulangers condamnés comme empoisonneurs pour avoir fait lever leur pain avec de la levure de bière, quoique toute l'Allemagne, les Pays-Bas et l'Angleterre intervinssent tacitement au procès avec la santé fleurie de leurs habitants (1).

---

(1) On rappelle à cette occasion l'histoire des petits pains à la levure de bière, que la faculté consultée par le parlement (il y a environ 80 ans) proscrivit comme pernicieux;

« L'huile de pavot n'a pas obtenu plus de grace à la barre de leur tribunal très-salubre, et il n'a pas moins fallu que les judicieuses observations d'un physicien savant, pour qu'un ministre encore plus savant, qui ne jugeait ni d'après le bruit, ni d'après la multitude, reconnût son utilité. »

L'inoculation n'a pu obtenir de brevet (1),

---

et les magistrats, après avoir rendu cet arrêt conforme, furent à la *buvette* déjeûner avec des petits pains à la levure de bière. (*Mém. sec., tom.* 4, *p.* 76, *date du 7 août* 1768).

Marchant de conséquence en conséquence, il me semble que l'on ne devrait pas être surpris de voir les mêmes personnes qui se sont si opiniâtrement refusées aux essais que j'ai sollicités avec tant de persévérance, se servir de ce même remède pour elles-mêmes, si quelque accident malencontreux venait à troubler leur repos : et sur-tout si elles avaient déja passé par d'autres épreuves, qui les auraient édentées, éborgnées, mutilées ; et enfin qui auraient été assez malheureuses pour être victimes du traître mercure, qui n'épargne pas même ses plus zélés défenseurs.

(1) D'après plusieurs rapports ce fut vers le commencement du dernier siècle, que l'inoculation passa de l'Arménie à Constantinople. Les Grecs qui y sont établis, la mirent les premiers en pratique, et en obtinrent beaucoup de succès. Les transactions philosophiques disent qu'un médecin italien nommé *Pilarini*, transmit cette nouvelle méthode d'adoucir les accidents de la petite-vérole, à la société royale de Londres, en 1716.

Elle fut pratiquée en Angleterre au mois d'avril 1721,

parce qu'ils ont supposé qu'en l'adoptant il y aurait beaucoup moins de petites-véroles, et ils ont résolu d'en nier l'efficacité avec une constance aussi soutenue, que Riolau nia l'évidence de la circulation du sang.

« Il est de fait, rapporte le même auteur, que toutes les fois qu'un étranger simplifiera l'art de guérir, la faculté emploiera l'autorité pour le

---

sur la fille de *milady Vorteley-Montaigu*, ambassadrice à la Porte, qui pendant son séjour à Constantinople avait fait inoculer son fils.

La princesse de Galles craignant les accidents de la petite-vérole naturelle, pour ses enfants, demanda au roi la permission de les faire inoculer; mais le roi ne voulut y consentir, qu'après qu'on en aurait fait l'expérience sur des malfaiteurs condamnés à mort. Ces expériences furent faites sur six personnes des deux sexes et de différents âges, *par Charles Maitland*, chirurgien de milady Montaigu, qui en obtint tout le succès qu'il desirait, et ses heureux résultats déterminèrent l'inoculation des deux princesses.

De 128 personnes qui furent inoculées dans le cours de cette année, il n'en mourut que deux. De 897 qui le furent jusqu'en 1728, il en mourut 17. Tandis que d'après des observations rigoureuses, il paraît que dans le même espace de temps, la petite-vérole naturelle fit périr un douzième de la totalité des personnes qui moururent.

En 1738, il y eut une épidémie de petite-vérole dans la Caroline méridionale; et sur 100 malades, il en mourut 20. Alors on prit le parti d'inoculer, et par ce moyen, de 800, il n'en mourut que 9.

charger d'entraves; comme si les anathêmes, les ordres qu'elle surprend, les arrêtés de tous les parlements, empêchaient les végétaux salutaires d'aider la nature; comme si la *propagande* en enchaînant *Galilée* avait empêché la terre de tourner autour du soleil.

« N'a-t-on pas vu tout récemment, continue-

Malgré que ce moyen fût adopté en Asie, en Afrique, en Amérique, et dans la presque totalité de l'Europe, la faculté de médecine de Paris ne résista pas moins à ce que l'inoculation fût admise en France; cependant en 1756, le duc d'Orléans résolut de faire inoculer ses enfants, et malgré l'exemple donné par ce prince, la faculté ne changea point ses dispositions, et en 1765, elle prit encore un arrêté pour en défendre même la tolérance.

Omer de Fleury rapporte que (*), dans la crainte où était cette compagnie que son éloquence ne suffît pas pour empêcher l'inoculation de s'introduire en France, elle avait eu recours à la Sorbonne, et voici un des passages de cet auteur.

« Ainsi, messieurs, (en s'adressant au parlement) vous qui êtes les meilleurs médecins et les meilleurs théologiens de l'Europe, vous devez rendre un arrêt sur la petite-vérole, ainsi que vous en avez rendu un sur les *catégories d'Aristote*, sur la circulation du sang, sur l'émétique, et sur le quinquina.

« On sait que vous vous entendez par état à toutes choses, comme en finances. Quoique l'inoculation, messieurs, réussisse dans toutes les nations voisines qui l'ont employée,

(*) Mémoires secrets, tome Ier, page 261 et 262.

t-il encore, des médecins, d'une très-grande réputation, s'acharner à décrier de toute part une
découverte naissante, faite pour mériter à son
auteur la reconnaissance de la postérité? Cette
découverte est d'autant plus précieuse qu'elle
préserve la société de la destruction d'une partie
de ses membres, et met chaque individu à l'abri
des dégradations hideuses auxquelles il se trouvait exposé en éprouvant la détestable maladie
dont la *vaccine* étouffe le germe. »

Si le gouvernement n'eût pris le sage parti
d'envoyer des commissaires en Angleterre pour
s'assurer des avantages de cette découverte, en
puisant les renseignements à leur source, il est
plus que probable que ce préservatif de la petite-vérole ne serait pas encore adopté en France,
parce qu'on se serait sans cesse appliqué à en
dénaturer le mérite.

Toutes les contradictions que la vaccine a

---

puisqu'elle a sauvé la vie à des nations qui raisonnent, il est
juste que vous proscriviez cette pratique, attendu qu'elle
n'est pas enregistrée; et pour y parvenir vous emploierez
la décision de la Sorbonne. Qui vous dira que St.-Augustin
n'a pas connu l'inoculation ?

« Sur-tout, messieurs, ne donnez point un temps fixe aux
salutaires et sacrées facultés pour décider, parce que l'inoculation de la petite – vérole sera toujours proscrite en at-
tendant. »

éprouvées, ont ralenti ou retardé de plusieurs années les avantages que l'on en retire aujourd'hui; car l'impression défavorable jetée dans le public par des hommes qui étaient censés parler avec connaissance de cause, n'est pas encore totalement effacée, puisque beaucoup de gens se rappellent encore les fausses doctrines qui leur ont été prêchées dans les temps, et qui, par défaut de jugement, de lumières, ou par entêtement, sans savoir pourquoi, aiment mieux courir les risques de voir périr leurs enfants de la petite-vérole, ou de les voir défigurés ou perdre la vue par ses ravages, que de les sauver, ou les préserver d'une foule d'accidents, en employant un moyen que leur médecin avait condamné.

Il est heureux pour l'humanité que la découverte du célèbre Jenner n'ait pas été jugée par la faculté de médecine de Paris; car nul doute que sa proscription n'eût été irrévocablement prononcée comme contraire à ses principes, et qu'elle ne se fût conduite à l'égard de la vaccine comme elle l'a fait à l'égard de l'inoculation, et de tout ce qui a paru pour l'avantage et la conservation de l'espèce humaine, quand les découvertes lui ont été présentées par des hommes qui lui étaient étrangers.

Je pourrais encore, continua-t-il, étendre davantage le nombre des citations que je viens de vous faire; car cette compagnie a donné tant de prise sur sa conduite, qu'elle a anéanti toutes les opinions favorables qui auraient pu lui donner le degré de considération auquel tous les hommes honnêtes et instruits ont le droit de prétendre; mais il est notoirement reconnu qu'elle n'ajoute aucun prix à l'estime des honnêtes gens, et que tous les membres de ce corps sont agités par des convulsions continuelles; qu'il existe entre eux une telle division, une telle antipathie, une telle haine, que leur plus grande jouissance est de se déchirer mutuellement; quand il leur arrive de se réunir, la trève qui les rassemble a très-rarement l'intérêt de la société pour objet.

Je vous le répète, jamais l'homme de bien ne pourra pardonner à la faculté de médecine, d'avoir (à une époque qui n'est pas loin derrière nous), abusé de ses pouvoirs et de son crédit auprès de l'autorité, pour tromper le gouvernement dont elle avait la confiance, et trahir l'humanité qui fondait en elle ses plus grandes espérances dans ses moments d'adversité.

Sans cesse persécutée par la cupidité, elle employa un prête-nom, pour présenter au gouvernement un spécifique pour la guérison de la maladie vénérienne; elle savait que ce nouveau spécifique ne manquerait pas d'être envoyé à son examen par le ministre, et que de sa décision dépendrait le jugement de l'autorité. En effet les commissaires chargés de constater les effets de ce remède, en firent un rapport si avantageux au ministre, que le spécifique fût adopté par le gouvernement, qui en ordonna l'usage exclusif dans tous les hôpitaux du royaume.

Les effets que produisit ce prétendu spécifique, furent si mauvais et si dangereux; ils avaient tellement jeté l'épouvante parmi les malades, qu'il fallait souvent employer la force armée pour les contraindre à avaler les dragées du sieur Keyser.

On doit cependant dire avec justice, que tous les membres de cette compagnie ne se rendirent pas coupables de ce délit; car plusieurs firent retentir leur indignation contre une pareille conduite. Le sieur Keyser, dit un des détracteurs de ces faits, « trouva bientôt une foule d'imitateurs, et le plus beau royaume de l'Europe fut bientôt inondé de *pilules* plus dangereuses mille fois qu'une épidémie automnale. » etc.

Voilà quels sont les droits que cette compagnie a acquis à la reconnaissance publique et à l'estime du gouvernement; heureusement qu'un changement de ministre termina cette épouvantable tyrannie, qui pendant sa durée fit tant de victimes.

Je connais, lui répondis-je, les différentes anecdotes que vous venez de me citer; et si les auteurs qui les ont écrites ne méritaient pas tant de confiance par la réputation dont ils jouissent, j'aurais infiniment de peine à y croire; car, dans cette compilation de faits, on n'aperçoit que des choses révoltantes; mais ne serait-il pas possible, plutôt, que la commission chargée par la faculté d'examiner les propriétés antisyphilitiques des dragées de Keyser, se fût contentée de baser son rapport sur des vraisemblances, sur des conjectures, sur des probabilités, au lieu d'en constater les effets par l'expérience? Ce qui m'entraînerait à le croire, c'est que, depuis que je suis en rapport avec ces messieurs, je les ai jugés extrêmement avares de leur temps et de leur peine.

Quelque chose que vous puissiez dire, me répliqua-t-il, pour pallier leur affreuse conduite, vous ne pourrez jamais y parvenir; car, quand on admettrait la chose telle que vous la supposez, l'ignorance, la paresse, le manque de respect pour les ordres du gouvernement, ne les rendraient pas moins coupables; d'après cela vous pouvez donc vous en rapporter aux faits qui nous ont été transmis par des hommes incapables d'en imposer.

Ce qui me ferait croire, lui dis-je, à ce que vous soutenez, c'est l'insensibilité qu'ils ont conservée à tout ce qui a été publié contre eux; car je regarde comme impossible que quelques méchants puissent accréditer des reproches aussi injurieux, aussi contraires à la délicatesse et à l'honneur, que ceux qu'on leur a adressés dans une foule d'écrits. Si ces imputations n'étaient enfantées que par la calomnie, nul doute que cette compagnie n'eût employé tout son crédit pour poursuivre ses calomniateurs ; mais je n'ai pas connaissance qu'elle ait employé aucuns moyens pour se faire réhabiliter dans l'opinion publique.

Ils ont cru, me répondit-il, qu'il était plus prudent de garder le silence que de chercher à irriter les esprits par des poursuites ; d'après cela, ils se sont contentés d'avaler la pilule, quelque amère qu'elle fût, sans y mettre autant de résistance qu'en mettaient les malheureux soldats pour se défendre d'avaler celles de Keyser; le rapport de ce jury de salubrité les y avait condamnés, et les effets pernicieux que ce nouveau moyen produisait journellement, avait répandu une telle épouvante parmi les malades, qu'on les entourait de baïonnettes pour les contraindre d'obéir à la barbare décision de la faculté de médecine.

Quel tribunal de salubrité, grand Dieu !...

CHAPITRE XII.

Mémoire adressé à M. le comte de Montalivet, ministre de l'intérieur, pour le supplier d'ordonner le rapport de la commission nommée par l'école de médecine, pour l'examen d'un remède antisyphilitique végétal ; lequel avait été demandé depuis plus de deux ans, par M. le comte Crétet, son prédécesseur. Rapport de la commission au ministre.

A son excellence le ministre de l'intérieur.

Monseigneur,

« Le 21 janvier 1818, j'eus l'honneur d'exposer à S. Exc. votre prédécesseur, qu'après une très-longue suite de recherches et de travaux assidus, j'étais parvenu à découvrir, parmi les végétaux qui croissent sur notre sol, un moyen de guérir la maladie syphilitique sans aucuns dangers, et que douze ans d'expériences répétées avec succès sur plus de quatre cents malades, m'avaient confirmé l'efficacité de ma découverte.

« Que ne voulant point me livrer à une confiance aveugle dans mes propres observations, je cherchai (en 1806), à en faire vérifier les effets par des hommes d'un mérite connu, et que M. Voisin, chirurgien en chef de l'hôpital de Versailles, avait bien voulu, par la médiation d'un de mes parents qui habite la même cité, faire l'application de ce remède sur plusieurs malades. Après qu'il en eut obtenu des effets avantageux, il crut devoir en faire part à la société de médecine de Paris, en l'engageant d'en faire répéter les essais; en effet, cette société en chargea deux de ses membres, MM. Sédillot et Cullerier, qui procédèrent à de nouvelles épreuves.

« Je mis sous les yeux de S. Exc., copie exacte des rapports qui me furent adressés par M. Voisin, et par les deux membres de la société de médecine que je viens de citer; lesquels rapports prouvent évidemment que leurs observations étaient à l'avantage du remède.

« En présentant à S. Exc. les preuves que j'avais acquises en faveur de ma découverte, je sollicitais de sa bienveillance et de son humanité qu'elle voulût en ordonner de nouveaux essais, afin de donner à ce remède toute l'authenticité dont je le croyais susceptible.

« Je m'engageais à fournir la quantité de médicaments relative au nombre de malades, que les commissaires nommés voudraient mettre en traitement; et d'après le résultat de ces premiers essais et le rapport qui en serait la suite (s'il se trouvait à l'avantage du remède, ainsi que j'avais lieu de l'espérer), je ferais connaître à MM. les commissaires, le végétal qui me fournit le médicament, ainsi que la manière d'en faire les préparations, afin qu'ils opérassent de nouveau sans ma participation directe, et que par ce moyen ils pussent acquérir la conviction intime de l'identité parfaite des deux épreuves.

« S. Exc. daigna accueillir ma demande en adressant mon mémoire à l'école de médecine, et à la fin de mars je reçus une lettre de M. Touret, directeur de cette école, par laquelle il me demanda, 1° *le nom du végétal qui me fournit le médicament; le modus faciendi de ses préparations;* 2° *la méthode que j'emploie dans son administration.*

« M'étant persuadé, d'après le contenu de cette lettre, que MM. les membres de l'école de médecine avaient réellement l'intention de satisfaire à la demande du ministre; et croyant que ma présence pouvait être utile dans les opérations qui devaient être la suite de cette démonstration, je me rendis à Paris pour y coopérer, en levant toutes les incertitudes qui auraient pu se présenter.

« Aussitôt mon arrivée je sollicitai une audience de S. Exc., qu'elle m'accorda le *six de mai*. Dans l'entretien qui en fut la suite, je lui fis connaître la demande qui m'avait été faite par M. Touret; et j'eus l'honneur de lui observer que je ne pensais pas que l'école de médecine dût exiger la confidence de ma découverte sans avoir préalablement constaté l'effet du remède préparé par moi, et que ce n'était qu'après ce préliminaire que je devais lui confier ce qu'elle me demandait, pour la mettre à portée d'en juger l'identité.

« Néanmoins, lorsque S. Exc. m'eut assuré que je pouvais avec sécurité me confier à M. Touret, je n'hésitai plus à souscrire à la demande qu'il m'avait faite, et pour cet effet, je me transportai chez lui afin de suivre la marche qu'il m'indiquerait.

« Aussitôt que je me fus présenté à lui, sa première expression fut de me répéter la demande qu'il m'avait faite par sa lettre; et d'après l'assurance que j'avais reçue du ministre, je ne balançai pas à le satisfaire. Il me promit que l'école mettrait toute la célérité possible dans les essais ordonnés par S. Exc., afin d'abréger mon séjour à Paris. Malgré cette promesse, l'école de médecine délibéra pendant quatre séances de semaine en semaine, pour décider si les essais en seraient admis; et enfin ce fut dans la quatrième séance qui eut lieu le 2 de juin, qu'elle se fixa pour l'affirmative.

« Dans cette séance elle nomma trois commissaires parmi ses membres, qui furent : MM. de Jussieu, chargé de lui faire un rapport pour l'éclairer sur la nouveauté du remède, ainsi que je l'avais annoncé, M. Déyeux, chargé d'en faire les préparations, et M. Suë, pour en faire l'application. Le premier s'acquitta promptement de sa commission; mais, malgré toutes mes démarches, je ne pus obtenir que les préparations se commençassent avant le 1er de juillet, et encore ce ne fut qu'après avoir sollicité du ministre qu'il voulût bien demander un prompt rapport sur cet objet.

« L'école de médecine, dans sa séance du 14, chargea M. Touret de faire rendre des malades à *l'hospice de perfectionnement*, et M. Dubois, d'en suivre seul les traitements. Le 26, quatre malades furent envoyés de l'hôpital des vénériens, desquels on dressa procès-verbal pour constater les symptômes dont ils étaient affectés;

ce qui eut lieu sans ma participation ; le 28, ils entrèrent en traitements sous la surveillance immédiate de M. Patrix, l'un des élèves de M. Dubois. J'assistai à toutes les distributions du remède ; et après quelques jours de traitement, les malades éprouvèrent un mieux très-sensible, qui alla toujours en augmentant.

« Cet hospice offrait deux choses peu convenables à de semblables essais : la première était la grande difficulté de procurer aux malades les remèdes extérieurs et autres objets accessoires à leurs traitements ; la deuxième était, disait-on, l'impossibilité de les retenir dans leur salle et de les empêcher de sortir hors de l'hôpital. Par ce dernier inconvénient, il y eut un des quatre vénériens qui en sortit le 17 août, sous le prétexte d'aller chez lui chercher du linge à pansement, qu'on lui refusait à l'hospice, où il ne rentra plus.

« Les trois autres malades continuèrent d'aller de mieux en mieux, ce qui me flattait infiniment sans me surprendre ; mais le 25, M. Dubois, par suite d'une prévention dont il m'avait souvent donné des preuves, me dit que, n'ayant à sa disposition aucuns moyens coërcitifs de retenir les malades dans l'hospice et de les empêcher de sortir, il cessait de répondre de leurs traitements, et qu'ils fussent guéris ou non, il ne

m'en donnerait jamais aucuns certificats ni attestations ; que, d'ailleurs, c'était malgré lui
qu'il avait accepté cette commission, et qu'il
était très-repentant d'avoir fléchi aux instances
de ses collégues, d'autant que les nouveautés
de ce genre ne seraient jamais adoptées par lui.

« De suite, je crus devoir donner avis de
ce nouvel incident à l'école de médecine, en
lui faisant connaître les motifs que M. Dubois
venait de m'alléguer. Je la priai par ma lettre,
de vouloir prendre dans sa sagesse, les moyens
qu'elle croirait convenables pour remplir les
intentions que le ministre avait manifestées
plusieurs fois, en montrant le desir de connaître les résultats de ces essais.

« L'école assemblée nomma, dans sa séance
du même jour, des commissaires pour procéder à de nouveaux essais. Je donnai avis de
cette nouvelle disposition à S. Exc., dans une
audience qu'elle m'accorda le 29, où j'eus l'honneur de lui mettre sous les yeux la prévention
dont on n'avait cessé de me donner les plus
grandes preuves.

« Voyant que j'attendais inutilement les dispositions ultérieures des nouveaux commissaires;
fatigué de tant de démarches inutiles, je me dé-
cidai à rejoindre mes foyers, et je quittai Paris
le 23 septembre. Peu de jours après mon re-

tour, je reçus une lettre du ministre, par laquelle il m'annonça qu'il venait de confirmer la nomination de MM. Dubois, Petit-Radel, Tillaye et Cullerier, et m'engagea de me concerter avec eux pour les nouveaux essais dont ils étaient chargés. Je leur écrivis à chacun en particulier pour leur faire part que S. Exc. avait bien voulu me faire connaître les nouvelles dispositions qu'elle venait de prendre; mais aucun ne daigna me répondre.

« Impatient de connaître si on s'occupait de mon objet, je pris le parti d'écrire à M. Bellanger, mon parent, résidant à Versailles, pour le prier de voir M. Cullerier, me persuadant bien que lui seul serait chargé des essais. En effet, le 29 novembre, je reçus une réponse de M. Bellanger, ainsi conçue : « *M. Cullerier est seul chargé de l'examen de votre remède; il m'a communiqué une lettre écrite par M. Dubois, dans laquelle il lui dit qu'il ne veut connaître des essais que pour signer le rapport qui en sera fait à S. Exc. le ministre de l'intérieur. Il m'a dit en outre que, depuis un mois, il en faisait l'essai sur six malades, et que depuis vingt jours il le répétait sur six autres; mais que vous ne pourriez être instruit des résultats avant trois mois, attendu qu'il voulait encore multiplier ses expériences sur un plus grand nombre de malades.* »

« Après les trois mois révolus, je priai encore mon parent de revoir M. Cullerier, et de l'engager à me faire connaître le résultat de ses expériences. Le 9 de mars M. Bellanger me rendit sa réponse; elle était conçue en ces termes : « *Les résultats que j'ai obtenus ne sont pas satisfaisants : sur six malades que j'ai mis en traitements, deux ont paru guéri; mais le mal a reparu. Je compte au printemps faire l'essai sur six autres, et peut-être que la saison sera plus favorable aux résultats.* »

« M. Cullerier avait sans doute oublié qu'à la fin de novembre, il avait dit au même M. Bellanger, qu'il faisait des essais sur douze malades, et que son intention était d'en augmenter le nombre. Lorsque le raisonnement est appuyé sur la vérité, il est impossible qu'il varie de la sorte.

« Une personne qui m'est particulièrement attachée, m'a transmis, le 17 avril, le précis d'une conversation qu'elle venait d'avoir avec M. Cullerier; et voici comment il s'exprima à mon sujet. « Je ne suis pas content du remède de M. Papin; je m'étais flatté d'en avoir des résultats plus avantageux. L'école de médecine me presse de faire mon rapport; cependant voici le printemps, je me propose d'en faire de nouveau l'application; assurez-le bien que je ne dirai que la vérité.

« Le 28 du même mois, je crus devoir, par anticipation, faire mes remerciements à M. Cullerier, de ce qu'il ne voulait dire que la vérité dans son rapport; mais je lui observai cependant que, pour ne pas s'en écarter, il ne fallait pas qu'il certifiât que c'était mon remède qu'il avait employé dans ses essais, puisqu'il ne l'avait ni préparé, ni n'en avait même suivi la préparation; que d'après cela il ne serait pas étonnant que nous fussions l'un et l'autre dupes des personnes qui se sont constamment montrées contraires aux essais ordonnés par S. Exc. le ministre.

« Je suis d'autant plus fondé dans cette opinion, que j'ai la preuve en main des bruits faux et calomnieux qui ont été répandus contre mon remède et contre moi. J'ai été instruit sous la date du 16 janvier dernier, qu'on avait fait circuler que, « Dans les essais faits à l'hospice des vénériens, on avait constamment obtenu de grandes améliorations dans les premiers temps; mais qu'elles ne s'étaient pas soutenues, parce que, manquant du médicament pour poursuivre les traitements commencés, on en avait fait préparer à l'école de médecine selon le procédé que j'avais indiqué, et qu'ils prétendaient n'en pas avoir obtenu les mêmes effets que du médicament *préparé par moi*; que l'on soupçonnait même que j'avais fait dans le premier quelqu'addition *salino-mercurielle.* » Ce mensonge est d'autant plus avéré, que je n'ai nullement mis la main à la préparation du premier.

« M. Déyeux, nommé commissaire pour la confection de ce médicament, en chargea le pharmacien de l'école de médecine, qui avait sa confiance, et qui, je crois, la méritait; il m'invita en même-temps d'assister à cette opération, pour qu'elle se fît avec plus de régularité; je crus ne pas devoir m'y refuser; mais, pendant sa durée, j'eus la délicatesse de ne jamais me trouver seul dans le laboratoire, dans la crainte d'être suspecté. Malgré cette prévoyance, il m'a été impossible de me garantir des effets de la calomnie. Cependant il faudrait être bien ignorant en chimie (et tous les hommes qui ont quelques connaissances dans cette science ne pourront se dispenser d'en convenir), pour chercher à introduire des substances salino-mercurielles, dans une préparation qui se fait dans un vase de cuivre, et ce serait bien peu connaître les lois des affinités. D'ailleurs, M. Barruel, pharmacien de l'école de médecine, est trop instruit pour ne pas connnaître la présence d'un sel mercuriel à la simple inspection du vase métallique, s'il y eût existé.

« Voilà, Monseigneur, les différentes particularités qui ont accompagné les essais qui ont été ordonnés par S. Exc. votre prédecesseur. Le zèle dont j'étais animé pour procurer à l'humanité un moyen de soulagement que la philanthropie invoquait depuis plus de trois siècles, m'avait engagé à beaucoup de sacrifices pour parvenir aux résultats que j'ai eu l'honneur de soumettre au ministre; lesquels résultats ont le malheur de déplaire aux juges qui étaient chargés de les apprécier.

« Ma franchise à donner tous les éclaircissements que l'on m'a demandés sur cet objet, n'a pas permis que l'on me classât au nombre des charlatans; mais il fallait également trouver un moyen de m'évincer, et pour arriver au succès de ce projet, il était indispensable de prendre des routes tortueuses, qui ont considérablement allongé le chemin par lequel on voulait y parvenir.

« Si, au lieu de prendre une route oblique, on eût marché droit à la vérité; si on n'eût pas voulu suppléer au silence des faits; si on n'eût pas cherché à supposer au lieu de conclure, trois mois étaient plus que suffisants pour démontrer à S. Exc., l'efficacité ou l'inefficacité du remède que j'avais soumis à l'examen, sur un nombre de *cent malades* et même au-delà, et non pas sur *trois ou quatre* comme on a voulu le faire; mais je dois vous le dire, Monseigneur, rien ne dépose plus en faveur de ma découverte que les difficultés que l'on a sans cesse cherché à opposer, soit pour me dégoûter d'en poursuivre les essais, soit pour démontrer à l'autorité l'inutilité supposée du travail qu'elle avait démandé.

«Ce qui vient à l'appui de cette juste conséquence, c'est que malgré le desir que j'ai plusieurs fois témoigné de connaître l'état des expériences qui se faisaient ou qui étaient censées se faire; malgré que je me suis chaque fois étayé de la lettre du ministre, par laquelle il m'engageait de me concerter avec MM. les commissaires, ils n'ont jamais voulu sortir de leurs retranchements, en se renfermant dans le silence le plus absolu. Ils avaient, sans doute, la crainte de se compromettre, en répondant aux lettres honnêtes que je leur ai adressées.

« Si le rejet des essais que j'ai poursuivis pendant plus de cinq mois à Paris, ne reposait que sur des opinions; les hommes, quelque éclairés qu'ils soient, ne sont pas toujours maîtres d'en changer; mais si un vil intérêt en était le motif, ne serait-ce pas un outrage fait à l'humanité?

«Comme ma première intention était de faire

jouir la société des avantages que ce remède m'a présentés dans son application, et que j'avais le desir de l'offrir revêtu de toute l'authenticité que l'école de médecine pouvait lui donner, j'avais fait pour y parvenir toutes les démarches et tous les sacrifices possibles. Mes espérances à cet égard me paraissaient d'autant plus fondées, qu'elles étaient soutenues par l'autorité supérieure dont j'ose encore solliciter l'appui, en vous suppliant, Monseigneur, d'ordonner qu'il vous soit fait un prompt rapport sur les effets qu'on a dû obtenir de ce médicament, depuis plus de deux ans que S. Exc. manifesta le desir de les connaître ; et quels qu'en soient les résultats, de vouloir ordonner qu'ils me soient communiqués.

« Je ne puis vous dissimuler, Monseigneur, à quel point je suis affecté de voir la manière évasive avec laquelle on traite un objet d'un si grand intérêt pour l'humanité ; et ma plus grande crainte encore est que V. Exc. puisse soupçonner la pureté de mes intentions, en supposant que j'aurais été capable de présenter au gouvernement des fictions pour des réalités.

« Si le rapport que je sollicite était dicté par la prévention dont on m'a donné les plus grandes preuves, je chercherais alors à démontrer à V. Exc., à quel point j'étais fondé dans l'exposé

des faits que j'ai avancés, et en cherchant à seconder les vues paternelles qui dirigent toutes
ses actions, je publierais ma découverte afin de
mettre la société à même de jouir des avantages qu'elle peut produire. Je prouverai à ceux
qui m'ont contrarié avec tant de persévérance,
que le desir d'opérer le bien était ma princi-
pale ambition , et si je suis assez heureux pour
y parvenir , ainsi qu'à mériter l'estime et la protection de V. Exc. , je n'aurai qu'à me féliciter
de toutes les contradictions et de toutes les
sollicitudes que j'ai éprouvées.

« Daignez agréer l'assurance du profond respect avec lequel j'ai l'honneur d'être,

MONSEIGNEUR,

Votre très-humble et très-
obéissant serviteur. »

Pour que ce mémoire parvînt plus sûrement
au ministre, je crus devoir l'adresser à une personne très en crédit auprès du gouvernement,
par la place éminente qu'elle occupait. Malgré
que cette personne m'eût prévenu, à une époque
antérieure, du peu de succès que j'obtiendrais
de mes démarches, en m'assurant que la faculté
ne dérogerait point aux principes qu'elle avait
adoptés, quels que fussent les avantages des

moyens que je proposais; quoique cette opinion ne présentât pas d'équivoque, je la suppliai
néanmoins de vouloir appuyer mon mémoire
de sa recommandation auprès de S. Exc., afin
de pouvoir connaître le plutôt possible le résultat de tant de lenteurs. Pour me prouver
qu'elle avait bien voulu souscrire à ma prière,
elle m'adressa l'original de la réponse qui lui
fut faite par le ministre, sous la date du 14
juillet 1810, par laquelle S. Exc. lui dit qu'elle
vient d'ordonner le rapport de la commission
de l'école de médecine dans le plus court délai,
et qu'elle m'en fera connaître les résultats aussitôt qu'il lui sera parvenu.

En effet le rapport fut soumis à la faculté et
approuvé par elle dans sa séance du 9 août, et
lorsqu'il fut parvenu au ministre, il m'en adressa
la copie ci-jointe, très-conforme aux dispositions qu'on m'avait si constammeut manifestées.

MINISTÈRE DE L'INTÉRIEUR.

*Copie du rapport adressé à S. Exc. le Ministre
de l'intérieur, par la faculté de médecine de
Paris.*

SÉANCE DU 9 AOUT 1810.

« Nous soussignés professeurs nommés par la
faculté de médecine, pour suivre les effets des

pilules antisyphilitiques végétales de M. Papin, déclarons nous être rendus à différentes fois à l'hospice des vénériens pour connaître l'état des malades qui en faisaient usage sous la direction de M. Cullerier, chirurgien en chef de cette maison. Il résulte des observations que nous y avons faites, que de douze malades qui en firent usage, ayant des chancres au prépuce, au gland, des bubons de différentes espèces, des pustules, des phymosis, des ulcères cutanés, quelques écoulements, des condylômes, des rhagades entre les orteils, plusieurs de ces symptômes s'adoucirent au milieu du traitement, c'est-à-dire après que les malades eurent pris deux cent sept pilules (1), moitié de la dose qui, selon

---

(1) S'il est un problème difficile à résoudre pour moi, c'est celui de deviner où ces messieurs ont pu trouver que, dans l'instruction d'après laquelle on devait faire l'emploi de ce médicament, la *dose*, est-il dit, *pour le traitement complet devait être portée à* 414 *pilules*, sans faire mention de leur poids. Tandis que je ne leur ai jamais parlé du nombre de pilules qui composent le traitement entier, ainsi qu'on le verra dans le chapitre suivant; mais comme il est très-probable que cette instruction n'a jamais été lue par aucuns des membres de la commission (si ce n'est par M. Cullerier, lorsqu'il fit de bonne foi, avec M. Sédillot, des essais de ce remède, en vertu d'une invitation qui leur fut faite par la société de médecine, dont ils faisaient partie). Il n'est

l'auteur doit le compléter. Parmi ces symptômes, nous en citerons qui même se cicatrisèrent, quoiqu'il restât encore un noyau, quelques écoulements qui tarirent, des engorgements lents du prépuce qui diminuèrent, des pustules et ulcérations qui se cicatrisèrent, mais qui se renouvelèrent quinze jours après sous les mêmes apparences. Néanmoins, comme de l'adoucissement de pareils maux on ne peut rien conclure sur l'indication complète du mal, le traitement des malades fut porté au complet, c'est-à-dire que chacun prit ses quatre cents quatorze pilules; mais les bubons au lieu de se résoudre, étant passés à ulcération, les autres symptômes restant dans un état stationnaire, on a eu recours aux frictions et à la liqueur svietenienne, qui ont indistinctement guéri la maladie dans le temps ordinaire à ce genre de traitements. Il suit, d'après l'observation des faits, que les pilules de M. Papin n'ont par elles-mêmes aucune faculté antisyphilitique, qu'elles ne peuvent avoir, sous le rapport de la guérison, aucune prérogative sur la méthode mercurielle, et que le ministre ne·doit avoir

---

donc pas étonnant, dis-je, qu'on ait tronqué les expressions comme les choses; puisque tout devait être fictif, on n'avait que faire de l'instruction.

aucun égard aux demandes de son auteur relativement à leur emploi.

« La faculté, dans sa séance du 9 de ce mois, après avoir entendu la lecture du rapport ci-dessus, en a adopté les conclusions, et a arrêté que copie en serait adressée à S. Exc. le ministre de l'intérieur.

« Pour copie conforme, signé *J.-J. Lenoux*, doyen par intérim de la faculté de médecine de Paris.

« Pour copie certifiée conforme :
« Le ministre de l'intérieur, comte de l'Empire,

Signé *Montalivet.* »

En examinant attentivement l'esprit qui a présidé à la rédaction de ce rapport, il est facile de s'apercevoir de sa concordance avec la conduite qui a été observée par la faculté de médecine depuis le moment où elle a été chargée par l'autorité de vérifier les effets de ce médicament; car il ne peut plus exister de doute, qu'elle n'ait formé, dès le principe, la résolution d'anéantir l'objet de ma demande au ministre.

S'il en eût été autrement, *pourquoi* M. Touret aurait-il, au nom de cette compagnie, exigé au premier abord, *sine quâ non*, que je le rendisse dépositaire du nom du végétal qui me fournit le remède, et que je lui en fisse connaître les préparations pharmaceutiques, en disant que cela était indispensable pour faire un rapport circonstancié au ministre; non pas, dit-il, *qu'on lui nomme la chose ; mais seulement pour que les commissaires lui fassent part de leur opinion* (1) ?

Pourquoi, d'après la volonté prononcée du ministre de connaître les effets de ce remède et le dépôt que j'avais fait entre les mains de M. Touret du secret de ma découverte, l'école délibéra-t-elle pendant quatre séances, tenues de semaine en semaine, pour décider si les essais demandés par S. Exc. seraient admis?

Pourquoi M. Déyeux, commissaire nommé pour la préparation du remède, a-t-il temporisé jusqu'au 1er juillet pour la commencer, et encore fallut-il une nouvelle demande du ministre, que je sollicitai de S. Exc. par ma lettre du 27 de juin?

Pourquoi l'école de médecine, dans sa séance

____

(1) Et à quoi bon l'opinion de MM. les commissaires ! Pouvaient-ils juger des effets d'un végétal sans l'avoir éprouvé? Il y a-t-il en cela un raisonnement qui puisse les mettre au niveau de l'expérience?..... Si on osait nier un phénomène par la simplicité de la cause qui le produit, ce serait bien mal connaître les lois de la nature.

du 14 juillet, a-t-elle remplacé M. Suë, commissaire nommé dans le principe, pour l'administration de ce médicament, par M. Dubois, qu'elle chargea des mêmes fonctions?

Pourquoi M. Dubois parut-il (en présence de M. Caubet qui m'avait conduit chez lui) si désireux de voir justifier les effets antisyphilitiques de ce remède, d'après la connaissance que je lui donnai de la lettre de M. Voisin et de celle de MM. Sédillot et Cullerier?

Pourquoi le même M. Dubois chargea-t-il M. Caubet, quelques jours après, de me conseiller, en ami, d'abandonner le projet que j'avais formé de faire constater les effets de ce médicament, parce que, disait-il, il avait la certitude que je ne réussirais pas?

Pourquoi M. Dubois, que je voyais souvent, ne voulut-il ni me prévenir, ni me faire prévenir du jour et de l'heure auxquels on devait constater l'état des malades à leur entrée en traitement, par un procès-verbal contenant les symptômes de leurs maladies, et a-t-on rempli cette formalité sans ma participation?

Pourquoi le 26 de juillet, jour fixé pour commencer les traitements des malades, M. Dubois ignorait-il, ou feignait-il d'ignorer, quel était le dépositaire du remède dont on devait faire l'essai?

Pourquoi M. Dubois négligea-t-il d'ordonner pour le lendemain 27, la boisson dont les malades devaient faire usage avec le remède, et comment se fait-il que le pharmacien ait négligé de la faire pour le lendemain 28, ce qui fit deux jours de retard? Quel zèle infatigable!...

Pourquoi M. Dubois, commissaire nommé par l'école de médecine pour suivre les traitements des malades sur lesquels il devait observer les effets du remède, pourquoi, dis-je, a-t-il transmis cette commission à un de ses élèves? En avait-il le droit? Pouvait-il judicieusement se l'arroger ?

Pourquoi M. Dubois, pour compléter son mépris pour les ordres de l'autorité, a-t-il persisté, malgré mes observations, à faire déposer le remède soumis aux essais dans l'*armoire* de l'infirmier de l'hospice, sous la main de tous les élèves, tandis que l'usage constant est qu'en pareille circonstance, le médicament soit déposé dans une armoire à deux serrures, dont le commissaire et le propriétaire du remède ont chacun une clef ?

Pourquoi ne pouvais-je obtenir qu'une faible partie des remèdes externes essentiels aux traitements des malades, qu'après les avoir demandés plusieurs jours de suite et encore y en avait-il que je n'obtenais pas?

Pourquoi le substitut de M. Dubois (M. Patrix) trouva-t-il, le 3 août, un prétexte pour ne pas se rendre à l'hospice à l'heure ordinaire, et me protesta-t-il de son exactitude à continuer d'administrer le remède d'après la méthode établie? Si mes occupations ne me permettaient pas d'attendre son heure, et après avoir accepté son offre pour faire une absence de quelques jours, pourquoi M. Dubois s'empressa-t-il de faire cesser les traitements commencés d'après ma méthode, pour mettre, dès le même jour, les malades à l'usage de la solution de sublimé-corrosif?

Pourquoi le 9 août, jour où je me rendis pour suivre les traitements comme je l'avais fait jusqu'au 3, M. Dubois affecta-t-il de me montrer tant d'étonnement de ce qu'après six jours de l'usage du remède, les malades n'avaient encore éprouvé aucuns changements sensibles dans les symptômes graves dont ils étaient affectés?

Pourquoi, si M. Dubois avait eu de justes motifs pour faire cesser aux malades l'usage de mon remède, le 3 août, et pour le remplacer par le sublimé-corrosif, aurait-il le 9, sur les simples observations que je lui fis, fait reprendre aux malades l'usage du remède végétal?

Pourquoi refusait-on aux malades les objets

essentiellement utiles à leurs pansements, tels que charpie, linge, onguents, etc., et étaient-ils obligés de sortir de l'hospice pour s'en procurer au dehors?

Lorsque le 16 août, un des quatre malades s'échappa, dit-on, de l'hospice, sous le spécieux prétexte de se rendre chez lui pour se procurer *de la charpie et une seringue à injections*, objets dont il avait effectivement besoin, mais qu'on avait jugé à-propos de lui refuser; *pourquoi*, M. Dubois n'a-t-il fait faire aucune recherche de ce *fugitif*, puisqu'il savait que tous étaient domiciliés à Paris, ayant pris leurs adresses à leur entrée à l'hôpital, afin de s'assurer après leur sortie si les symptômes disparus pendant leurs traitements, ne reparaîtraient pas quelque temps après.

Pourquoi M. Dubois me répondit-il le 19, lorsque je lui demandai si son intention était de faire venir un autre malade pour remplacer celui qui avait disparu, qu'il ne le remplacerait pas, parce qu'il faudrait commencer un seul traitement; mais qu'aussitôt que les trois restants seraient guéris, ils les remplacerait par six autres, dont les traitements marcheraient ensemble?

Pourquoi, après un pareil langage, qui annonçait clairement une apparence de guérison pro-

chaîne, M. Dubois a-t-il fait cesser brusquement, le 25 août, le traitement des trois malades, en prétextant seulement qu'il n'avait aucun moyen de les empêcher de sortir de l'hôpital, lorsqu'ils en avaient l'intention, ni de
leur faire donner les remèdes accessoires à leurs
traitements, que je jugeais utile de leur pres-
crire ?

Pourquoi M. Dubois me témoigna-t-il tant
de repentir d'avoir accepté cette commission et
de regrets de s'être laissé entraîner aux instances
de ses collègues, puisque le même jour il n'eut
pas la force de résister à ce qu'on le nommât
de nouveau pour faire partie de la commission
qui fut recréée par l'école de médecine pour,
dit-on, recommencer les essais à l'hospice des
vénériens ?

Lorsque le ministre m'eut donné avis par sa
lettre du 23 septembre, qu'il venait de confirmer la nomination des membres de la nouvelle
commission, qui lui avait été soumise par l'école
de médecine, en m'engageant de me concerter
avec elle, mon premier soin fut de me conformer au conseil de S. Exc., en écrivant à chacun
des membres de la commission en particulier,
pour leur offrir (dans les termes les plus honnêtes) tous les éclaircissements qui pourraient
être utiles aux essais dont ils étaient chargés ;

mais, pour me prouver qu'ils connaissaient bien la marche qu'ils voulaient suivre, aucun d'eux ne daigna me répondre. Je ne fus nullement étonné de leur silence, parce que quand on s'est choisi un chef, on doit lui être subordonné et n'agir que d'après sa volonté; d'après cela, comment ces messieurs auraient-ils pu s'écarter d'une conduite aussi régulière?

Pourquoi le 27 de novembre, M. Cullerier dit-il à M. Bellanger, que, depuis un mois, il faisait l'essai de ce remède sur six malades, et qu'il en avait mis six autres en traitements depuis vingt jours (ce qui faisait douze malades en traitements) et qu'il voulait encore multiplier ses expériences sur un plus grand nombre.

Comment se fait-il que trois mois après, le même M. Cullerier ait pu dire à la même personne, qu'il n'avait encore commencé d'essais que sur six malades?

Comment M. Cullerier, dans son rapport à S. Exc. le ministre de l'intérieur, a-t-il pu attester, sans crainte de blesser la vérité, que mon remède n'avait pas produit de bons effets, puisqu'il ne l'avait ni préparé, ni n'en avait suivi la préparation?... Et si ce médicament lui est parvenu par des mains infidèles, ou que la préparation en ait été dirigée par ceux qui se sont si constamment montrés contraires à son admission, n'est-il pas évident que M. Cullerier n'a fait qu'une affirmation de crédulité? Il est beau sans doute d'être éclairé par la foi; mais en justice civile, et en affaires contentieuses, ce genre de preuves ne serait pas admissible.

Pour mieux réussir dans l'entreprise qu'on avait formée d'anéantir l'objet de ma proposition, on ne manqua pas d'imaginer un moyen très-analogue au rapport qui a été fait au ministre environ deux ans après. Ce moyen a été le prélude du rapport, et il devait l'être, puisqu'il est conçu dans le même esprit. Pour parvenir plus sûrement à la réussite du plan concerté, on crut devoir annoncer *hautement* que, dans les premiers essais qui furent (dit-on) commencés à l'hospice des vénériens, MM. les commissaires avaient *employé le remède préparé par moi* (disaient-ils); que ce remède avait d'abord produit de grandes améliorations à l'état des malades; mais que ce médicament étant venu à leur manquer, ils avaient été obligés d'en faire préparer au laboratoire de l'école de médecine, d'après le procédé que je leur avais donné, et que ce dernier n'avait pas produit les mêmes effets.

D'après cela on devait nécessairement conclure que, dans la première préparation, j'avais eu le talent, ou l'adresse d'y introduire quelque préparation *salino - mercurielle*. Telle a été la bonne foi que ces messieurs ont eu la bonté de me supposer.

Tous les moyens ingénieux pour arriver au but qu'on s'était proposé (et qu'on a fort bien réalisé) ne tendaient pas moins qu'à attaquer ma bonne foi; car si ce qu'ils ont avancé eût sorti d'une source moins équivoque, ou eût eu une apparence de rapport avec la vérité, nul doute que ma première démarche vers le ministre n'eût paru dirigée qu'avec la coupable intention de surprendre sa religion, lui ayant présenté la chose de la manière dont je l'ai exposée dans mon mémoire du 21 janvier, rapporté page 214 et suivantes.

Cependant que demandais-je à S. Exc. ?.... Je la suppliais de vouloir ordonner des essais de mon remède, et que les expériences en fussent faites par des hommes revêtus de la confiance du gouvernement.

Il aurait donc fallu pour arriver au but que l'on a eu la générosité de me supposer, supposition à laquelle je n'ai jamais rien conçu, mais que ces messieurs concevaient sans doute, il aurait fallu, dis-je, qu'après avoir abusé le ministre par des impostures, j'eusse encore eu le talent de tromper la faculté. Pour remplir une pareille tâche, ou seulement pour y tenter, il faudrait avoir les moyens des Keyser et des Boiveau.

En cherchant avec tant de soins les moyens d'envenimer mes intentions et ma conduite, vous n'avez pas fait l'éloge de M. Déyeux, votre collègue; car lui seul était chargé de la préparation de ce médicament, lui seul était donc responsable de la fidélité de cette préparation : en avançant comme vous l'avez fait, que ce remède avait été préparé par moi, il est évident que vous avez déclaré votre commissaire coupable de négligence ou de paresse.

Toutes ces assertions calomnieuses prouvent jusqu'à l'évidence combien les hommes passionnés se laissent aveugler par l'objet qui les occupe, et cette vérité est si bien démontrée, que personne ne peut en nier l'existence; car dans les contradictions qu'ils établissent, ils sacrifient tout, sans ménagement et sans distinction de leurs meilleurs amis.

Lorsque M. Dubois s'est borné à ne déprimer que mes talents et mes connaissances(1) *verba*

---

(1) M'étant trouvé un jour chez M. Dubois, et m'entretenant avec lui sur les effets constants que j'avais obtenus du remède qui allait être soumis à son examen, il me soutint obstinément que les malades que j'avais traités avec ce médicament n'étaient point attaqués de la maladie

voces, je ne m'en suis pas formalisé, parce que mes prétentions ne se sont jamais élevées au-dessus de leur niveau; mais quand il s'est permis d'attaquer ma délicatesse, ma sensibilité : *quid vetat dicere verum?*

On ne pourra pas manquer de trouver étrange que M. Cullerier ait fait, en 1807, des essais de ce même médicament avec M. Sédillot, et qu'ils en aient obtenu des succès, d'après les expressions de la lettre qu'ils m'adressèrent à ce sujet, sous la date du 29 octobre de la même année, et qu'en 1810, le même M. Cullerier se

---

syphilitique, et que je m'étais trompé sur la nature du mal pour lequel j'avais été consulté; que vraisemblablement ils n'avaient que quelques légères indispositions. Je lui observai que si je n'en avais traité que quelques-uns, il pourrait me rester quelque incertitude; mais que pendant douze ans j'avais multiplié mes essais sur plus de quatre cents sujets, tous avec des symptômes plus ou moins graves, et qu'il était impossible que je me fusse trompé autant de fois sur la nature de la maladie.

Sans se départir de son pyrrhonisme ordinaire, il me dit que s'ils avaient été guéris cela ne pouvait être que par l'effet du mercure qu'ils s'étaient procuré ailleurs.

Je lui citai les essais faits par M. Voisin, en lui disant que le rapport de ce praticien ne pouvait présenter aucune équivoque, puisqu'il n'avait aucun intérêt à la chose; mais que son penchant pour la vérité l'avait porté à me

soit exprimé d'une manière si différente sur les effets du même remède, dans le rapport qu'il en a fait à S. Exc. le ministre de l'intérieur.

La résolution de ce problême ne demande pas un grand effort de génie, puisqu'elle est la suite naturelle de tous les faits que je viens d'avancer, et je vais la démontrer assez clairement pour qu'aucuns de mes lecteurs ne puissent la méconnaître ni la révoquer en doute.

A la suite des différents détours que l'on a pris pour s'écarter de la vérité et pour arriver

---

faire connaître les résultats qu'il en avait obtenus, ainsi qu'à en faire part à la société de médecine.

Il me soutint que si M. Voisin avait guéri ses malades, que ce n'était que par l'effet du mercure qu'ils avaient pris à son insu.

Je lui citai également les effets qu'en avaient obtenus MM. Sédillot et Cullerier, dans leurs essais à l'hospice des vénériens; il me soutint encore que le mercure était l'unique remède qui avait opéré les guérisons qu'ils avaient attribuées au médicament que je leur avais envoyé, parce que, dit-il, les élèves attachés à cet hôpital leur en ont administré sans la participation et hors de la connaissance des deux commissaires.

D'après une dénégation aussi constante, aussi soutenue et aussi formelle sur des faits dont l'existence ne présentait pas d'équivoque, que devais-je prétendre d'une sentence qui devait être la suite des observations d'un pareil juge ?

au véritable *point de mire* que l'on avait fixé dès le principe, on a arrêté qu'il ne fallait avoir aucun égard à la lettre dont j'étais possesseur, souscrite par MM. Cullerier et Sédillot, et déclarer dans le rapport qui serait fait au ministre, que le remède proposé par M. Papin était *insignifiant, sans vertu, et incapable de figurer parmi les antivénériens.* Ces expressions démontreront clairement que les succès qui en ont été obtenus dans le temps, par les deux membres de la société de médecine, n'étaient dûs qu'à *l'introduction de quelque préparation mercurielle, que son auteur avait eu le soin d'y introduire avant d'en faire l'expédition.*

M. *Voisin*, auront-ils dit, sera également *censé* avoir été trompé de la même manière, c'est ainsi que nous parviendrons facilement à déjouer l'ambition de cet inconnu, qui a osé se présenter audacieusement devant la première faculté de l'Europe, en lui annonçant qu'il venait de faire une découverte qui a fait pendant *plus de trois siècles* l'objet des vœux, des méditations et des recherches des médecins les plus éclairés.

Quel est cet Orbassan ? quel est ce téméraire ?........

Sans ce moyen (beaucoup plus ingénieux qu'ingénu), comment M. Cullerier aurait-il pu faire son rapport au ministre dans le sens où il l'a fait, sans se montrer en contradiction manifeste avec lui-même?... Si au contraire il eût voulu être conséquent et se rappeler de la lettre que j'ai en mains, écrite et signée par lui, dont les expressions sont en faveur de mon remède, pouvait-il se dispenser de faire son rapport dans le même sens?... Mais il était plus intéressant pour cette compagnie, et sur-tout plus conforme à l'esprit du corps, de chercher à flétrir mes intentions en me signalant comme un intrigant qui, sous l'apparence d'une heureuse philanthropie, n'avait pour but que des intentions fallacieuses.

Ce n'est pas toujours en maltraitant la vérité qu'on parvient à la réduire; si quelques circonstances peuvent retarder sa marche, elles peuvent aussi redoubler sa puissance, et en frappant plus tard, elle n'en frappe que plus fort; ses ennemis peuvent la blesser; mais ils ne peuvent la détruire.

CHAPITRE XIII.

Du remède antisyphilitique végétal qui fait le sujet de cet ouvrage; des végétaux qui le fournissent; des préparations pharmaceutiques qui en ont été faites pour en rendre l'usage facile; de la manière d'administrer ce médicament pour toutes les circonstances qui nécessitent son emploi.

APRÈS m'être entretenu de la découverte d'un remède qui intéresse essentiellement l'humanité, et avoir développé la manière par laquelle j'ai été conduit aux résultats constants que j'ai obtenus; après avoir démontré ma persévérance à en constater l'efficacité, à en déterminer les doses, à en concentrer les vertus pour en rendre l'usage plus facile, à faire vérifier mes expériences et les effets que j'ai reconnus à ce médicament, par des hommes versés dans la pratique, qui en ont obtenu les mêmes résultats; j'ai fait l'exposé de mes démarches auprès du ministre de l'intérieur, pour lui demander de vouloir en ordonner des essais authentiques pour s'assurer de ses vertus; et dans le cas d'affirmation des faits avancés par moi (ainsi que j'avais lieu de le croire), de vouloir en ordonner la publication par les mêmes docteurs qui en auraient constaté les effets.

J'ai également fait connaître tous les détours, toutes les contradictions, toutes les entraves, tout le machiavélisme qui ont été apportés (je dois le dire) pour anéantir l'objet d'un long, pénible et dispendieux travail. J'ai fait connaître la conduite de MM. les commissaires de l'école de médecine dans tous ses détails; la lecture pourra peut-être en être fastidieuse; mais si l'école de médecine eût voulu mettre assez de loyauté dans sa conduite pour me prévenir, dès le principe, qu'elle ne voulait avoir aucun égard aux preuves que j'avais acquises sur l'efficacité du remède que le ministre avait renvoyé à son examen, et qu'elle m'eût fait connaître son aversion pour tout ce qui pouvait lui être présenté d'avantageux pour la médecine et pour l'humanité, je me serais retiré sans aucuns murmures, avec la conviction néanmoins que cette compagnie tenait toujours à son ancien systême; mais pouvais - je penser que des hommes revêtus de la confiance du gouvernement, et qui en étaient tellement investis, que le ministre me garantit leur bonne foi dans la première audience qu'il m'accorda; pouvais-je penser, dis-je, que ces mêmes hommes eussent pu être capables de tromper la confiance de S. Exc., et d'abuser de ma crédulité, par des promesses qu'ils n'avaient que l'intention d'éluder, afin de parvenir à m'évincer?

Si ces messieurs n'avaient fait à mon égard que ce que la délicatesse leur permettait de faire, même en trouvant un prétexte pour écarter, sans examen, l'objet de ma demande, je me fusse contenté de publier cette découverte sans leur adresser aucuns reproches; mais quoi! sans respect pour l'autorité dont j'avais ponctuellement suivi les conseils, comme sans aucun égard pour moi, non-seulement ils ont trahi ma confiance, mais ils ont osé encore, pour couronner l'œuvre, calomnier ma conduite de la manière la plus injurieuse! Et je garderais le silence sur une pareille perfidie? Non, je crois devoir ajouter mes justes plaintes à toutes celles qu'ils ont provoquées par leurs actes d'iniquité et qui nous ont été transmises par une foule d'écrivains dont la véracité est authentiquement reconnue.

Ce n'est point à de simples allégations que des juges équitables doivent s'en rapporter; et pour fixer l'opinion publique, je vais exposer les moyens de prononcer avec impartialité.

Il est reconnu chez tous les peuples civilisés que toutes les actions de l'homme doivent avoir un but d'utilité publique; que chacun doit contribuer, de tous ses moyens et de toutes ses facultés, à augmenter la prospérité de l'état et le bonheur de la société. Comme partie intégrante de cette même société, j'ai cherché à remplir les conditions du contrat social qui me lient à elle, en me livrant à la recherche des moyens de sa conservation.

J'ai long-temps cherché, avec une incertitude décourageante, la manière de remplir la tâche que je m'étais imposée, et que j'ai souvent jugée au-dessus de mes forces; mais une longue persévérance et une patience au-dessus de mon découragement, m'empêchèrent de renoncer à mon projet. J'avais déja éprouvé un assez grand nombre de végétaux pris dans différentes classes, lorsqu'un succès presque inattendu vint à mon secours.

Tout le monde connaît les précieux avantages que nous fournit le règne végétal, les ressources aussi innombrables qu'inappréciables qui nous viennent journellement de ses productions; et malgré l'immensité de bienfaits que nous ne cessons d'en retirer, nous sommes encore bien éloignés de pouvoir faire usage de tous ceux qu'il nous présente. Combien de végétaux qui croissent autour de nous, et que nous foulons aux pieds, qui, si nous en connaissions les vertus, seraient capables peut-être de nous arracher aux tourments des maux les plus affreux!

Nous franchissons les mers, nous parcourons toutes les régions accessibles de notre globe, au travers de tous les périls imaginables, pour découvrir où chercher quelques productions pourvues de vertus médicinales, quelquefois assez équivoques, ou inférieures à celles qui croissent sur notre sol, si nous savions les connaître, ou si nous voulions nous appliquer à en étudier les propriétés.

Aurait-on pu se persuader qu'un jour on serait parvenu à découvrir une vertu antisyphilitique très-prononcée et très-supérieure à celle de tous les végétaux exotiques qui ont été mis en usage jusqu'à ce jour, contre la même maladie? Cette propriété existe néanmoins dans une plante indigène très-connue, nommée par Linné : *Apium petroselinum*, *classe* 5 — *dric*, *ordre* 2 — *gynic*.

Vingt ans d'observations rigoureusement suivies m'ont mis à portée d'en apprécier l'efficacité, et le nombre d'expériences que j'ai répétées plus de huit cents fois depuis l'époque où j'ai découvert cette précieuse propriété dans ce végétal, ne peuvent me laisser aucuns doutes sur les grands avantages que la société doit en retirer.

En effet, quand un remède a constamment produit les mêmes effets sur un aussi grand nombre de malades ; quand celui qui s'est appliqué à observer et à connaître les changements qui se sont opérés pendant le traitement, a toujours aperçu des progrès qui annonçaient l'efficacité des moyens qu'il employait ; quand enfin les malades qu'il a guéris lui ont témoigné leur reconnaissance chaque fois qu'il a eu occasion de les rencontrer ; comment se peut-il faire que, d'après des faits aussi concluants et aussi péremptoires , les hommes qui à la vérité se sont constamment montrés les antagonistes de la chose, aient pu prétendre à démontrer par des subterfuges révoltants , et par des sophismes aussi pitoyables que ridicules, que tous les faits que je viens de citer ne sont que des erreurs, que toutes les vérités qui leur servent d'appui, ne sont que des mensonges, et que la bonne foi qui a dirigé toutes les expressions que j'ai mises en avant, n'est qu'une imposture ? Voilà absolument l'esprit du rapport qui a été fait au ministre de l'intérieur , sur les effets du remède que je me fais un devoir de publier aujourd'hui.

La racine d'apium petroselinum, sur laquelle j'ai fait le plus grand nombre d'expériences, n'est pas le seul végétal qui m'a produit les mêmes résultats. L'*Apium graveolens* possède la même propriété, à la même dose; l'une et l'autre de ces deux plantes guérissent efficacement la maladie syphilitique. J'ai fait des expériences sur plusieurs autres végétaux de la même famille, qui ont produit des effets analogues plus ou moins énergiques.

Lorsqu'on est parvenu à découvrir la vertu d'un végétal, il est impossible de chercher les moyens d'en rendre l'administration facile par des préparations qui, non-seulement doivent en conserver toutes les propriétés; mais encore qui puissent sous le moindre volume possible, produire les mêmes effets qui ont été reconnus à la plante. En cherchant à en perfectionner l'emploi par la concentration de ses vertus, il est également essentiel de rendre ses préparations susceptibles d'être conservées et transportées d'un pôle à l'autre si le besoin l'exige, sans qu'elles éprouvent aucune altération, ni par le transport, ni par le séjour dans un climat différent du nôtre.

Pour parvenir à ce but, j'ai pensé que l'extractif du végétal était le moyen le plus certain que l'on puisse employer, et d'après cela, j'en ai préparé l'extrait de la manière suivante:

Extrait d'apium petroselinum (racine de persil).

Prenez la quantité que vous voudrez de racine de persil, sèche et concassée, faites-la bouillir dans une bassine de cuivre étamée, avec quatre fois son poids d'eau pure (l'eau de pluie est la meilleure) jusqu'à diminution de moitié; passez alors votre décoction au travers d'une toile, et remettez votre même racine sur le feu avec une nouvelle quantité d'eau égale à la première; faites-la bouillir de nouveau jusqu'à réduction de moitié; passez cette seconde décoction comme la première, et vous ferez rebouillir votre racine une troisième fois, afin de l'épuiser de tout ce qu'elle pouvait contenir de soluble. Après avoir passé cette dernière décoction par une toile, comme les précédentes, vous soumettrez votre racine à l'action de la presse, pour en extraire tout le liquide que son état spongieux a retenu pendant sa cuisson; vous mêlerez ensemble toutes vos décoctions, et vous les ferez passer au travers d'une étamine de laine, afin d'avoir ce liquide le plus clair et le plus limpide possible.

Après avoir bien nettoyé votre bassine, vous la replacerez sur son fourneau avec la décoction ci-dessus, et vous pousserez le feu jusqu'à ébullition, en ayant soin de l'agiter avec une spatule de bois pour hâter l'évaporation ; et lorsque la masse du liquide sera réduite au point d'avoir acquis la consistance d'un sirop clair, c'est-à-dire cuit à vingt - quatre degrés de l'aréomètre de Baumé, vous le mettrez à évaporer à la chaleur du bain-marie, jusqu'à ce que votre extrait ait pris une consistance pilulaire.

Lorsqu'il sera parvenu à ce degré de cuisson, vous le retirerez de votre bassine et après son refroidissement, vous l'enfermerez dans des boîtes qui ferment bien, que vous placerez ensuite dans un lieu sec, pour éviter autant que possible, qu'il n'attire l'humidité ; car il en est extrêmement susceptible.

Cette préparation, toute simple qu'elle paraît, exige beaucoup de soins, de précautions et de méthode, pour l'obtenir dans l'état de perfection qui assure l'efficacité de ses effets. La plus légère négligence dans le procédé que l'on doit suivre est capable d'en altérer les principes et d'en affaiblir ou détruire la vertu. Comme il s'agit d'un remède de la première conséquence, on ne peut être trop scrupuleux et trop attentif à s'assurer de la manière dont il a été préparé, lorsqu'on ne l'aura pas préparé soi-même (1).

***

(1) On peut supposer avec beaucoup de vraisemblance, que si les extraits en général, ne fournissent pas

Comme cet extrait a l'inconvénient d'attirer assez puissamment l'humidité, sur-tout dans les temps pluvieux, si on venait à négliger de le tenir dans un lieu sec et bien renfermé, on s'apercevrait qu'il suit constamment les variations de l'atmosphère et qu'il deviendrait tantôt mou et tantôt solide; mais qu'après un certain nombre de changements de cette espèce, il se trouverait altéré au point d'avoir perdu sa vertu antisyphilitique, et même de produire des effets irritants, absolument contraires à ceux que l'on se proposait d'obtenir.

Avec les soins que je viens d'indiquer pour sa préparation et pour sa conservation, on peut le garder pendant plusieurs années sans qu'il subisse la moindre altération. Il m'est arrivé d'en conserver jusqu'à six ans, sans qu'il ait rien perdu de la propriété qu'il possédait dans l'état le plus récent; il ne s'est même jamais moisi, ni dénaturé en aucune manière.

Indépendamment de l'*extractif* qui fournit le remède dont il s'agit sous forme solide, j'ai fait

---

plus de ressources à la médecine pratique ; que si elle ne retire pas tout l'avantage possible de ces sortes de préparations, la cause en est due au peu de soin que l'on met dans la plupart des pharmacies, à les préparer, à les conserver, et à les renouveler lorsqu'ils sont détériorés.

une autre préparation sous forme liquide, que je nomme *sirop sanitaire* ou *antisyphilitique végétal*. Il possède absolument les mêmes vertus que la préparation que je viens de décrire.

Il se rencontre quelquefois des malades à qui il est impossible d'avaler des *bols*, quelque peu volumineux qu'ils soient ; il est donc indispensable dans ces circonstances, de pouvoir leur administrer un remède qui joigne à l'avantage de guérir efficacement, celui de se prendre commodément et sans dégoût ; le sirop antisyphilitique végétal possède ce double avantage.

Préparation du sirop antisyphilitique végétal,
ou sirop sanitaire.

Racine de persil sèche et bien concassée, vingt kilogrammes (quarante livres), faites-la bouillir dans un vase convenable avec quatre fois son poids d'eau de pluie ou de fontaine propre à dissoudre le savon. Continuez l'ébullition jusqu'à réduction de moitié du liquide, et ensuite passez la décoction au travers d'une toile.

Mettez une quantité d'eau égale à la première sur la même racine, faites-la réduire de moitié et la passez de la même manière ; faites-la bouillir une troisième fois dans une nouvelle quantité d'eau, afin d'épuiser la racine ; après une réduction égale à celle indiquée pour les deux premières, on soumettra la racine à l'action de la presse pour en extraire toute la décoction qu'elle retiendrait par l'état spongieux où sa cuisson l'a réduite, ensuite on mêlera les trois décoctions ensemble.

Comme cette décoction est fort trouble, il faut la faire passer au travers d'une étamine de laine et la remettre sur le feu, afin de faire évaporer, par une ébullition assez légère, la moitié de la masse du liquide. Alors on procédera à la clarification avec sucre terré et miel blanc, de chacun quarante livres.

Lorsque le sirop sera autant clair qu'il doit l'être lorsqu'il a été bien clarifié, on le fera cuire à trente degrés de l'aréomètre de Baumé pour les sels; alors on le versera dans des vases convenables pour le laisser refroidir, et ensuite on le mettra en bouteilles qu'on placera dans un lieu frais, afin d'éviter la fermentation, à laquelle tous les sirops sont sujets, sur-tout ceux qui sont très-chargés de principes extractifs.

Quand ce sirop est bien fait il peut se garder fort long-temps sans éprouver d'altération; j'en ai conservé plusieurs années, sans que les effets en aient été affaiblis; il a en outre l'avantage de ne pas être désagréable au goût, ce qui n'est pas indifférent pour les personnes qui prennent les remèdes avec beaucoup de répugnance.

Ayant quelquefois été consulté pour des enfants très-jeunes qui avaient apporté cette maladie en naissant, leur âge tendre ne pouvant permettre l'emploi d'aucuns remèdes difficiles, je conçus l'idée d'employer un moyen qui pût s'accorder tout-à-la-fois à l'état et au goût des enfants à qui je cherchais à donner des soins efficaces. Après quelques réflexions sur les moyens que je pourrais employer avec avantage, je me déterminai à préparer une conserve faite avec la même racine et le sucre, ce qui m'a réussi, ainsi que je l'avais supposé.

Cette préparation consiste à faire cuire une quantité déterminée de racine de persil, fraîche, bien nettoyée et coupée par petits morceaux dans une quantité d'eau pure proportionnée ; on fait en sorte de faire diminuer ce liquide au point de le réduire à un petit volume pendant la cuisson de la racine ; on y ajoute ensuite une quantité de sucre blanc, dans la proportion d'une partie, sur une partie de la racine employée. On l'entretient sur un feu doux jusqu'à ce que l'évaporation ait réduit cette conserve à une consistance convenable. Alors on la retire du feu et on la renferme dans des vases propres à sa conservation.

On doit calculer que l'eau de végétation qui

s'évapore pendant la dessication de cette racine égale les $\frac{5}{6}$ de son poids, et que d'après cela, une livre de cette racine verte n'équivaut qu'à six onces de la même racine sèche, ou à très-peu de chose près, en plus ou en moins; car la perte de poids qu'elle éprouve en séchant varie toujours un peu en plus ou en moins; ce qui provient vraisemblablement du temps sec ou humide dans lequel elle a été récoltée, ou de la nature du terrain qui l'a produite.

La conserve faite d'après ce procédé a l'avantage de jouir des mêmes vertus que le sirop antisyphilitique végétal que je viens de décrire; elle a en outre celui d'être assez agréable au goût pour ne pas dégoûter les enfants qui en font usage.

Manière d'administrer le remède antisyphilitique végétal, aux adultes et aux enfants; en pilules, en sirop, et en conserve.

Comme il était essentiel de varier les préparations de ce remède, afin de pouvoir l'administrer à tous les tempéraments et à tous les âges, sans forcer les malades à vaincre une excessive répugnance pour telle ou telle préparation, il m'eût été impossible d'atteindre le but que je me proposais, si on n'avait pu l'administrer que sous une forme solide, ou sous une forme liquide ; car il se rencontre souvent des personnes à qui il serait impossible de faire avaler des pilules, quelque petites qu'elles fussent (1), et qui avalent facilement les liquides les plus dégoûtants.

On en voit d'autres qui avalent avec une extrême facilité des bols d'une grosseur énorme sans répugnance et sans difficulté, et qui ne peuvent avaler d'autres liquides, que ceux qui font partie de leur nourriture habituelle.

C'est donc par ces divers motifs que j'ai cherché les moyens de faciliter l'usage de ce médicament pour toutes les personnes forcées d'y avoir recours, sans qu'elles soient obligées de contraindre les dispositions de la nature.

---

(1) J'ai vu un hydropique à qui son médecin ordonnait des pilules hydragogues de Bontius, du poids de 4 grains, et malgré le desir qu'il avait de se guérir, il lui fut impossible d'en pouvoir avaler. D'après cela il se détermina à les délayer dans de l'eau chaude pour les boire, malgré que ce breuvage fût aussi dégoûtant à la vue que détestable à la saveur.

J'ai vu une mère à qui le médecin avait prescrit de prendre du quinquina délayé, pour faire passer la fièvre à son enfant, qu'elle allaitait ; n'ayant pu parvenir, malgré les efforts qu'elle faisait, à pouvoir le boire, elle l'enveloppa avec soin dans du papier mince, et elle l'avalait ainsi avec son enveloppe ; elle en prit de même pendant plusieurs jours trois prises par jour, de chacune un gros.

Lorsque je commence le traitement d'une maladie syphilitique, soit simple, soit compliquée, je fais préparer le malade par l'usage, pendant deux ou trois jours, d'une simple boisson faite avec une infusion de chicorée sauvage, ou une tisane d'orge. Si l'état pléthorique du sujet paraît l'exiger, je le purge le troisième ou quatrième jour avec une médecine ordinaire. Lorsqu'il y a inflammation manifeste, je fais précéder la purgation d'une saignée, et le lendemain de la médecine, je mets le malade à l'usage des pilules ou du sirop antysiphilitique.

Lorsque c'est à l'usage des pilules, je divise la dose journalière en deux, et j'en fais prendre un gros le matin à jeun et un demi-gros le soir. Si les pilules sont de neuf grains, ainsi que je les donne habituellement, le malade en prend huit le matin et quatre le soir.

La dose du matin se prend une heure et demie ou deux heures avant le déjeûner, et le malade boit immédiatement après, un verre de tisane de chicorée sauvage, ou d'eau d'orge, d'eau sucrée, ou d'orgeat, s'il n'a pas la facilité de se procurer la boisson qui demande quelques soins; mais celle qui lui convient le mieux et qui est la plus appropriée à la maladie, est la décoction de racine de persil, puisqu'elle est un auxiliaire au remède destiné à la guérir. Dans l'intervalle du premier verre de boisson qu'il prend aussitôt après ses bols, jusqu'à son déjeûner il en prend encore une couple de verres à quelques distances l'un de l'autre.

La dose du soir est de moitié de celle du matin; elle doit précéder le souper (pour ceux qui en ont conservé l'habitude) d'environ deux heures, ou bien se prendre deux heures après. Le malade doit avoir également l'attention de boire par-dessus ses pilules un verre de sa même boisson, et un second verre après un certain intervalle. Si le malade boit avec facilité, ou s'il est altéré, il pourra dans le courant du jour prendre quelques verres de sa boisson, ce qui ne pourra que lui être salutaire.

L'usage de ce remède se continue ainsi jusqu'à parfaite guérison. Dans les maladies invétérées, les malades doivent prolonger plus long-temps l'usage de ce médicament, afin d'être plus certains d'un rétablissement parfait; mais il est très-rare que la quantité qu'ils sont obligés de prendre double la dose que l'on emploie ordinairement pour le traitement parfait d'une blénorrhagie; pour cette maladie, quatre onces de pilules suffisent le plus souvent; mais il arrive cependant quelquefois, que des malades en prennent jusqu'à six onces; de même qu'à d'autres, trois onces suffisent pour terminer le traitement.

Les malades ne sont point assujétis à un régime très-austère, celui d'une vie sobre convient très-bien à ce genre de traitement. Il est néanmoins des circonstances où il est essentiel de leur faire observer une grande sobriété dans leur régime, et même de leur interdire l'usage de toute espèce d'aliments solides ou liquides, capables d'augmenter ou même d'entretenir l'acrimonie des humeurs, afin de diminuer ou d'arrêter les progrès de l'inflammation ; et dans ces cas graves, c'est au médecin qui suit la maladie, à diriger la conduite du malade.

Dans les maladies où les symptômes ne sont pas très-graves, les malades peuvent se livrer à leurs travaux habituels, sans crainte qu'il en résulte aucuns accidents, ni même de retards dans la guérison ; j'ai souvent traité des artisans d'un genre d'état très-pénible, et qui l'ont exercé sans interruption pendant tout le temps de leur traitement, sans que la cure de leur maladie se soit trouvée contrariée ni ralentie. J'ai traité des soldats qui ont été parfaitement guéris sans interrompre aucunement leur service. J'ai traité des voyageurs qui n'ont pris aucun repos pendant leur traitement et qui sont venus me témoigner leur satisfaction, lorsque l'occasion les a ramenés près de moi. Il m'est très-souvent arrivé de traiter des marins qui n'avaient pas ou qui avaient à peine commencé leur traitement, qu'ils étaient obligés de se mettre en mer, et j'en ai vu revenir beaucoup au retour de leur campagne, me faire part de leur rétablissement.

Par l'usage de ce remède, on voit peu-à-peu disparaître les accidents; si c'est une blénorrhagie, les cuissons diminuent en assez peu de temps, et deviennent insensibles; la couleur de l'écoulement s'affaiblit après quelques jours de l'usage du remède, et prend insensiblement la blancheur qui caractérise la destruction du virus; l'écoulement s'arrête (quelquefois) vers la fin de la dose déterminée; mais dans les cas où il ne s'arrêterait pas de lui-même après la disparition des symptômes qui caractérisaient la maladie, il n'y a aucune espèce d'inconvénient à employer des injections toniques; je me sers très-souvent avec avantage, de vin blanc, bon, et non acide, en le coupant avec moitié ou le tiers d'eau, suivant sa force. Lorsque les traitements seront dirigés par des hommes de l'art, ils emploieront les moyens qui leur seront suggérés par leur expérience et leurs lumières.

Il arrive quelquefois que dans les premiers

jours où le malade fait usage de ce médicament, il s'en trouve purgé d'une manière assez active, ce qui n'est point un obstacle à la guérison. Cette évacuation ne continue, pour l'ordinaire, que pendant quelques jours, et elle n'est pas constante chez tous les sujets, ce qui prouve que cela tient aux tempéraments et aux constitutions des individus; car il en est d'autres qui, par opposition, se trouvent resserrés pendant ce traitement, et alors il est essentiel qu'ils prennent des lavements, ou quelques laxatifs dans leur boisson.

En administrant un purgatif au malade vers le milieu du traitement, j'ai souvent observé que le remède agissait avec plus d'énergie, c'est ce qui m'a fait adopter ce moyen.

J'ai observé très-fréquemment que pendant l'usage de ce remède, les malades ne perdent rien de leur embonpoint ni du coloris du visage, et même ils rétablissent ces signes de santé pendant leur traitement, s'ils les avaient perdus par l'effet de la maladie, avant de se faire traiter.

Chez les personnes d'un tempérament faible et délicat, on diminue la dose du remède proportionnellement à leurs forces, malgré qu'il n'ait rien d'actif, lorsqu'il ne purge pas; mais j'ai vu des personnes, de très-faible complexion à la vérité, qui m'ont dit avoir éprouvé quelques embarras d'estomac après la dose du matin ; soit que ce fût une mauvaise disposition de cet organe, ou répugnance de la part des malades, je me déterminai à réduire la dose à un gros par jour, et c'est ainsi que je le fais prendre aux personnes d'un tempérament faible, et il guérit très-bien à cette dose.

Il s'administre aux enfants, à des doses proportionnées à leur âge, à leur force, et à leur tempérament. Le sirop et la conserve conviennent pour ces sortes de traitements, attendu que ces deux préparations ont également un goût agréable.

Les femmes enceintes peuvent être traitées dans leur grossesse, sans qu'on ait à craindre que les effets du remède puissent porter aucun préjudice à leur enfant.

J'ai toujours conseillé aux femmes que j'ai traitées par ce médicament, d'en suspendre l'usage, pendant leur temps critique.

Les effets du sirop sont absolument les mêmes que ceux des pilules; la dose ordinaire pour le traitement est de trois bouteilles, quelquefois moins; et rarement au-delà. On en fait prendre au malade trois cuillerées à bouche le matin à jeun une heure et demie avant le déjeûner, et autant le soir à une pareille distance du souper. On délaie chacune de ces doses dans la quantité de tisane convenable; c'est-à-dire dans un bon verre ordinaire (6 onces), comme ce sirop est très-doux et que la douceur ne convient pas également à tous les malades, je conseille à ceux qui ne l'aiment pas de le prendre dans un verre d'une forte décoction de chicorée sauvage, ou de patience sauvage, qui en raison de leur amertume sont très-propres à corriger la douceur du sirop.

Dans l'emploi des deux préparations que je viens de citer, le médecin et le malade doivent avoir la même sécurité et la même confiance, attendu qu'il n'y a aucuns risques à courir, aucune erreur à redouter, ni aucun quiproquo à craindre. Le malade prendrait dans un seul jour tout ce qui compose le traitement, sans avoir d'autres accidents à craindre que celui d'une indigestion, qui ne pourrait entraîner aucunes suites fâcheuses.

Dans les différents symptômes qui accompagnent assez fréquemment cette maladie, voici la méthode que j'emploie pour en faire cesser les accidents et en détruire la cause. Quand c'est un *bubon*, s'il n'est pas très-avancé, l'usage du remède végétal administré de la manière que je viens d'indiquer, suffit presque toujours pour le résoudre sans l'application d'aucuns topiques; s'il est douloureux, enflammé, accompagné d'élancements, j'y fais mettre des cataplasmes de farine de lin, et il finit par s'ouvrir de lui-même sans le secours de l'instrument; tous ceux que j'ai traités de cette maladie, n'ont même pas suppuré fort long-temps avant de se cicatriser; quand ils sont ouverts je les panse avec un cataplasme égal à ceux que j'employais pour les amener à leur maturité, avec l'attention de mettre un plumasseau imbibé de décoction de racine de guimauve, immédiatement sur la plaie et le cataplasme par dessus.

Il s'en présente quelquefois qui forment des ulcères chancreux, soit pour avoir été mal pansés dans le principe; ou par la négligence que les malades ont mise à réclamer des secours à temps; ceux-ci demandent des soins plus particuliers, car indépendamment du remède interne qu'on leur donne il faut avoir recours aux moyens que l'art indique dans ces circonstances, soit en employant des détersifs, des antiseptiques et quelquefois des phagédéniques; c'est celui qui est chargé du soin de leur traitement, qui doit le diriger d'après ses connaissances et ses lumières.

J'ai toujours traité les *phimosis* et *paraphimosis* avec beaucoup de succès, par l'usage du remède antisyphilitique végétal, les bains locaux adoucissants répétés souvent (ces bains consistent en une décoction émolliente de racine de guimauve), et les cataplasmes de farine de lin qu'on a soin d'y entretenir dans l'intervalle des bains.

Comme les chancres accompagnent presque toujours ces sortes d'accidents, je les fais fomenter avec la même décoction tiède, et j'y mets des plumasseaux enduits de cérat de Galien bien récent; et suivant les circonstances, j'y ajoute vingt-quatre grains d'acétate de plomb crystallisé (sel de saturne par once), afin de le rendre plus dessicatif. Comme dans les phimosis les chancres entourent presque toujours la couronne du gland, et que cette partie se trouve irritée par le pus qui s'y accumule, j'ai soin de faire faire des injections détersives, répétées plusieurs fois par jour, dans toute la circonférence interne du prépuce; ces injections sont selon les cas, faites avec la décoction d'aigremoine miellée, ou une légère eau de Goulard. Le médecin dans ces circonstances, emploie les moyens qu'il juge les plus convenables, d'après l'exigence des cas.

J'ai pansé les *rhagades* de la même manière que les chancres, et elles ont toujours cédé aux mêmes moyens.

J'ai vu des verrues périr pendant l'usage de

mon remède; mais le plus souvent j'en ai rencontré que j'ai été obligé de brûler avec récidive, au moyen du nitrate d'argent fondu (pierre infernale).

Tous les faits que je viens de rapporter ne sont absolument que le fruit de l'expérience la plus suivie avec l'attention la plus soutenue; mes recherches ont été constantes, et mes essais toujours silencieux; car ce ne fut qu'après dix ans d'expériences sans cesse répétées avec succès, que je me déterminai à en faire la confidence à M. Bellanger, mon parent, à qui je demandai (en 1806) les moyens que j'aurais à employer pour faire jouir la société, d'une découverte aussi précieuse pour le soulagement de l'humanité; mais comme à cette époque on faisait peu de cas de sa conservation, toutes mes démarches furent mal accueillies par les personnes qui étaient spécialement chargées d'en vérifier les effets, d'en apprécier le mérite, et d'en transmettre les résultats à l'autorité.

Comme les moyens que j'ai employés ne pouvaient être confondus avec le charlatanisme; que je n'ai point, à l'instar de ceux qui exercent ce vil métier, cherché à accompagner ma demande au ministre, de certificats, de recommandations : pièces souvent sollicitées par l'intrigue, et accordées par la complaisance, la faiblesse ou l'intérêt, me croyant suffisamment appuyé par la vérité des faits que je mettais en avant, jamais il n'entra dans mon esprit de tenter d'autres voies que celles qui sont dictées par la délicatesse. J'ai préféré courir la chance d'un mauvais succès, que de chercher à obtenir la justice par des bassesses; aussi toutes mes demandes, toutes mes réclamations ont-elles été dédaigneusement rejetées.

Chaque fois que pour le soutien de mon objet j'exprimais la vérité sans détours à ceux qui devaient en être les juges, ils avaient toujours le bon esprit d'en traduire le sens, de la manière la plus inverse, et ils ont constamment persévéré dans les mêmes dispositions pendant toute la durée de leur commission. Enfin ils ont terminé leur prétendu travail, par une calomnie que je me fais un devoir de publier en la mettant en parallèle avec les faits et observations que je leur avais soumis de bonne foi.

Le public éclairé, à qui je soumets cette importante question, prononcera avec son impartialité ordinaire sur la véracité des faits. Il jugera si ma demande à l'autorité à été téméraire ou fondée. Il jugera également si le rapport fait au ministre a été dicté d'après les principes d'équité que je devais attendre. Il pesera *dans la balance de Thémis* la cause que je lui soumets, et dans ses justes méditations il se trouvera éclairé par le flambeau de l'expérience que je me fais un devoir de lui présenter, et en fixant son attention sur l'exposé que je lui fais, il s'apercevra sans peine que le but qui a constamment dirigé mes soins, mes veilles et toutes mes actions, a été l'ardent desir dont je suis animé, de servir l'humanité, ma patrie et mon prince.

FIN.

TABLE DES MATIÈRES.

C.

Q.

R.

S.

T.

U.

V.

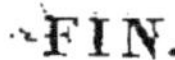

FIN.

ERRATA.

Page 5, ligne 17, le docteur Sancher, *lisez* le docteur Sanchés.

Page 29, ligne 18, de matronne, *lisez* des matronnes.

Page 32, ligne 1re, qui ont le plus de développement, *lisez* qui ont donné le plus de développement.

Page 49, ligne 6, tourrener, *lisez* retourner.

Page 61, ligne 9 et 1525, *lisez* en 1625.

Page 89, ligne 15, contractée, *lisez* contracté.

Page 99, ligne 9, mais les premiers observateurs, *lisez* ont mis les premiers observateurs.

Page 104, ligne 19, si peu de temps si grande, *lisez* en peu de temps si grande.

Page 106, ligne 13, les hommes chargés par l'état, *lisez* les hommes chargés par état.

Page 136, ligne 2, plus la joie présida, *lisez* plus la joie présidait.

Page 137, ligne 1re, car quelque douceur, *lisez* que quelque douceur.

Page 152, ligne 6, regardent tous ces traitements, *lisez* regardent tous ces accidents.

Page 157, ligne 9 de la note, comme relaps et coupable à toujours d'avoir, *supprimez* à toujours.

Page 163, ligne 13, auxquels les étymologistes, *lisez* les entomologistes.

Page 190, ligne 1re, la méthode intraleptique, *lisez* la méthode iatraleptique.

Page 213, ligne 26, Séné, professeur, *lisez* Suë, professeur. La même faute existe à la 21e ligne de la page 246.

Page 245, ligne 14, jamais donnés, *lisez* j'avais donnés.

Page 252, lignes 12 et 13, de l'hospice chimique, *lisez* de l'hospice clinique.

Page 255, ligne 5, même faute.

Page 3o8, ligne 24, ne seraient par pour eux, *lisez* ne seraient pas pour eux.

Page 356, ligne 3e de la note, il y a-t-il en cela, *supprimez* t'il.

Page 374, lignes 21 et 22, classe 5-dric, ordre 2-gynic, *lisez*
classe 5-drie, ordre 2-gynie.

Page 376, ligne 11, il est impossible, *lisez* il est indispensable.

Page viij, à la note de la préface, à la page ooo, *lisez* à la
page 219.

Page ix, à la note, même faute, *lisez* à la page 222.